Inhaltsverzeichnis

Vorwort

Abkürzungsverzeichnis

1 Grundlagen

2 Arzneimittellagerung

3 Bereitstellen von Arzneimitteln

4 Arzneiformen und ihre Anwendung

5 Weg des Arzneimittels im Organismus

6 Dosierung

7 Wirkung von Arzneimitteln – Pharmakodynamik

8 Arzneimitteltherapie in besonderen Lebenssituationen

9 Vegetatives Nervensystem

10 Schmerzen

11 Anästhetika

12 Beruhigung und Schlaf

13 Psychische Erkrankungen

14 Epilepsie

15 Parkinson-Syndrom

16 Alzheimer und Altersdemenz

17 Schilddrüsenerkrankungen

18 Diabetes mellitus

19 Sexualhormone in der Therapie

20 Osteoporose

21 Rheumatische Erkrankungen

22 Gicht

23 Herzinsuffizienz

24 Herzrhythmusstörungen

25 Koronare Herzkrankheit (KHK)

26 Hypertonie

27 Anämie

Inhaltsverzeichnis

28 Blutgerinnung
29 Husten
30 Asthma bronchiale
31 COPD
32 Übelkeit und Erbrechen
33 Ulkus und Refluxkrankheit
34 Obstipation
35 Diarrhö
36 Chronisch-entzündliche Darmerkrankungen
37 Gallentherapeutika
38 Pankreaserkrankungen
39 Diuretika
40 Miktionsstörungen
41 Benignes Prostatahyperplasie-Syndrom (BPS)
42 Hyperlipidämie
43 Vitamine
44 Mineralstoffe
45 Künstliche Ernährung
46 Antibiotika
47 Pilzinfektionen
48 Virusinfektionen
49 Wurminfektionen
50 Immunsystem
51 Onkologische Erkrankungen
52 Allergien
53 Hauterkrankungen
54 Augenerkrankungen

Literatur

Sachregister

Die Autorinnen

Abkürzungsverzeichnis

ADHS Aufmerksamkeitsdefizit-Hyperaktivitätsstörung
ASS Acetylsalicylsäure
BPS benignes Prostatahyperplasie-Syndrom
BZ Blutzucker
COPD chronisch-obstruktive Lungenerkrankung
DM Diabetes mellitus
DOAK direkte orale Antikoagulanzien
EPMS extrapyramidal-motorische Störungen
HCT Hydrochlorothiazid
HET Hormonersatztherapie
IE Internationale Einheiten
ISDN Isosorbiddinitrat
ISMN Isosorbidmononitrat
KHK koronare Herzkrankheit
MRSA Methicillin-resistenter Staphylococcus aureus
NRI Noradrenalin-Wiederaufnahme-Hemmer
NSAR nichtsteroidales Antirheumatikum, NSAID
NYHA New York Heart Association
PPI Protonenpumpen-Inhibitor/Hemmer
SERM selektive Estrogen-Rezeptor-Modulatoren
SSNRI selektive Serotonin-Noradrenalin-Wiederaufnahme-Hemmer
SSRI selektive Serotonin-Wiederaufnahme-Hemmer
STIKO Ständige Impfkommission
TAH Thrombozytenaggregationshemmer
UAW unerwünschte Arzneimittelwirkungen

1 Grundlagen

1.1 Definition des Arzneimittelbegriffs

F

Jedes Arzneimittel, das in Deutschland verordnet und verabreicht wird, muss in Deutschland auch eine Zulassung erhalten haben. Ausnahmen bilden sogenannte Importe, das bedeutet, dass Arzneimittel in einem anderen Land zugelassen wurden und über eine Sondergenehmigung in Deutschland in den Handel gebracht werden. So soll eine sichere Arzneimittelversorgung gewährleistet werden.
Wie sind Arzneimittel im Arzneimittelgesetz definiert? Welche unterschiedlichen Arten gibt es in Bezug auf den Verkehr oder die Abgabe?

1.1 Definition des Arzneimittelbegriffs

Arzneimittel sind dazu bestimmt:

- Krankheiten oder Beschwerden zu heilen, zu lindern oder zu verhüten,
- physiologische Funktionen durch pharmakologische, immunologische oder metabolische Wirkung wiederherzustellen, zu korrigieren oder zu beeinflussen,
- eine medizinische Diagnose zu erlangen.

Bei Arzneimitteln wird unterschieden in:

- **freiverkäufliche** Arzneimittel, welche auch außerhalb der Apotheke (z. B. in Drogeriemärkten) angeboten werden dürfen,
- **apothekenpflichtige** Arzneimittel, welche ausschließlich durch Apotheken verkauft werden dürfen,
- **verschreibungspflichtige** (rezeptpflichtige) Arzneimittel, welche zusätzlich apothekenpflichtig sind und nur nach Vorlage einer ordnungsgemäß ausgestellten ärztlichen Verordnung abgegeben werden dürfen.

Neben Arzneimitteln dienen auch andere Produkte der Gesundheit des Körpers. Welche zählen dazu? Erklären Sie!

1.2 Abgrenzung des Begriffs Arzneimittel

- **Medizinprodukte** erreichen ihre bestimmungsgemäße Hauptwirkung primär auf physikalischem Wege, z. B. Produkte zur Injektion, Diagnostika, Verbandstoffe, Kondome. Sie werden in unterschiedliche Klassen eingeteilt.
- **Nahrungsergänzungsmittel** (NEM) gehören zu den Lebensmitteln und erhalten keine Zulassung als Arzneimittel. Wer NEM verkaufen möchte, muss dies in Deutschland vorher anzeigen, beim Bundesamt für Verbraucherschutz und Lebensmittelsicherheit (BVL).
- **Kosmetika** sind Substanzen, die den Körper u. a. reinigen, schützen oder parfümieren können. Sie sind zur äußerlichen Anwendung am menschlichen Körper (Haut, Haare, Nägel), den Zähnen und den Mundschleimhäuten vorgesehen.

Alle drei Kategorien unterliegen der amtlichen Kontrolle.

Eine moderne Arzneimittelentwicklung beruht auf drei Säulen. Den Startpunkt bildet das Auftreten eines therapeutischen Problems. Anschließend muss der neue Wirkstoff hinsichtlich seiner Eigenschaften und Wirkweisen untersucht werden. Dieser Prozess dauert meist mehrere Jahre an.
Aus welchen einzelnen Schritten besteht dieser Ablauf von der Forschung bis hin zur Anwendung am Patienten?

Die Entwicklung neuer Arzneimittel läuft in mehreren Schritten ab:

- **Wirkstoffsuche**,
- **pharmakologische Prüfung** des Arzneistoffs (Untersuchung der Arzneistoffwirkungen),
- **toxikologische Prüfung** (Ermittlung geeigneter Dosen, unerwünschten Wirkungen anhand von Tierversuchen),
- **klinische Prüfung** (aufgeteilt in mehrere Phasen),
- **Galenik** (Entwicklung einer optimalen Arzneiform),
- **Zulassung** (nach Vorlage der Untersuchungsergebnisse zu Wirksamkeit, Unbedenklichkeit und Qualität beim BfArM oder EMA).

Merke
Das Bundesinstitut für Arzneimittel und Medizinprodukte (BfArM) ist zuständig für deutsche Zulassungen.
Die European Medicines Agency (EMA) ist zuständig für europäische Zulassungen.

Welches sind die einzelnen **Phasen der klinischen Prüfung**?

Ablauf der klinischen Prüfung:

- **Phase I** (Praxis, Institutionen): Eine erste Anwendung erfolgt an einer kleinen Anzahl von Probanden (meist junge, gesunde, männliche Versuchspersonen) zur Prüfung der Verträglichkeit und Wirkung am Menschen zur Ermittlung erster **Dosierungsvorschläge**. Diese Phase umfasst bis zu 100 Probanden und dauert mehrere Monate.
- **Phase II** (Klinik): Hier erfolgt eine Überprüfung der Wirkung an einer kleinen Patientengruppe im vorgesehenen Indikationsgebiet zur Ermittlung der **Dosierungen**. Diese Phase umfasst bis zu 500 Probanden und dauert meist 1–2 Jahre.
- **Phase III** (Klinik, Praxis): Hier wird der Nachweis der **Wirksamkeit und Unbedenklichkeit** an einer großen Patientenanzahl erbracht. Diese Phase umfasst bis zu 1000 Probanden und dauert mehrere Jahre. Anschließend können die Studienergebnisse an die Zulassungsbehörde weitergeleitet werden.
- **Phase IV** (nach der Zulassung): Hier erfolgt die Ermittlung von noch unbekannten Wirkungen und seltenen unerwünschten Arzneimittelwirkungen. Es wird das allgemeine Nutzen-Risiko-Verhältnis überprüft. In dieser Phase ist das Medikament bereits zugelassen und hat eine unbegrenzte Anzahl an Probanden.

Merke

▼ In der Packungsbeilage einiger Medikamente ist ein schwarzes Dreieck abgebildet. Dieses kennzeichnet Arzneimittel, die unter zusätzlicher Überwachung stehen, weil zu ihnen weniger Informationen als zu anderen Arzneimitteln vorliegen, z. B. weil diese Arzneimittel neu auf dem Markt sind. Bei Verdacht auf eventuellen Nebenwirkungen beim Gebrauch dieser Arzneimittel ist eine Meldung besonders wichtig.

1 Grundlagen

1.5 Rote-Hand-Brief

F

Rote-Hand-Briefe spielen eine große Rolle bei der Arzneimittelsicherheit. Was sind Rote-Hand-Briefe und woher kommen diese?

Rote-Hand-Briefe werden von pharmazeutischen Unternehmen erstellt und an Angehörige der Heilberufe versendet. Sie umfassen neu identifizierte Arzneimittelrisiken oder auch relevante pharmazeutische Änderungen. Zusätzlich werden auch Maßnahmen veröffentlicht, um ein bestehendes Risiko zu minimieren.

Rote-Hand-Briefe bedürfen einer sofortigen Handlung!

Die pharmazeutischen Unternehmen versenden diese in Absprache mit dem BfArM für Arzneimittel, welche in den Zulassungsbereich des BfArM fallen. Rote-Hand-Briefe für Sera und Impfstoffe fallen in den Zuständigkeitsbereich des Paul-Ehrlich-Instituts (PEI).

Als Erkennungssymbol ist eine große rote Hand auf die Information aufgebracht.

Merke

Das **BfArM** ist für die Zulassung von Humanarzneimitteln zuständig. Das **PEI** ist für die Zulassung von Impfstoffen, Sera etc. zuständig.

1 Grundlagen

1.6 Blaue-Hand-Brief

F

Neben dem Rote-Hand-Brief gibt es auch den Blaue-Hand-Brief.
Wann wird dieser ausgestellt und verschickt?
Welche Bedeutung hat der Blaue-Hand-Brief in Bezug auf die Arzneimittelsicherheit?

1.6 Blaue-Hand-Brief

Bei den **Blaue-Hand-Briefen** handelt es sich um Schulungsmaterial, welches ergänzend zur Packungsbeilage und zur Fachinformation erstellt wird. Dieses kann von der zuständigen Behörde in bestimmten Fällen angeordnet werden, um die Arzneimittelsicherheit zu verbessern. Es wird fallbezogen festgelegt. Dabei kann es sich unter anderem um Infobroschüren oder auch Ausweise für Patienten handeln.

Das Schulungsmaterial wird vom pharmazeutischen Unternehmen erstellt, von der zuständigen Behörde geprüft, genehmigt, und anschließend vom pharmazeutischen Unternehmen veröffentlicht.
Blaue-Hand-Briefe sind auf der Internetseite des BfArM sowie des PEI zusätzlich einzusehen.
Als Erkennungssymbol ist eine große blaue Hand auf das Material aufgebracht.

Vor allem in klinischen Studien sind Placebomedikamente ein wichtiger Bestandteil, um verlässliche Studienergebnisse zu erhalten.
Was ist ein Placebomedikament?

1.7 Placebo

Placebos sind **Scheinmedikamente**, die keinen pharmakologisch wirksamen Arzneistoff, sondern ausschließlich Hilfsstoffe enthalten. In der Annahme, „echte Medikamente" eingenommen zu haben, berichtet ein hoher Anteil der Patienten (in Abhängigkeit von der Erkrankung) von einer Besserung der Symptome bis hin zur Heilung. Diesen Effekt bezeichnet man als **Placeboeffekt.** Er wird verstärkt durch eine ansprechende Darreichungsform, aber auch durch das Vertrauen, das in den verordnenden Arzt bzw. in die verabreichende Person gesetzt wird.
Placebos sind ein wichtiger Teil klinischer Studien. In verblindeten Studien erhalten alle Patienten gleich aussehende Tabletten. Auf diese Weise kann die Wirkweise verlässlich ausgewertet werden, da der Placeboeffekt keine Rolle spielt.

Merke
Es gibt unterschiedliche Arten klinischer Studien. So unterscheidet man beispielsweise Blind- oder Doppelblind-Studien.
Bei **verblindeten** Studien kennt der Patient sein Therapieschema nicht, d. h. er weiß nicht, ob er in die Testgruppe oder in die Placebokontrollgruppe eingeordnet wurde.
Bei der **doppelt verblindeten** Studie wissen sowohl der Patient als auch der behandelnde Arzt nicht, welcher Therapiegruppe der Patient angehört.

Wird ein neues Arzneimittel zugelassen, besteht ein sogenannter Patentschutz für den Zulassungsinhaber. Dieser Patentschutz gilt für einige Jahre, der Zulassungsinhaber erhält damit die alleinige marktliche Spitzenposition.

Nach Ablauf des Patentschutzes können auch andere Firmen wirkstoffgleiche Arzneimittel herstellen. Diese nennt man **Generika.**

Welche Voraussetzungen müssen erfüllt sein, damit ein Generikum eine Zulassung erhält und auf den Markt kommt?

1.8 Generika

Bei der Entwicklung eines Arzneimittels werden verschiedene Studien zur Zulassung benötigt. Zu diesen zählen unter anderem präklinische und klinische Studien. Dieser Prozess ist sehr zeit- und kostenintensiv.
Nach Ablauf des Patentschutzes besteht für andere Firmen die Möglichkeit, Generika herzustellen. Diese müssen ebenfalls zugelassen werden, jedoch werden keine langwierigen Studien benötigt. Generika sind damit, bezogen auf das Referenzarzneimittel, in Wirkstoff, der Darreichungsform sowie der Bioverfügbarkeit gleich.

Die Zulassung erfolgt unter Bezugnahme auf das Referenzarzneimittel, für welches bei der Zulassung alle Studien vorgelegt und geprüft wurden.
Um eine sichere Zulassung der Generika zu gewährleisten, müssen Bioäquivalenz-Studien eingereicht werden. Das bedeutet, es muss eine festgelegte Ähnlichkeit zu dem Referenzarzneimittel bezogen auf die Freisetzungsgeschwindigkeit sowie die Bioverfügbarkeit des Wirkstoffes bestehen (Quelle: BfArM).

2 Arzneimittellagerung

2.1 Einflussgrößen für die Stabilität von Arzneimitteln

Arzneimittel sind bei der Lagerung immer **Umwelteinflüssen** ausgesetzt, die ihre Stabilität beeinflussen. Nennen Sie die wichtigsten Einflussfaktoren. Mit welchen **Maßnahmen** können diese möglichst gering gehalten werden?

2.1 Einflussgrößen für die Stabilität von Arzneimitteln

Die Stabilität von Arzneimitteln wird besonders beeinflusst durch:

- Temperatur,
- Luftfeuchtigkeit,
- Luftsauerstoff,
- Licht,
- Mikroorganismen.

Außerdem beachten:

- Arzneimittel sollten möglichst in der intakten **Originalverpackung** aufbewahrt werden. Die Lagerung im **Umkarton** bietet weiteren Lichtschutz und verhindert Verwechslungen.
- Bei Mehrdosenbehältnissen sollten das Datum des Anbruchs auf der Packung notiert und **Aufbrauchfristen beachtet** werden.
  Das aufgedruckte Verfalldatum gilt ausschließlich für das intakte, nicht angebrochene Mehrdosenbehältnis.
- Regelmäßig benötigte Arzneimittel sind in möglichst **kleinen Lagermengen** vorrätig zu halten.

Merke

Bei der Haltbarkeitsermittlung im Rahmen der Zulassung von Arzneimitteln werden **Stabilitätsprüfungen** durchgeführt und der Gehalt des Wirkstoffes in dem Arzneimittel nach unterschiedlichen Kriterien gemessen. Demnach sollte sich gut an die Vorgaben des Arzneimittels gehalten werden, denn nur so ist die ermittelte Haltbarkeit auch außerhalb der Entwicklungsräume gesichert.
Sind Veränderungen an Geruch, Farbe oder Konsistenz erkennbar oder ist eine untypische Trübung oder Ausflockung aufgetreten, darf das Medikament zunächst nicht angewendet werden.
Zur Überprüfung die beliefernde Apotheke kontaktieren!

Bei der Haltbarkeitsermittlung eines Arzneimittels spielt die Temperatur eine große Rolle. Sie hat Einfluss auf chemische und physikalische Veränderungsprozesse innerhalb des Arzneimittels sowie auf die mikrobielle Stabilität.

Welche möglichen **Temperaturstufen** der Lagerung gibt es? Worauf ist besonders zu achten?

Mögliche Lagerungstemperaturen sind:

- **Raumtemperatur** (15–25 °C) gilt, wenn keine zusätzlichen Angaben gemacht werden,
- **kalt/kühl** (8–15 °C),
- **Kühlschrank** (2–8 °C); ist der Vermerk „Kühlkette" aufgebracht, darf die Temperatur auch kurzfristig nicht höher sein (Transport in Kühlboxen),
- **tiefgekühlt** (unterhalb –15 °C),
- **ultra-tiefgekühlt** (zwischen –60 bis –90 °C).

Arzneimittel, welche gekühlt werden müssen, können in **kühlpflichtig** und **kühlkettenpflichtig** unterschieden werden:

- **Kühlpflichtige** Arzneimittel können bei Raumtemperatur **kurzzeitig** transportiert werden, müssen jedoch bei vorgeschriebener Temperatur gelagert werden.
- **Kühlkettenpflichtige** Arzneimittel hingegen müssen **kontinuierlich** bei der vorgeschriebenen Temperatur gehalten werden. Das umfasst auch den Transport.

Merke

Lagerungstemperatur und Temperatur bei der Anwendung können unterschiedlich sein! Hinweise liefern die Packungsbeilage und die versorgende Apotheke.

Der Covid-19-Impfstoff musste bei der Zulassung Ende 2020 in Ultra-Tiefkühlschränken (–70 °C) gelagert werden. Mittlerweile liegen unterschiedliche Regelungen bezüglich der Temperatur vor. Die Haltbarkeit unterscheidet sich abhängig der Temperatur.

Arzneimittel müssen im stationären Bereich in verschließbaren Schränken gelagert werden, die für Unbefugte nicht zugänglich sind.
Welche Regeln müssen hierbei beachtet werden?

2.3 Arzneimittelschrank

Bei der Arzneimittellagerung im abschließbaren Arzneimittelschrank müssen folgende Regeln beachtet werden:

- FEFO „**first expired – first out**“: Packungen, die zuerst ablaufen, sollten auch zuerst verbraucht werden.
- **Ordnung:** Eine konsequent einheitliche Sortierung nach Alphabet, Indikationen, Anwendung oder Arzneiformen ist wichtig. Gleich welches System gewählt wird, innerhalb der Gruppen muss eine alphabetische Reihenfolge eingehalten werden. In Altenheimen erfolgt die Sortierung nach Patientennamen.
- **Betäubungsmittel** (BtM): BtM müssen von anderen Arzneimitteln getrennt, gesondert in einem Schrank oder einer Schublade unter Verschluss gelagert werden.
- **Feuergefährliche Flüssigkeiten** (Aceton, Benzin, Alkohol): Diese dürfen nur verschlossen, von anderen Arzneimitteln getrennt und nicht in der Nähe von Heizquellen oder offenen Flammen gelagert werden.

Merke

Betäubungsmittel, die kühl gelagert werden müssen, müssen in einem abschließbaren Kühlschrank untergebracht werden.
Eine abschließbare Box in einem Kühlschrank ist nicht zugelassen.

2 Arzneimittellagerung

2.4 Haltbarkeit von Fertigarzneimitteln

F

Nennen Sie den Unterschied zwischen dem **Verfalldatum** und der **Aufbrauchfrist** eines Fertigarzneimittels?

2.4 Haltbarkeit von Fertigarzneimitteln

- Das **Verfalldatum** ist das als „Verwendbar bis ..." auf der Verpackung des Fertigarzneimittels aufgedruckte Datum.
  Es gibt an, wie lange das Arzneimittel bei korrekter Lagerung ungeöffnet haltbar ist. Der Anbruch verkürzt die Verwendbarkeit, denn je nach Arzneiform gelangen nach dem Öffnen des Arzneimittels Luft oder Verunreinigungen hinein, die die Haltbarkeit verkürzen.
- Die **Aufbrauchfrist** macht Angaben über die Verwendbarkeit nach Anbruch (z. B. „nach Anbruch 6 Wochen verwendbar" oder „bis zum ... verwendbar").
- Auf der Packung sollten **Anbruchdatum** und **Aufbrauchfrist** vermerkt werden.

Eine **Charge** („Ch.-B.“) ist die jeweils aus derselben Ausgangsmenge oder die in einem einheitlichen Herstellungsgang erzeugte Menge eines Arzneimittels und steht auf jedem Umkarton sowie auf dem Primärpackmittel (Blister, Flasche, Dose o. ä.).
Was ist ein Chargenrückruf?

2.5 Charge

Wird nach Auslieferung eines Arzneimittels festgestellt, dass es bei einer bestimmten Charge eines Fertigarzneimittels **Risiken** gibt (z. B. Verunreinigungen, fehlerhafte Beschriftungen, falsche Dosierungen), wird diese Charge von den jeweiligen Herstellern „zurückgerufen" und muss unverzüglich aus dem Verkehr gezogen werden.

Es ist unbedingt zu vermeiden, Fertigarzneimittel umzupacken, da hierdurch eventuell kein Rückschluss auf die Ursprungscharge möglich ist!
Die Chargenrückrufe werden von der Apotheke bearbeitet und die Stationen werden daraufhin informiert.

3 Bereitstellen von Arzneimitteln

3.1 6-R-Regel

F

Bei der Medikamentengabe und -einnahme müssen verschiedene Faktoren beachtet werden, damit die Versorgung des Patienten dem Therapieplan entspricht.
Welche Punkte müssen befolgt werden, was besagt die 6-R-Regel?

3.1 6-R-Regel

Der **richtige Patient** muss zur **richtigen Zeit** das **richtige Arzneimittel** in der **richtigen Arzneiform** und der **richtigen Dosierung** erhalten. Daneben muss auch die Bereitstellung der Arzneimittel **richtig dokumentiert** werden.

Die Packungsbeilage gibt oft Hinweise zur Einnahme bezogen auf die Mahlzeit. Welche unterschiedlichen Einnahmezeitpunkte gibt es? Wie werden diese zeitlich begrenzt?

3.2 Einnahmezeitpunkte

Einnahmezeitpunkte und zeitliche Einordnung:

- nüchtern: mindestens 30 Minuten vor oder 2 Stunden nach der Nahrungsaufnahme,
- vor der Mahlzeit: 30 Minuten vor der Nahrungsaufnahme,
- zur Mahlzeit: zur oder unmittelbar anschließend an die Nahrungsaufnahme,
- nach der Mahlzeit: 30–60 Minuten nach der Nahrungsaufnahme,
- 3-mal täglich (1–1–1): alle 8 Stunden, mit einem Puffer von 30 Minuten,
- 2-mal täglich (1–0–1): alle 12 Stunden, mit einem Puffer von einer Stunde.

Merke
Um den notwendigen Effekt der Medikamente zu erzielen, ist es essenziell, dass die Einnahmehinweise befolgt werden. Zum falschen Zeitpunkt verabreichte Arzneimittel können wirkungslos sein.
Die Einnahme mit Leitungswasser ist grundsätzlich zu bevorzugen, da unter diesen Bedingungen die Studien zur Arzneimittelwirksamkeit durchgeführt wurden.
Ausnahmen bestätigen die Regel: Eisenpräparate sollten beispielsweise mit Orangensaft oder einem anderen Vitamin-C-reichen Getränk eingenommen werden, da so die Eisenaufnahme verbessert wird.

In vielen Pflegeeinrichtungen oder Krankenhäusern verläuft die Arzneimittelversorgung über ein Stellen vor Ort oder durch die Belieferung von fertigen Arzneimittelblistern, in denen Tabletten oder Kapseln bezogen auf den Einnahmezeitpunkt separat verpackt sind.
Beim Stellen vor Ort müssen bestimmte Grundregeln beachtet werden, um die richtige Vergabe der Medikation zu gewährleisten. Nennen Sie Grundregeln!

3.3 Grundregeln für ein sicheres Stellen

Grundregeln für das Stellen vor Ort sind:

- **Ordnung** am Arbeitsplatz,
- **hygienisches Arbeiten**,
- **Konzentration** beim Arbeiten, d.h. nicht im Nachtdienst und max. 2 Stunden durchgehend,
- **ungestörte Atmosphäre**, d.h., das Stellen sollte gesondert erfolgen, sodass währenddessen kein Pflegeeinsatz oder ähnliches das Stellen unterbricht,
- **Vier-Augen-Prinzip**, d.h., das Stellen erfolgt durch eine Person; eine zweite, mit der Arzneimittelverabreichung vertraute Person, kontrolliert das bereitgestellte Arzneimittel mit der ärztlichen Verordnung (Medikamentenplan),
- 3-fache **Kontrolle** des Arzneimittels, d.h. beim Herausnehmen – beim Stellen – beim Zurücklegen).

Beim Stellen von Arzneimitteln muss auf die Stabilität außerhalb der Primärverpackung (Blister, etc.) geachtet werden.
Welche Medikamente dürfen im Voraus bereitgestellt werden?

3.4 Geeignete und ungeeignete Arzneimittel

Geeignet sind **ausschließlich feste Arzneimittel der Dauermedikation.**
Feuchtigkeitsempfindliche und instabile Arzneimittel (z. B. Brausetabletten, Schmelztabletten, Arzneimittel mit feuchtigkeitsempfindlichen Arzneistoffen) verbleiben beim Stellen in ihrer Blisterumhüllung. Entblisterte Tabletten können Feuchtigkeit ziehen und so aufquellen und deckeln (absplittern).

Bei lichtempfindlichen Arzneimitteln muss durchgängig der Lichtschutz sichergestellt sein (Wochendispenser mit Lichtschutz, Stellen im intakten Blister, lichtgeschützte Aufbewahrung von Wochendispensern).
Alle weiteren instabilen Arzneiformen wie Lösungen, Tropfen und Säfte müssen unmittelbar vor der Verabreichung abgemessen werden.

Zuvor wurde geklärt, welche Arzneimittel und Darreichungsformen vorab gestellt werden dürfen. Welche Medikamente dürfen erst unmittelbar vor der Anwendung vorbereitet werden?

3.4 Geeignete und ungeeignete Arzneimittel

Medikamente, die **nicht im Voraus** bereitgestellt werden können oder dürfen, sind:

- Flüssigkeiten,
- Einreibungen,
- Kühlartikel,
- Betäubungsmittel (BtM),
- Bedarfsmedikamente,
- transdermale therapeutische Systeme (TTS).

3.5 Teilen oder Zerkleinern von Tabletten

Es gibt vielfältige Gründe für das Teilen oder Zerkleinern von Arzneimitteln. Zum einen ist es so möglich, eine **Dosierung individuell anzupassen** (z. B. bei ein- oder ausschleichender Dosierung). Daneben ist es oftmals einfacher, eine geteilte, nun kleinere Tablette zu **schlucken**. Nicht zuletzt kann das Zerkleinern von Tabletten bei der **Sondengabe** notwendig sein.
Was muss beachtet werden?

3.5 Teilen oder Zerkleinern von Tabletten

Grundsätzlich ist im Vorfeld abzuklären, ob die Tablette oder Kapsel geteilt werden kann. Eine Teilung von Weichgelatinekapseln, Hartkapseln und Dragees ist nicht möglich. Gleiches gilt für die meisten magensaftresistenten Zubereitungen und Retardpräparate.

Eine angedeutete Bruchrille ist kein Beweis für die Teilbarkeit, denn manchmal werden feste Arzneimittel mit sog. Schmuckrillen „verziert".

Grundsätzlich sollten Tabletten deshalb nur dann geteilt oder zerkleinert werden, wenn dies lt. Herstellerangaben ausdrücklich gestattet ist (Informationen liefert der Hersteller oder die versorgende Apotheke)!

Merke

Ist ein Medikament nicht in der richtigen Dosierung zur Verfügung oder gibt es sonstige Problematiken, kann immer die versorgende Apotheke hinzugezogen werden! In der Apotheke können patientenindividuelle Rezepturen hergestellt werden. Dies ist häufig gerade bei kleinen Kindern der Fall, für welche es die optimale Dosis vielleicht gar nicht im Handel gibt.

Es gibt unterschiedliche **Arten von ambulanten ärztlichen Verschreibungen**, oft sind sie auch an der Farbe erkennbar.
Welches sind die unterschiedlichen Rezeptarten?

3.6 Ärztliche Verordnungen

Es gibt unterschiedliche Arten ärztlicher Verschreibungen:

- **Rosafarbenes Kassenrezept** („Muster 16"): Die Verordnungen zulasten der gesetzlichen Krankenversicherung (GKV) werden bis zu 28 Tage nach dem Ausstellungsdatum von den Krankenkassen erstattet. Danach kann das Rezept noch 2 Monate wie ein Privatrezept behandelt werden. Insgesamt ist es 3 Monate gültig.
- **Blaues oder weißes Privatrezept:** Privatrezepte haben 3 Monate Gültigkeit. Der Patient tritt in Vorleistung und reicht das Rezept ggf. zur Abrechnung bei der Privatkasse ein.
- **Grünes Rezept:** Empfehlung für Medikamente, deren Kosten nicht von der Krankenkasse übernommen werden, druckt der Arzt auf ein grünes Rezept.
- **Gelbes BtM-Rezept:** Das Formular für Arzneimittel, die unter das BtM-Gesetz fallen, hat eine Gültigkeit von 7 Tagen nach Ausstellungsdatum. Das Rezept enthält im Original drei Blätter: 1. für den Arzt, 2. für die beliefernde Apotheke, 3. für die Abrechnung mit dem Kostenträger.

In der Anlage III des Betäubungsmittelgesetzes sind therapeutisch eingesetzte Betäubungsmittel aufgelistet. BtM dürfen ausschließlich auf den dafür vorgesehenen amtlichen Formblättern (**BtM-Rezepte** für die ambulante Verschreibung, **BtM-Anforderungsscheine** für die stationäre Verschreibung) von Ärzten verschrieben werden.

Welche Besonderheiten dieser Formblätter kennen Sie?

3.7 Betäubungsmittel (BtM)

Die amtlichen Formblätter zur Verschreibung haben folgende Besonderheiten:

BtM-Rezepte:

- ausgestellt auf den jeweiligen Patienten oder Praxisbedarf des Arztes,
- einzulösen in einer öffentlichen Apotheke,
- dreiteilig, jeweils ein Teil verbleibt zur Dokumentation in der Apotheke und beim Arzt, der dritte Teil dient der Abrechnung,
- Gültigkeit beträgt 7 Tage nach Ausstellungsdatum.

BtM-Anforderungsscheine:

- ausgestellt für den Stationsbedarf eines Krankenhauses bzw. einer Klinik sowie für den Rettungsdienst, den Notfallvorrat in Hospizen und in der ambulanten Palliativversorgung,
- dreiteilig, je ein Teil verbleibt beim Arzt, der Station und der Apotheke; einzulösen in einer krankenhauseigenen oder krankenhausversorgenden Apotheke.

Jeder Arzt, der eine Berechtigung für Betäubungsmittel hat, fordert einen eigenen Block an Rezepten bei der Bundesopiumstelle an. So kann jedes Rezept auf den Aussteller zurückgeführt werden.

Merke

Zu- und Abgänge müssen jeweils in der BtM-Kartei bzw. im BtM-Buch dokumentiert werden! Die Dokumentation muss für drei Jahre archiviert werden.

4 Arzneiformen und ihre Anwendung

4.1 Flüssige Arzneiformen

Einige Medikamente werden in flüssiger Form als Suspension oder Emulsion verabreicht. Wie müssen diese vorbereitet werden? Was ist dabei zu beachten?

Eine **Suspension** ist eine feine Verteilung von unlöslichen Feststoffteilchen in einer Flüssigkeit, die bei längerem Stehenlassen absinken (sedimentieren). Vor Gebrauch muss jede Suspension **kräftig aufgeschüttelt** werden, damit die sedimentierten Arzneistoffteilchen wieder gleichmäßig verteilt vorliegen. Wenn sich der Bodensatz nicht aufschütteln lässt, ist die Suspension unabhängig vom Verfalldatum zu verwerfen.

In **Emulsionen** sind zwei nicht miteinander mischbare Flüssigkeiten (Phasen) ineinander verteilt. Auch Emulsionen müssen **vor Gebrauch geschüttelt** werden, um eine mögliche Entmischung der Phasen zu verhindern. Wenn beide Phasen trotz Schütteln getrennt bleiben, ist die Emulsion „gebrochen" und muss verworfen werden.

Grundsätzlich müssen Medikamente genau dosiert werden und gerade bei stark wirksamen Arzneimitteln ist besondere Vorsicht geboten. Wie können Sie eine **exakte Dosierung** bei peroralen flüssigen Arzneiformen sicherstellen?

Das genaue Abmessen von Flüssigkeiten kann auf zwei Arten erfolgen:

- nach **Volumina** (ml) mittels Messlöffel/Messbecher oder Dosierspritze,
- nach **Tropfenanzahl** aus Tropfflaschen.

Bei den Tropfflaschen sollte unbedingt darauf geachtet werden, um welche Art von Tropfflasche es sich handelt: **Zentraltropfer** müssen beim Tropfvorgang senkrecht gehalten werden, bei Randtropfern sollte ein Neigungswinkel von 45° eingehalten werden.

Merke

Die Dosierung nach Löffelmaßen ist zu ungenau und sollte deshalb nicht mehr angewendet werden. Niemals dürfen Tropfen aus der Flasche „herausgeschüttelt“ werden. Die Größe der Tropfen kann dann sehr unterschiedlich sein, die Dosierung wird ungenau. Bei Zentraltropfern kann durch leichtes Klopfen auf den Flaschenboden Luft aus dem Tropfkanal entfernt und so ein gleichmäßiges Tropfen eingeleitet werden.

Die häufigsten Darreichungsformen sind Tabletten und Kapseln. Aber auch bei ihnen gibt es weitere Unterschiede.
Wie sind sie richtig einzunehmen?

Tabletten oder **Kapseln** sollten grundsätzlich in aufrechter Haltung mit einem Glas Wasser eingenommen werden.
Sublingual-, **Bukkal-** oder **Schmelztabletten** dürfen nicht geschluckt werden, sondern werden unter der Zunge (sublingual) oder in der Wangentasche (bukkal) langsam zergehen gelassen.
Zerbeißkapseln zur systemischen Wirkung werden im Mund zerbissen, der freigesetzte Wirkstoff wird danach über die Mundschleimhaut aufgenommen. Es wird empfohlen danach nicht direkt zu schlucken, zu essen oder zu trinken. Die Kapselhülle selbst kann geschluckt oder ausgespuckt werden.

Falls die Dosierung es erfordert, dass eine Tablette geteilt bzw. eine Kapsel geöffnet werden soll, ist vorher in jedem Fall abzuklären, ob dies möglich ist. Eine Kerbe bedeutet nicht automatisch, dass die Tablette wirklich teilbar ist. Informationen liefern die Packungsbeilage oder die versorgende Apotheke.

Merke

Einige Tabletten besitzen eine unverdauliche Struktur und werden als komplettes Gerüst über den Stuhl ausgeschieden.
Sie sollten die Patienten darauf hinweisen, dass der Wirkstoff dennoch freigesetzt wurde.

Viele Medikamente werden als **überzogene Tablette** (Filmtablette, Dragee) eingesetzt.
Aus welchen Gründen kann es sinnvoll sein, eine Tablette mit einem Überzug zu versehen?

Gründe für den Einsatz einer überzogenen Tablette:

- Überdeckung eines schlechten **Geruchs oder Geschmacks des Arzneistoffs**,
- Verbesserung der **Schluckfähigkeit**,
- Erhöhung der **Arzneimittelsicherheit** durch farbige Überzüge,
- Schutz eines **empfindlichen** Arzneistoffs vor äußeren Einflüssen,
- Schutz eines **säureempfindlichen** Arzneistoffs vor Magensäure (magensaftresistent überzogene Tabletten),
- Schutz der Magenschleimhaut vor einem **schleimhautreizenden** Arzneistoff (magensaftresistent überzogene Tabletten),
- gleichmäßige **Blutspiegel** durch eine verzögerte Wirkstofffreigabe (Retardtabletten).

Merke

Tabletten mit einem magensaftresistenten Überzug müssen etwa 30–60 Minuten vor einer Mahlzeit auf nüchternen Magen eingenommen werden, da der Mantel als Säureschutz nur für eine bestimmte Zeit den Wirkstoff schützt. Durch die gleichzeitige Einnahme mit Nahrung verlängert sich die Magenpassage.

4.4 Expidets

Was sind Expidets? Erklären Sie diese Arzneiform und nennen Sie die korrekte Anwendung! In welchen Fällen bieten sich die Verwendung eines Expidets an?

4.4 Expidets

Expidets sind **Schmelztabletten**. Die Tabletten sind leicht zerbrechlich und sollten deshalb nicht aus dem Blister gedrückt werden. Der Blister kann aufgerissen oder aufgeschnitten werden, um die Tablette zu entnehmen. Expidets lösen sich schon in geringen Flüssigkeitsmengen (im Speichel) auf. Je nach Eigenschaften kann der freigesetzte Wirkstoff dann bereits über die Mundschleimhaut resorbiert werden und die Wirkung tritt schneller ein. Auch bei Schluckbeschwerden sind Schmelztabletten sinnvolle Zubereitungen.

Expidets werden eingesetzt, wenn die Wirkung schnell eintreten soll, z. B. bei Arzneimitteln gegen Migräne, Durchfall oder zur Beruhigung.

Unter parenteraler Anwendung versteht man die Verabreichung eines Arzneimittels **unter Umgehung des Magen-Darm-Trakts** als Infusion. Werden nur wenige Milliliter der Arzneistofflösung in kurzer Zeit appliziert, handelt es sich um Injektionen.
Was sind die Charakteristika der wichtigsten **Injektionsarten**? Nennen Sie zu jeder ein Beispiel.

Die Injektionsart beschreibt, an welchem Ort bzw. in welches Gewebe das Arzneimittel injiziert wird.

- **Subkutan** (s. c.): in das Unterhautfettgewebe (z. B. an Bauch, Oberschenkelaußenseiten). Es wird kein Soforteffekt erzielt, da der Arzneistoff erst aus dem Unterhautfettgewebe resorbiert werden muss. Nicht jeder Arzneistoff kann s. c. verabreicht werden, da die Haut darauf z. T. sehr empfindlich reagiert.
  Insulin wird z. B. subkutan injiziert.
- **Intramuskulär** (i. m.): in die Muskulatur (z. B. Gesäß- oder Oberschenkelmuskel). Die Wirkung tritt schneller ein als bei der s. c. Injektion.
  Viele Impfungen werden z. B. in den Oberarmmuskel injiziert.
- **Intravenös** (i. v.): in die Vene. Sehr schneller Wirkungseintritt, daher sollte die Injektion hier grundsätzlich langsam erfolgen (ca. 1 ml/Minute). **Ölige Lösungen dürfen niemals i. v.** verabreicht werden (Gefahr der Fettembolie)!
  Beispiele sind Antidote wie Naloxon.

Bei einem größeren Volumen und einer deutlich längeren Applikationsdauer (Minuten bis Stunden) der sterilen Lösungen handelt es sich um Infusionen.
Welche **Infusionsarten** gibt es?

Unterscheidung der Infusionsarten nach Infusionsdauer:

- **Kurzinfusion:** Die Infusionsdauer beträgt max. 3 Stunden, kleines Volumen (50–100 ml), z. B. Antibiotika, Schmerzmittel.
- **Dauerinfusion:** Die Infusionsdauer beträgt mehr als 3 Stunden bis hin zu mehreren Tagen (Infusionspumpen oder Schwerkraftsysteme), z. B. parenterale Ernährung.

Unterscheidung nach Art der punktierten Vene:

- **Periphervenöse Infusion:** Diese erfolgt in oberflächliche, kleinere Venen, z. B. am Handrücken.
- **Zentralvenöse Infusion:** Zur Applikation wird ein zentraler Venenkatheter (ZVK), z. B. über die Vena jugularis oder die Vena subclavia, in die obere Hohlvene vor dem rechten Herzen platziert. Einige Arzneimittel sollten aufgrund venenreizender Eigenschaften nur zentralvenös appliziert werden.

Welche besonderen Vorkehrungen müssen bei der **Applikation** von parenteralen Arzneiformen getroffen werden?

4.5 Arzneiformen zur parenteralen Anwendung

Parenteral applizierte Arzneistoffe gelangen direkt ins Körperinnere, **aseptisches** (keimarmes) **Arbeiten** ist daher essenziell, um schwerwiegende Infektionen des Patienten zu vermeiden. Da die auf diesem Weg verabreichten Arzneimittel schneller höhere Plasmaspiegel erreichen, können auch unerwünschte Arzneimittelwirkungen schneller und in stärkerem Ausmaß auftreten. Gleichzeitig ist die Bioverfügbarkeit der verabreichten Arzneistoffe hoch, da unter anderem kein First-Pass-Effekt auftritt.

Während der Injektion oder der ersten Minuten der Infusion sollten der **Patient** und die **Einstichstelle beobachtet** werden.

Häufig werden zur lokalen Therapie topische Darreichungsformen gewählt.
Was müssen Sie bei der Anwendung von **Salben**, **Cremes**, **Gelen** oder **Pasten** beim Patienten beachten?

Um eine Kontamination des Arzneimittels zu vermeiden, sollten Salben, Cremes, Gele oder Pasten aus Mehrdosenbehältnissen ausschließlich mittels eines Spatels entnommen werden oder aus Tuben auf einen Tupfer gedrückt werden. Beim Auftragen der halbfesten Zubereitung sind Handschuhe zu tragen, um einen Kontakt mit dem Arzneimittel zu verhindern. Salben, Cremes, Gele oder Ähnliches haben eine Aufbrauchfrist ab dem ersten Öffnen, die zu beachten ist.

Merke
Gibt es eine abweichende Haltbarkeit nach dem Öffnen zum aufgedruckten Haltbarkeitsdatum ist dieses zu berücksichtigen. Es ist hilfreich, das Datum des Anbruchs auf der Packung zu notieren, um eine Kontrolle der Haltbarkeit zu ermöglichen.

Einige systemisch wirksame Arzneimittel können auch in Form von transdermalen therapeutischen Systemen (TTS) appliziert werden.
Welche sind die wichtigsten **Eigenschaften von TTS** und wie werden sie korrekt **angewendet**?

4.7 Transdermale therapeutische Systeme (TTS)

Eigenschaften der TTS sind:

- pflasterähnliche Darreichungsform,
- kontinuierliche Wirkstoffabgabe über einen längeren Zeitraum,
- systemische Wirkung, d. h. der Wirkstoff wird über die Haut in den Blutkreislauf aufgenommen und wirkt somit im gesamten Körper,
- konstanter Wirkspiegel über einen längeren Zeitraum.

Anwendung:

- Anwendungsdauer beachten! Die Applikationsdauer kann unterschiedlich sein.
- Anwendung nur auf unverletzter, nicht gereizter, unbehaarter Haut. Bei Bedarf Haare abschneiden, nicht rasieren!
- Beim Entfernen der Schutzfolie darf die Klebefläche nicht berührt werden.
- Bei einem Wechsel des TTS das neue Pflaster nicht auf dieselbe Hautstelle kleben.
- TTS dürfen vor der Anwendung nicht beschädigt, geteilt oder zerschnitten werden.
- Gefahr der Überdosierung durch Hitze (Fieber, Heizdecken, Fön).
- Zum sicheren Entsorgen TTS zusammenkleben, unverzüglich in neutraler Umhüllung mit dem Hausmüll entsorgen (enthält Wirkstoffreste)!

Je nach Arzneistoff können **Suppositorien** (Zäpfchen) eine **lokale oder systemische Wirkung** hervorrufen. Die Aufnahme aus dem Rektum in die Blutbahn erfolgt langsamer, unregelmäßiger und in geringerer Menge als bei Resorption aus dem Magen-Darm-Trakt.
Aus welchen Gründen kann es trotzdem sinnvoll sein, Suppositorien zur systemischen Wirkung anzuwenden?

4.8 Arzneiformen zur rektalen Anwendung

Gründe für die Anwendung von Suppositorien zur **systemischen Wirkung** sind:

- Magenunverträglichkeit des Arzneistoffs,
- Erbrechen, Übelkeit,
- Schluckbeschwerden,
- Behandlung von Säuglingen und Kleinkindern.

Suppositorien zur **lokalen Anwendung** werden unter anderem bei Hämorrhoiden eingesetzt.

Darmeinläufe und **Klistiere** werden hauptsächlich zur Darmentleerung eingesetzt. Daneben werden sie auch als Verweileinlauf bei entzündlichen Darmerkrankungen genutzt. Was müssen Sie bei der Anwendung beachten?

- Bei der Anwendung von Darmeinläufen und Klistieren sollte unbedingt auf das Schamgefühl des Patienten Rücksicht genommen werden.
- Vor der Anwendung die Arzneimittellösung auf **Körpertemperatur** vorwärmen (37 °C).
- Das Ansatz- oder Darmrohr wird mit Gleitgel versehen.
- Um ein Gegenpressen beim Einführen zu vermeiden, sollte der Patient ruhig ein- und ausatmen.
- Bei Klistieren wird danach der Tubeninhalt in den Darm ausgedrückt, nach Entleerung muss die Tube unbedingt in **zusammengedrücktem** Zustand aus dem Rektum gezogen werden, um ein Zurücksaugen der Flüssigkeit zu vermeiden.
- Um die Wirkstärke zu erhöhen, sollte der Patient versuchen, die Flüssigkeit einige Minuten zu halten, bei Verweileinläufen muss die Flüssigkeit mind. 30 Minuten, besser über Nacht im Darm verbleiben.

Arzneiformen zur vaginalen Anwendung sind zur lokalen Anwendung in der Vagina vorgesehen. Es wird in **Vaginalsuppositorien**, **-kapseln** und **-tabletten** unterschieden, die sich alle im Vaginalsekret auflösen und den Wirkstoff dort freigeben.
Wie werden diese Arzneiformen richtig angewendet?

4.9 Arzneiformen zur vaginalen Anwendung

Bei der Anwendung von Arzneimitteln zur vaginalen Anwendung sollte unbedingt auf das Schamgefühl der Patientin Rücksicht genommen werden. Häufig werden diese Arzneiformen mithilfe eines beiliegenden Applikators tief in die Scheide eingeführt.

Um eine möglichst lange Verweildauer zu gewährleisten, sollten Vaginalpräparate möglichst abends, unmittelbar vor dem Schlafengehen im Liegen angewendet werden.

4.10 Arzneiformen zur Anwendung am Auge

Das Auge reagiert **sehr empfindlich** auf **physikalische** und **chemische Reize**, durch den einsetzenden Tränenfluss wird ein Arzneimittel schnell verdünnt und ausgeschwemmt. Eine starke Reizung kann zudem zu bleibenden Schäden am Auge führen.
Welche Anforderungen müssen Augenarzneimittel deshalb erfüllen? Was müssen Sie bei der Anwendung beachten?

4.10 Arzneiformen zur Anwendung am Auge

Augenarzneimittel müssen folgende **Anforderungen** erfüllen:

- Sterilität,
- gleicher pH-Wert wie die Tränenflüssigkeit (Isohydrie),
- gleicher osmotischer Druck wie die Tränenflüssigkeit (Isotonie),
- Partikelfreiheit.

Sachgerechte Anwendung von Augenarzneimitteln:

- Kopf in den Nacken legen, Blick nach oben richten.
- Augentropfen/-salbe bei leicht heruntergezogenem Lid in den Bindehautsack einbringen. Die Spitze des Tropfers oder der Tube darf dabei weder das Auge noch andere Fremdkörper berühren!
- Ggf. den Tränenkanal für einige Sekunden mit sauberen Fingern zudrücken, um schnelles Abfließen des Wirkstoffes zu vermeiden.
- Die geltende Haltbarkeit ist der Packungsbeilage zu entnehmen. Eine Verwendbarkeitsdauer von 4 Wochen nach Anbruch ist gängig. Mittlerweile gibt es spezielle Applikationssysteme (z. B. COMOD), die auch ohne Konservierungsmittel eine längere Haltbarkeit aufweisen.

Merke

Eine Wechselwirkung mit Kontaktlinsen ist möglich. Bei öligen Zubereitungen sollten Kontaktlinsen vor der Anwendung grundsätzlich herausgenommen werden. Bei konservierten wässrigen Augentropfen: Hinweise des Herstellers beachten.

Bei der Anwendung von inhalativen Arzneimitteln gelangen sehr kleine feste oder flüssige Arzneistoffpartikel mit der Atemluft **direkt in die Bronchien** und erzeugen dort eine **schnelle lokale Wirkung**, unerwünschte systemische Arzneimittelwirkungen werden so reduziert.
Welche Arten inhalativer Arzneimittel kennen Sie?

4.11 Arzneimittel zur inhalativen Anwendung

Man unterscheidet hauptsächlich drei Arten inhalativer Arzneimittel:

- **Treibgashaltige Dosieraerosole:** Der Patient muss gleichzeitig den Sprühstoß auslösen und einatmen. Ist keine Koordination möglich, kann ein „Spacer" (Sprühkammer) vorgeschaltet werden, aus der das Aerosol eingeatmet werden kann.
- **Pulverinhalatoren:** Ein feines Pulver wird durch Einatmen direkt in die Bronchien befördert. Ein ausreichendes Atemzugvolumen ist notwendig, eine trockene Aufbewahrung essenziell.
- **Elektrische Vernebler:** Die Inhalationslösung wird zu einem sehr feinen Nebel zerstäubt und kann über eine Maske oder ein Mundstück eingeatmet werden (z. B. Pari-Boy®).

Da inhalative Arzneimittel häufig falsch angewendet werden, kommt es manchmal zu unerwünschten Nebenwirkungen bzw. zu einem Nichtansprechen auf das Arzneimittel. Patienten sollten daher hinsichtlich der **Inhalationstechnik** gut geschult werden.
Wie werden Dosieraerosole korrekt angewendet?

Sachgerechte Anwendung von Dosieraerosolen:

- zur Vorbereitung kräftig schütteln, Schutzkappe entfernen; bei neuen Geräten vor Gebrauch 2 Sprühstöße in die Luft abgeben,
- langsam und entspannt ausatmen, danach das Mundstück mit den Lippen gut umschließen,
- kräftig und möglichst tief einatmen, während der Sprühstoß ausgelöst wird, dann den Atem für ca. 5–10 Sekunden anhalten,
- langsam durch die Nase oder den Mund (mit „Lippenbremse") ausatmen.

Merke
Nach dem Gebrauch von Glucocorticoid-Inhalativa sollte der Mund gut durchgespült werden und etwas getrunken werden. So kann das Risiko eines Mundsoors vermindert werden. Alternativ ist die Empfehlung nach der Anwendung etwas zu essen, um die übrigen Arzneistoffpartikel aus dem Mundbereich zu entfernen.

5 Weg des Arzneimittels im Organismus

5.1 Pharmakologie

F

Nach Verabreichen eines Arzneimittels durchläuft der Arzneistoff eine Reihe verschiedener Vorgänge. Das Untersuchen dieser Vorgänge sowie die Wechselwirkungen der Arzneistoffe mit dem Körper und untereinander nennt man **Pharmakologie**. Unterbegriffe der Pharmakologie sind die **Pharmakodynamik** und die **Pharmakokinetik**.

Welche Fragestellung kann für die beiden Unterteilungen zur genaueren Beschreibung aufgestellt werden? Wie lautet die Definition?

5.1 Pharmakologie

- **Pharmakologie** ist die Lehre von den Wechselwirkungen zwischen Arzneistoffen und Organismus.
- **Pharmakodynamik** beschreibt die Wirkungen des Arzneimittels in Organismus („Was macht das Arzneimittel mit dem Körper?“).
- **Pharmakokinetik** befasst sich mit den Konzentrationsveränderungen des Arzneimittels im Organismus in Abhängigkeit von der Zeit. („Was macht der Körper mit dem Arzneimittel?“).

Um die Pharmakokinetik genauer zu beschreiben und in die verschiedenen Prozesse zu unterteilen, wird ein Schema verwendet.
Wie lautet dieses Schema und was beschreibt es genau?

Der Arzneistoff unterliegt folgenden pharmakokinetischen Prozessen (**LADME-Schema**):

- **Liberation** (L): Freisetzung des Wirkstoffs aus der Arzneiform,
- **Absorption** (A): Resorption, Aufnahme in die Blutbahn,
- **Distribution** (D): Verteilung im Organismus,
- **Metabolismus** (M): chemische Umwandlung, Verstoffwechslung (Biotransformation),
- **Elimination** (E): Ausscheidung.

Merke
Die Liberation wird maßgeblich von der Galenik, also der pharmazeutischen Technologie bestimmt. Manchmal spricht man daher auch nur vom **ADME-Schema**, denn diese vier Positionen beschreiben die Pharmakokinetik vorrangig.

Liberation bedeutet **Freisetzung des Arzneistoffs aus der Arzneiform**. Nur der freigesetzte, gelöste Wirkstoff kann in den Körper aufgenommen werden. Demnach ist dieser Schritt besonders wichtig.
Wovon ist die Liberation abhängig?

5.3 Liberation

Bei der Freisetzung von dem Arzneistoff aus der Darreichungsform spielen verschiedene Stoffeigenschaften sowie physiologische Aspekte eine Rolle:

- **Arzneiform** (Galenik), z. B. Lösung (Wirkstoff liegt bereits gelöst vor), Retardtablette (verzögerte stetige Wirkstofffreisetzung),
- **Substanzeigenschaften**, z. B. Teilchengröße, je kleiner diese und je größer die Oberfläche, desto höher die Lösungsgeschwindigkeit,
- **pH-Wert im Magen-Darm-Trakt:** die Arzneiform löst sich bei bestimmten pH-Werten besser als bei anderen.
  Cave: Antazida verändern den pH-Wert.

Liegt der Arzneistoff gelöst vor, kann er über verschiedene Mechanismen in die Blutbahn aufgenommen werden. Welche kennen Sie?

5.4 Absorption (Resorption)

Wird der Arzneistoff oral verabreicht, findet die hauptsächliche Resorption im Dünndarm statt. Dieser besitzt eine besonders große Oberfläche. Je größer die Fläche, desto höher die Resorptionsfähigkeit. Wird das Arzneimittel zu einer oder im Anschluss an eine Mahlzeit eingenommen, dauert die Wanderung bis zum Darmabschnitt meist länger. Die Absorptionsgeschwindigkeit und -menge ist somit abhängig von:

- chemischen Eigenschaften des Arzneistoffs,
- der Teilchengröße des Arzneistoffs,
- der Arzneiform,
- der Gewebedurchblutung,
- der Dosierung,
- dem Füllungszustand des Magens.

Nach der Resorption muss der Arzneistoff im Körper verteilt werden. Dazu wird das beste Transportsystem im Körper, die Blutbahn, verwendet.
Beschreiben Sie diesen Mechanismus.

5.5 Distribution

Der resorbierte Arzneistoff wird **über den Blutkreislauf im Organismus verteilt.** Nach der Resorption ist die Arzneistoffstoffkonzentration im Blut hoch, die Konzentration des Arzneistoffs im Gewebe eher gering. Der Arzneistoff hat nun das Bestreben, die Blutbahn in Richtung Gewebe mit geringerer Arzneistoffkonzentration zu verlassen.

Inwieweit dies gelingt, hängt wiederum von **Eigenschaften des Arzneistoffs** (z. B. Löslichkeit und Molekülgröße) sowie von der **Durchblutung** einzelner Gewebe oder Organe ab. Reichert sich ein Arzneistoff bevorzugt in bestimmten Bereichen des Körpers an, spricht man von **Speicherung**. Die **Eiweißbindung** ist hier von besonderer Bedeutung.

5.6 Eiweißbindung

Der Arzneistoff wird nicht immer gleichmäßig im Körper verteilt. Dies liegt auch an den unterschiedlichen Stoffeigenschaften der Arzneistoffe. Eine große Rolle spielt die Eiweißbindung. Was versteht man darunter?

5.6 Eiweißbindung

Bei dem Transport durch die Blutbahnen schwimmt der Arzneistoff nicht einfach so herum. Im Blut befinden sich Transportproteine, allen voran Albumin. Die Bindung zwischen den Proteinen und dem Arzneistoff ist reversibel, der Arzneistoff kann also auch wieder aus dieser Bindung freigegeben werden.

Nur der ungebundene Anteil des Wirkstoffes kann eine Wirkung hervorrufen, verstoffwechselt und schließlich ausgeschieden werden. Die Freisetzung aus der Eiweißbindung beruht auf einem Konzentrationsgefälle. Liegt wenig Wirkstoff in der Blutbahn vor, wird erneut Wirkstoff aus der Bindung freigegeben.

Bei einer hohen Eiweißbindung bewirkt dies eine Depotwirkung. Der Arzneistoff verbleibt länger im Körper und wird nicht so schnell ausgeschieden. Dies kann einerseits einen Vorteil bringen, da der Wirkstoff über einen längeren Zeitraum wirkt, andererseits birgt es aber auch ein erhöhtes Interaktionspotenzial. Ein Arzneistoff mit dem höheren Eiweißbindungsvermögen kann einen anderen aus der Bindung verdrängen. Der verdrängte Wirkstoff kann Überdosierungen verursachen.

5.7 Besondere Verteilungsvorgänge

Der Körper besitzt unterschiedliche Schutzmechanismen. Einige davon beeinflussen die Aufnahme von Arzneistoffen. Verteilungsvorgänge zwischen Blut, Gewebe und Organen unterliegen einigen Besonderheiten.
Erklären Sie die Begriffe **Blut-Hirn-Schranke** und **enterohepatischer Kreislauf.**

5.7 Besondere Verteilungsvorgänge

Blut-Hirn-Schranke: Hierbei handelt es sich um eine Barriere zwischen Blut und den Flüssigkeiten bzw. Geweben des zentralen Nervensystems. Nur sehr lipophile Stoffe (z. B. Narkotika) oder Stoffe mit speziellen Transportmechanismen können ins ZNS gelangen. Dieser Mechanismus stellt einen wichtigen natürlichen Schutz des Gehirns dar.

Enterohepatischer Kreislauf: Normalerweise werden peroral applizierte Arzneistoffe nach Resorption aus dem Dünndarm über die Pfortader zur Leber transportiert, um danach im gesamten Körper verteilt zu werden. Arzneistoffe mit einem ausgeprägten enterohepatischen Kreislauf gelangen in großer Menge aus der Leber mit der dort produzierten Gallenflüssigkeit über die Gallenblase in den Dünndarm, wo sie wiederum resorbiert werden und erneut in die Leber gelangen. Es steht damit weniger Arzneistoff für die Sofortwirkung zur Verfügung, der Arzneistoff verbleibt länger im Organismus, bei schneller Nachdosierung kann der Blutspiegel toxische Konzentrationen erreichen.

Was geschieht beim Metabolismus? Wie können **Wechselwirkungen (Interaktionen)** zwischen gleichzeitig verabreichten Substanzen (Arznei-, Nähr- oder Genussstoffen) diesen Vorgang beeinflussen?

5.8 Metabolismus

Unter Metabolismusversteht man den Umwandlungsprozess körperfremder Stoffe (Arznei-, Nähr- und Genussstoffe), damit diese ausgeschieden werden können. Dieser Prozess wird auch als Biotransformation bezeichnet und findet zum größten Teil in der Leber statt. Je nach Eigenschaft der Substanz können aber auch andere Organe (z. B. Nieren, Darm, Lunge, Muskulatur) diese Aufgabe übernehmen. Über verschiedene Mechanismen werden Substanzen so umgewandelt, sodass diese schließlich meist hydrophiler als zuvor sind. So können sie sowohl renal als auch biliär ausgeschieden werden.

Für die Umwandlung werden verschiedene Enzyme benötigt, allen voran die **Cytochrom-P-450-Enzyme (CYP-Enzyme)**. Die CYP-Enzyme werden in verschiedene Untergruppen eingeteilt. Den größten Anteil daran hat das CYP3A4-Enzym. Einige Wirkstoffe können die benötigten Enzyme hemmen oder extra aktivieren. Dadurch wird der Arzneistoff entweder schneller oder verlangsamt umgesetzt. Die Aktivierung oder Hemmung von Enzymen wird teilweise auch therapeutisch eingesetzt, oft ist es jedoch ein ungewolltes Phänomen.

Enzyminduktion: Eine vermehrte Bildung von abbauenden Leberenzymen wird angeregt, die Wirkung des Arzneistoffs ist vermindert. Um dennoch die gleiche Wirkung zu erreichen, ist eine Dosissteigerung notwendig.

Enzyminhibition: Die Bildung vereinzelter CYP-Enzyme wird gehemmt, der Metabolismus kann dann nur in geringerem Umfang stattfinden. Wegen der **Gefahr der Kumulation** (Anhäufung) des Arzneistoffs ist für die gleiche Wirkung eine Dosisverringerung notwendig.

Bei manchen Arzneistoffen wird der sogenannte „First-Pass-Effekt“ besonders betont.
Was versteht man darunter?

5.8 Metabolismus

Nach Resorption über den Magen-Darm-Trakt gelangen Substanzen über die Pfortader in die Leber. Dort werden sie bereits teilweise verstoffwechselt, bevor sie danach im gesamten Organismus verteilt werden. Arzneistoffe mit **hohem First-Pass-Effekt** werden bei dieser ersten Leberpassage bereits in hohem Ausmaß deaktiviert. Um diesen Wirkungsverlust auszugleichen, muss, wenn möglich, die perorale Dosis erhöht werden oder auf eine andere Applikationsart ausgewichen werden.
Der First-Pass-Effekt kann allerdings auch therapeutisch ausgenutzt werden. Bei Prodrugs wird eine inaktive Form des Wirkstoffs eingenommen und durch die Leberpassage und dem damit verbunden Metabolismus in die aktive Wirkform umgesetzt. So kann gerade bei schlecht bioverfügbaren Wirkstoffen eine angemessene Dosis des Wirkstoffes erreicht werden.

Merke
Besonders die CYP-Enzyme spielen bei dem Metabolismus in der Leber eine große Rolle. Werden Wirkstoffe eingenommen, welche Enzyminduktoren oder Enzyminhibitoren sind, kann bei Prodrugs eine verstärkte oder verminderte Aktivierung vorliegen!

Der letzte Schritt des LADME-Schemas ist die Elimination. Nach vorangegangener Biotransformation, um den Wirkstoff so umzuwandeln, dass dieser leichter ausgeschieden werden kann, kommt der Schritt der tatsächlichen Ausscheidung.
Welche unterschiedlichen Eliminationswege kennen Sie?

5.9 Elimination (Ausscheidung)

Mögliche Ausscheidungswege für Arzneistoffe sind:

- **renal** (über die Niere mit dem Urin),
- **intestinal** (über den Darm mit dem Fäzes),
- **biliär** (über Leber und Galle mit dem Fäzes),
- **pulmonal** (über die Lunge, mit der Ausatemluft),
- **dermal** (über die Haut, mit dem Schweiß),
- Ausscheidung mit der **Muttermilch**.

Damit eine Ausscheidung über die Niere mit dem Urin möglich ist, muss der Arzneistoff ausreichend hydrophil sein.
Lipophile Substanzen werden wieder resorbiert. Sie können allerdings auch mit dem Stuhl ausgeschieden werden.

6 Dosierung

6.1 Blutspiegelkurve (Plasmakonzentrations-Zeit-Kurve)

F

Wird ein Arzneistoff in den Körper aufgenommen, durchläuft er bei peroralen Arzneiformen das gesamte LADME-Schema. Um den Weg des Wirkstoffes zu verfolgen, werden Plasmakonzentrations-Zeit-Kurven bestimmt, auch Blutspiegelkurven genannt.
Wie sieht eine solche Kurve aus und welchen Zweck hat diese?

6.1 Blutspiegelkurve (Plasmakonzentrations-Zeit-Kurve)

Diese Kurven zeichnen die **Pharmakokinetik** nach. Es wird in einem Diagramm die Zeit gegen die Wirkstoffkonzentration im Plasma aufgetragen.
Das Diagramm kann zur Therapieüberwachung herangezogen werden (TDM, Therapeutisches Drug Monitoring). Gegebenenfalls wird dann die Dosis oder das Dosierungsintervall individuell angepasst. Um eine Wirkung im Organismus zu erreichen, ist es wichtig, dass die **minimale therapeutische Konzentration** überschritten wird, gleichzeitig muss die Konzentration des Arzneistoffs aber unterhalb der **minimalen toxischen Konzentration** bleiben, um toxische Wirkungen zu vermeiden. Der Bereich zwischen beiden genannten Konzentrationen ist der **therapeutische Konzentrationsbereich** (therapeutische Breite).

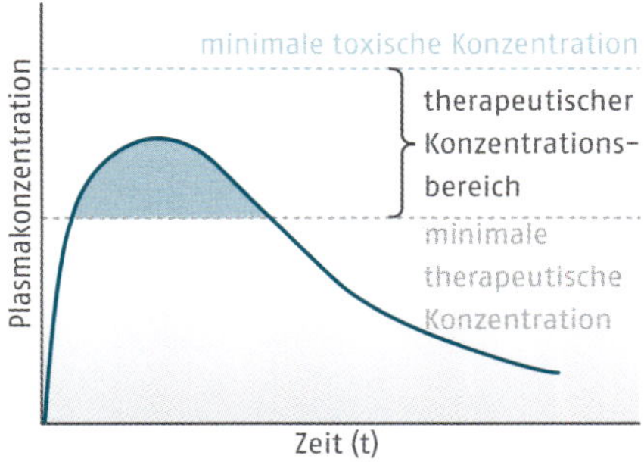

Ein weiterer Parameter ist die Bioverfügbarkeit.
Wie kann diese definiert werden und wodurch wird sie beeinflusst?

6.2 Bioverfügbarkeit

Unter Bioverfügbarkeit eines Arzneimittels versteht man Ausmaß und Geschwindigkeit, mit denen der Arzneistoff am Wirkort verfügbar wird.
Die absolute Bioverfügbarkeit wird immer im Verhältnis zur i. v. Gabe angegeben, die definitionsgemäß eine 100%ige Bioverfügbarkeit darstellt, da der Wirkstoff direkt in den Blutkreislauf appliziert wird.
Um die Bioverfügbarkeit zu bestimmen, wird die **Area under the curve (AUC)** bestimmt. Dafür wird zu mehreren Zeitpunkten die Plasmakonzentration gemessen und so ein zeitabhängiger Kurvenverlauf ermittelt. Die Gesamtfläche unter der erstellten Kurve gibt die absolute Menge an, die im systemischen Kreislauf vorliegt.

Der First-Pass-Effekt kann die Bioverfügbarkeit stark beeinflussen. Er beschreibt die Verminderung der applizierten Wirkstoffdosis aufgrund der ersten Leberpassage, bei welcher ein Anteil des Wirkstoffes bereits metabolisiert wurde und somit nicht mehr zur Verfügung steht. Aus diesem Grund wurden Prodrugs entwickelt, welche erst bei der ersten Leberpassage durch den Metabolismus in die aktive Wirkform umgewandelt werden. Weil bei einer verminderten Leberfunktion auch der First-Pass-Effekt reduziert ist, kann die Bioverfügbarkeit ansteigen. Hierauf ist zu achten.
Zwei Arzneimittel mit identischen Wirkstoffen gelten als **bioäquivalent** d. h. wirkungsgleich, wenn sie sich bezüglich ihrer Bioverfügbarkeit nicht bzw. nur minimal unterscheiden.

F

Für eine optimale Dosierung ist die Plasmahalbwertszeit (**HWZ,** $t_{1/2}$) wichtig.
Wie wird die Halbwertszeit bestimmt und welche Bedeutung hat sie? Wovon ist der Wert abhängig?

6.3 Plasmahalbwertszeit (HWZ)

Gehen wir von einer intravenösen Gabe aus: Nach i. v. Applikation verteilt sich der Wirkstoff über die Blutbahn gleichmäßig im systemischen Kreislauf, bis sich ein Verteilungsgleichgewicht einstellt. Anschließend dominiert die Elimination des Wirkstoffes, die Plasmakonzentration nimmt mit der Zeit ab.

Bei der **Halbwertszeit** (HWZ) handelt es sich um den Zeitraum, in dem sich die Ausgangkonzentration halbiert hat.

Die HWZ ist ein wichtiger Parameter zur Festlegung der Dosierungsintervalle.

Arzneistoffe mit kurzen Halbwertszeiten werden vom Körper schneller eliminiert, demnach muss das Arzneimittel häufiger verabreicht werden (mehrmals täglich oder als langwirksame Arzneiform).

Wird der Abstand zwischen den Arzneimittelgaben jedoch zu kurz gewählt, steigt die Arzneistoffkonzentration an (**Kumulation**). Dabei besteht das Risiko, dass die minimale toxische Konzentration überschritten wird und unerwünschte Arzneimittelwirkungen auftreten.

Wird jedoch der Abstand zu groß gewählt, kann ein Wirkungsverlust auftreten, z. B. bei der Therapie mit Antibiotika.

Merke

Bei veränderter Leber- und Nierenfunktion ist zu beachten, dass diese beiden Organe maßgeblich an der Elimination beteiligt sind. Vor allem bei älteren Menschen ist die Organfunktion häufig reduziert, die Halbwertszeit kann dementsprechend verändert sein.

Wenn die Dosierungsintervalle zu kurz gewählt werden, kann der Arzneistoff nicht im ausreichenden Maße abgebaut werden, sodass die Konzentration ansteigt, möglicherweise bis in den toxischen Bereich.
Unter welchen Umständen können trotz Beachtung der Dosierungsintervalle Kumulationen auftreten?

6.4 Kumulation

Trotz Beachtung des empfohlenen Dosierungsintervalls kann es zur Kumulation eines Arzneistoffs kommen. Dies ist u. U. mit einer veränderten Organfunktion oder Enzymtätigkeit zu erklären. Beispielsweise bei:

- **Nieren- oder Leberinsuffizienz,**
- **Säuglingen** und **Kindern** (noch unvollständig entwickelte Organ- und Enzymfunktion),
- **geriatrischen Patienten** (verlangsamte Organfunktion).

In diesen Fällen muss die **Dosis reduziert** oder die **Dosierungsintervalle** müssen **vergrößert** werden. Eine entsprechende Formel dient der Berechnung. Jeder Mensch ist individuell, genauso individuell ist die **Enzymausstattung**. Bestimmte Enzyme können in größerer Anzahl, verminderter Anzahl oder in einer veränderten Aktivität vorliegen. So kann auch die Elimination oder die Aktivierung bei Prodrugs unterschiedlich sein. Mithilfe der **Pharmakogenetik** können solche Unterschiede ermittelt und bei der Dosierung beachtet werden.

7 Wirkung von Arzneimitteln – Pharmakodynamik

7.1 Grundmechanismen

F

Um die Wirkung von Arzneimittel zu erkennen, befasst man sich mit der Pharmakodynamik. Pharmakodynamik beschreibt man am besten mit der Frage: „Was macht der Wirkstoff mit dem Körper?“ beschrieben.

Was sind die wichtigsten Mechanismen der Arzneimittelwirkung?

7.1 Grundmechanismen

Die Effekte von Arzneimitteln lassen sich im Allgemeinen auf einen der folgenden Wirkungsmechanismen zurückführen:

- Wechselwirkung mit Rezeptoren,
- Beeinflussung von Enzymen,
- Wechselwirkung mit Transportsystemen oder Ionenkanälen,
- Störung des mikrobiellen Stoffwechsels.

Merke
Da verschiedene Angriffsstrukturen weit im Körper verteilt liegen und an verschiedenen Geweben und Zelltypen vorkommen können, treten neben der Wirkung auch Nebenwirkungen auf.

Wirkungen vieler Arzneistoffe lassen sich durch Wechselwirkungen mit spezifischen Rezeptoren (Rezeptorproteinen) erklären. Rein physiologisch können Rezeptoren eine aktivierende oder hemmende Wirkung auf Folgereaktionen haben. Genau dieser Aspekt wird bei der Arzneimittelentwicklung betrachtet. Nach welchem Prinzip laufen Arzneistoff-Rezeptor-Wechselwirkungen ab?
Gehen Sie dabei auch auf folgende **Begriffe** ein:

- Affinität,
- intrinsische Aktivität,
- kompetitive und nichtkompetitive Hemmung,
- Agonist,
- Antagonist.

7.2 Arzneistoff-Rezeptor-Wechselwirkung

Rezeptoren reagieren mit bestimmten Arzneimittelmolekülen nach dem **„Schlüssel-Schloss-Prinzip"**: Nur Stoffe mit räumlich passender Struktur („passender Schlüssel") können an den Rezeptor binden („passen ins Schlüsselloch") und können einen Effekt auslösen („öffnen das Schloss").
Das Maß für die Stärke der Bindung eines Arzneistoffs an einen Rezeptor bezeichnet man als **Affinität**. Arzneistoffe, die nach Anlagerung an den Rezeptor einen Effekt auslösen können, besitzen **intrinsische Aktivität**. Dies bezeichnet auch die Wirkstärke, mit welcher Folgereaktionen ausgelöst werden.

Man unterscheidet **kompetitive** und **nichtkompetitive** Hemmung. Binden zwei Liganden (Substrat, der Schlüssel zum Schloss) an dieselbe Zielstruktur, also an dasselbe Schloss, können sich die beiden Liganden gegenseitig verdrängen, was den Effekt verringert (**kompetitive** Hemmung).
Bei der **nichtkompetitiven** Hemmung bindet ein Ligand an eine andere Stelle des Rezeptors. Das Schloss bleibt weiterhin frei, es können weiterhin Substrate gebunden werden, allerdings bleibt der Effekt aus.
Agonisten besitzen hohe Affinität zu einem Rezeptor und intrinsische Aktivität.
Antagonisten besitzen eine Bindungsfähigkeit, aber nur eine geringe oder gar keine intrinsische Aktivität. Sie blockieren den Rezeptor.

7 Wirkung von Arzneimitteln – Pharmakodynamik

7.3 Toleranzentwicklung

Nach wiederholter Gabe lässt die Wirkung mancher Arzneistoffe manchmal nach. Für die gleiche Wirkung ist dann eine höhere Dosis notwendig. Dieses Phänomen wird als **Toleranz** (Gewöhnung) bezeichnet. Welche Gründe gibt es für eine Toleranzentwicklung?

7.3 Toleranzentwicklung

Mögliche Gründe für eine Toleranzentwicklung und eine damit notwendige Dosissteigerung von Arzneistoffen sind z. B.:

- **Enzyminduktion:** Arzneistoffabbauende Enzyme werden in zu großer Menge bzw. zu hoher Aktivität gebildet. Dadurch wird der Arzneistoff schneller als gewöhnlich abgebaut und kann nicht seine volle Wirkung entfalten.
- **Veränderung der Rezeptorendichte oder Rezeptorenempfindlichkeit** (Down-Regulation): Die Anzahl von Rezeptoren für das Arzneimittel hat sich verringert und/oder diese sind weniger empfindlich für den Arzneistoff. Dadurch liegen weniger oder weniger aktive Zielstrukturen vor, durch die eine Wirkung erzielt werden könnte.
- **Entleerung von Speichern:** Erst nach einer Arzneistoffpause können die Speicher der wirksamen Substanz wieder gefüllt werden, um danach erneut ausgeschüttet werden zu können.

Bei der Einstellung von Patienten auf ein neues Medikament müssen auch immer die unerwünschten Arzneimittelwirkungen (UAW) berücksichtigt werden.
Erklären Sie, was man unter den unerwünschten Arzneimittelwirkungen versteht?

7.4 Unerwünschte Arzneimittelwirkungen (UAW)

UAW werden auch als **Nebenwirkungen** bezeichnet. Es ist nur in sehr seltenen Fällen möglich, einen krankhaften Zustand des Körpers zu beseitigen, ohne dass das Arzneimittel gleichzeitig auch in andere Körperfunktionen eingreift. Dies lässt sich dadurch erklären, dass viele Zielstrukturen nicht nur am Ort der Erkrankung vorhanden sind. UAW sind unerwünschte Wirkungen eines Arzneimittels, die neben der Hauptwirkung auftreten. Man unterscheidet **arzneistoffspezifische, dosisabhängige UAW** und **allergische Reaktionen**. Wie stark diese unerwünschten Nebenwirkungen auftreten, hängt zusätzlich vom Alter, Geschlecht und der Einnahmedauer ab. In der Schwangerschaft und Stillzeit ist bei Anwendung von Arzneimitteln besondere Vorsicht geboten, da die Arzneimitteltherapie die Gefahr einer **Fruchtschädigung** birgt bzw. ein Risiko für den Fötus oder Säugling darstellt.

Merke

Die UAW können gut am Beispiel der klassischen Schmerztablette z. B. Ibuprofen erläutert werden. Ibuprofen hemmt die Prostaglandinsynthese. Prostaglandine sind bei der Schmerzweiterleitung wichtige Faktoren. Wird eine Schmerztablette bei Kopfschmerzen eingenommen, weiß die Tablette nicht, dass die Kopfschmerzen gestillt werden sollen, sondern das komplette Schmerzempfinden wird durch die verminderte Prostaglandinsynthese abgeschwächt. So entsteht die Wirkung der Linderung der Kopfschmerzen. Prostaglandine sind jedoch auch an der Produktion des schützenden Magenschleims beteiligt. Durch eine Hemmung der Synthese können Magenschmerzen bis hin zu Magenblutungen als unerwünschte Arzneimittelwirkung auftreten, vor allem in Kombination mit bestimmten anderen Medikamenten.

In der Arzneimitteltherapie kann es insbesondere bei Verabreichung unterschiedlicher Arzneimittel zu Arzneimittelwechselwirkungen kommen.
Welche Arten dieser Interaktionen kennen Sie?

7.5 Arzneimittelwechselwirkungen

Zwei gleichzeitig verabreichte Arzneimittel können sich gegenseitig beeinflussen. Wird ihre Wirkung durch die Interaktion verstärkt, nennt sich dies **Synergismus**. Wird allerdings die Wirkung abgeschwächt bedeutet, spricht man von **Antagonismus**.
Nicht nur Arzneimittel untereinander interagieren, auch Nahrungs- und Genussmittel können die Wirkweise von Arzneistoffen verstärken oder abschwächen.

Merke

Grundsätzlich sollten keine Arzneimittel mit Alkohol zusammen eingenommen werden! Bei bestimmten Arzneistoffen kann die zentral dämpfende Wirkung verstärkt werden. Dazu zählen **Opioide, Antikonvulsiva, Psychopharmaka, Antihistaminika** und **Antitussiva.**

Es gibt viele Beispiele für Arzneimittelwechselwirkungen. Calcium als zweiwertiges Kation kann Komplexe mit den Arzneistoffen bilden und dadurch die aktive Wirkform komplexieren. Die Wirkung ist dadurch aufgehoben.
Bei welchen Arzneistoffen sollte man einen Einnahmeabstand von mind. 2 Stunden zu Milch und Milchprodukten einhalten?

Bei nachfolgenden Arzneistoffen sollte unbedingt ein Einnahmeabstand von mind. 2 Stunden zu Milch und Milchprodukten eingehalten werden, da sich bei gleichzeitiger Einnahme schwerlösliche Komplexe bilden; diese können nicht resorbiert werden:

- bestimmte Antibiotika (**Tetracycline, Fluorchinolone**),
- **L-Thyroxin**,
- **Bisphosphonate**,
- **Bisacodyl**,
- **Eisensalze**.

7.6 Compliance vs. Adhärenz

Bei der Einnahme vieler Medikamente oder zu mehreren Einnahmezeitpunkten spielt die Compliance bzw. die Adhärenz eine große Rolle.
Was versteht man unter Compliance und Adhärenz?

7.6 Compliance vs. Adhärenz

Als **Compliance** bezeichnet man die „Therapietreue“ des Patienten, d. h. inwieweit der Patient die Therapievorgaben durch den Arzt einhält. Gerade bei der Dauertherapie ist es wichtig, dass der Patient aktiv mitarbeitet, z. B. durch eine regelmäßige Einnahme seiner Arzneimittel oder das Befolgen einer Diät. Demnach trägt der Patient einseitig die Verantwortung für das Einhalten der Therapie.
Heute verwendet man jedoch eher den Begriff **Adhärenz**, denn dieser berücksichtigt, dass für den Therapierfolg die Mitarbeit von Patient und Arzt erforderlich ist. Als Adhärenz bezeichnet man demnach das Einhalten der gemeinsam von Arzt und Patienten festgelegten Therapieziele. Die individuellen Bedürfnisse des Patienten und aller erschwerenden Faktoren werden bei der Aufstellung der Therapieziele berücksichtigt; beide Akteure des Prozesses sollten möglichst gleichberechtigt zusammenarbeiten.

Bei einer Abhängigkeit besteht der **Drang, eine Substanz wiederholt zu konsumieren**, um erwünschte Effekte zu erleben oder unerwünschte zu vermeiden.
Was versteht man unter folgenden Begriffen:

- **Gewohnheitsbildung,**
- **Toleranzentwicklung,**
- **Sucht?**

7.7 Arzneimittelabhängigkeit

Man unterscheidet folgende Arten der Abhängigkeit:

Gewohnheitsbildung: psychisches Verlangen, einen bestimmten Stoff zu konsumieren, keine körperliche Abhängigkeit, daher keine Entzugssymptome beim Absetzen.

Toleranzentwicklung (Gewöhnung): nach wiederholter Gabe notwendige Dosiserhöhung, um denselben Effekt zu erzielen.

Sucht: psychische und physische (körperliche) Abhängigkeit, dringendes Verlangen, die Substanz einzunehmen; oftmals Dosissteigerungen notwendig; körperliche Entzugssymptome nach Absetzen.

Eine Sucht entsteht vor allem bei einem sehr schnellen Anfluten der Substanz.

Was muss bei der Arzneimitteltherapie von geriatrischen Patienten beachtet werden? Welche Möglichkeiten gibt es, um die Therapiesicherheit zu erhöhen?

8.1 Besonderheiten der Arzneimitteltherapie im Alter

Mit zunehmendem Alter nimmt meist auch die Anzahl der chronischen Erkrankungen zu, die Patienten sind **multimorbid.** Daher werden oft **mehrere Medikamente gleichzeitig** dauerhaft verordnet, hiermit steigt das Risiko für **Wechselwirkungen**. Die Größe der **Verteilungsräume** ändert sich (prozentual mehr Körperfett, weniger Gesamtkörperwasser), die **Organfunktionen** sind eingeschränkt. Oft kommt eine **psychische Beeinträchtigung** hinzu.

Somit treten vermehrt Überdosierungen, unerwünschte Arzneimittelwirkungen und fehlerhafte Arzneimitteleinnahmen auf, manchmal kommt es zu paradoxen Reaktionen der Arzneimittel.

Sinnvolle Maßnahmen zur **Erhöhung der Therapiesicherheit:**

- „so viele Arzneimittel wie nötig, so wenige wie möglich",
- Medikation unter Berücksichtigung von Listen zu PIM-Substanzen (PIM =potenziell inadäquate Medikation) für ältere Menschen (PRISCUS 2.0, FORTA, etc.),
- Vorbereitung der Medikation im Wochendispenser (Stellen) oder im patientenindividuellen Arzneimittelmittelblister,
- gut leserliche Beschriftung (Dosierung, Indikation, Einnahmezeitpunkt),
- Hilfsmittel zum Öffnen der Umverpackungen,
- bei Schluckstörungen geeignete Arzneiformen wählen (Flüssigkeiten, kleine feste Arzneiformen) oder in geeignete Nahrung einrühren (Apfelmus etc.),
- die Notwendigkeit der Einnahme betonen, durch Information Angst vor Nebenwirkungen nehmen, wenn diese unbegründet ist (z. B. „Cortison-Angst").

Was muss bei der Arzneimitteltherapie von Kindern und Säuglingen beachtet werden?

Je nach Alter sind die Organfunktion sowie die Enzymausstattung unterschiedlich ausgeprägt, bestimmte Stoffwechselvorgänge sind noch nicht ausgereift. Der Gesamtkörperwasseranteil ist zu Lebensbeginn sehr hoch, mit zunehmendem Alter sinkt er. Eine Dosierung allein auf das Körpergewicht bezogen kann somit zu Fehldosierungen führen. Daher wird bei dieser Patientengruppe meist **nach Körperoberfläche dosiert.**

Die Auswahl der **Arzneiform** stellt eine weitere Schwierigkeit dar: Säuglinge können noch keine Tabletten schlucken, aber nicht alle Arzneistoffe lassen sich als Suppositorien oder Säfte applizieren.

Was muss bei der Arzneimitteltherapie von Schwangeren und Stillenden beachtet werden?

8.3 Besonderheiten der Arzneimitteltherapie in Schwangerschaft und Stillzeit

Bei der Arzneimitteltherapie während der Schwangerschaft besteht immer das Risiko einer Fruchtschädigung. Zum einen ist die Plazenta für viele Substanzen durchlässig, zum anderen sind die Zellen des sich entwickelnden Kindes sehr empfindlich. Zusätzlich gibt es nur sehr wenige Studien, die Schwangere miteinbeziehen. Arzneimittel sollten daher in der Schwangerschaft **nur bei zwingender Indikation** und auch nur nach **ausführlicher Nutzen-Risiko-Abschätzung** eingesetzt werden. Während der Stillzeit gelangen v. a. fettlösliche Arzneistoffe in die Muttermilch. Kann auf den Einsatz potenziell schädigender Substanzen nicht verzichtet werden, muss zur Sicherheit des Kindes abgestillt werden. Teilweise gibt es alternative Arzneimittel, durch welche das Abstillen umgangen werden kann und nur eine kurzzeitige Stillpause eingelegt werden muss.

Merke

Informationen zur Anwendung von Arzneimitteln in Schwangerschaft und Stillzeit unter www.embryotox.de

9 Vegetatives Nervensystem

9.1 Aufbau und Funktion

Das Nervensystem kann anatomisch in das **Zentralnervensystem** und das **periphere Nervensystem** eingeteilt werden. Funktionell wird das **vegetative** (autonome) und **somatische** (willkürliche) Nervensystem unterschieden.

Gehen Sie näher auf das vegetative Nervensystem ein. In welche zwei Bereiche wird es gegliedert und wie sind die Funktionen aufgeteilt?

Nennen Sie auch die wichtigsten beteiligten Neurotransmitter.

9.1 Aufbau und Funktion

Das **vegetative Nervensystem** steuert lebenswichtige Organfunktionen unabhängig von Willen und Bewusstsein des Menschen.
Es beeinflusst daher folgende Funktionen: **Kreislauf, Atmung, Peristaltik des Magen-Darm-Kanals, Tonus aller anderen glatten Muskeln, Drüsensekretion.**
Innerhalb des vegetativen Nervensystems kann man **zwei Teilsysteme** unterscheiden.
Sympathikus: Eine Aktivierung erhöht die **Leistungsbereitschaft** des Körpers. Bei drohender Gefahr wird höchste Aufmerksamkeit und Fluchtbereitschaft gewährleistet durch:

- Blutdrucksteigerung,
- Steigerung von Puls und Kontraktionskraft des Herzens,
- Bronchienerweiterung,
- Pupillenerweiterung,
- verminderte Tätigkeit des Verdauungstrakts.

Parasympathikus: Eine Aktivierung fördert **Erholungsvorgänge** des Organismus. In Ruhezeiten kann sich der Körper erholen und Energie aufbauen durch:

- erhöhte Aktivität der Verdauungsdrüsen,
- erhöhte Darmaktivität (Motilität),
- Abnahme der Kreislaufleistung und der Atmung.

Sympathikus und Parasympathikus üben nach Aktivierung in der Regel eine **gegensätzliche** Wirkung aus.
Für die Weiterleitung einer Erregung an einer Synapse von einer Nervenzelle auf eine andere Nervenzelle sind Neurotransmitter notwendig. Diese werden bei einer Erregung der Synapse in den synaptischen Spalt ausgeschüttet und auf der anderen Seite an Bindungsstellen aufgenommen. So wird das Signal weitergeleitet.
Am ausführenden Organ wirkt beim Parasympathikus **Acetylcholin**, sympathische Wirkungen werden v. a. über **Noradrenalin** vermittelt.

F

Vier unterschiedliche Arzneistoffgruppen können am vegetativen Nervensystem angreifen. Durch diese Arzneistoffe können bestimmte körperliche Funktionen aktiviert oder gehemmt werden. Da allerdings viele verschiedene Organe über dieselben Regelkreise gesteuert werden, muss besonders auf Interaktionen oder unerwünschte Arzneimittelwirkungen geachtet und bei der Therapie diesbezüglich sorgfältig beobachtet werden.

Wie werden diese Arzneistoffgruppen bezeichnet und was verursachen sie?

9.2 Arzneistoffgruppen

Arzneistoffgruppen, die am vegetativen Nervensystem angreifen sind:

- **Sympathomimetika:** Arzneistoffe, die den Sympathikus **aktivieren**,
- **Parasympathomimetika:** Arzneistoffe, die den Parasympathikus **aktivieren**,
- **Sympatholytika:** Arzneistoffe, die den Sympathikus **hemmen**,
- **Parasympatholytika:** Arzneistoffe, die den Parasympathikus **hemmen**.

Am Sympathikus wirken verschiedene Rezeptoren, welche verschiedene Organe steuern. Was sind Sympathomimetika und in welche Gruppen können diese eingeteilt werden? Nennen Sie außerdem die Wirkung eines β_2-**Sympathomimetikums**.

9.3 Sympathomimetika

Sympathomimetika sind Substanzen, die den Sympathikus aktivieren. Die Übertragung im Sympathikus verläuft über den Neurotransmitter Noradrenalin, der am Rezeptor des Erfolgsorgans angreift. Am Sympathikus gibt es unterschiedliche Typen von Rezeptoren: **Alpha(α)- und Beta(β)-Rezeptoren**. Bei den β-Rezeptoren unterscheidet man außerdem 3 Subtypen: β_1-, β_2- und β_3-Rezeptoren, die auf unterschiedliche Organe verteilt sind.

Ein β_2-Sympathomimetikum ist somit eine Substanz, die den Sympathikus durch Angriff an β_2-Rezeptoren aktiviert. Da β_2-Rezeptoren v. a. in den Bronchien vorkommen, wirken diese Substanzen bronchienerweiternd.

Sympatholytika sind Substanzen, die den Sympathikus hemmen.
In welchen Bereichen wird diese Arzneistoffgruppe vor allem eingesetzt? Nennen Sie die Wirkung sowie Wirkstoffbeispiele.

9.4 Sympatholytika

Sympatholytika hemmen die Wirkung des Sympatikus-Neurotransmitters Noradrenalin. Es gibt unterschiedliche Angriffspunkte:

- **direkte Sympatholytika** blockieren Rezeptoren für Noradrenalin:
  - α-Sympatholytika (**Alphablocker**): z. B. Doxazosin (blutdrucksenkend), Tamsulosin (bei Prostatahyperplasie),
  - β-Sympatholytika (**Betablocker**): z. B. Bisoprolol, Metoprolol (Senkung von Puls und Schlagkraft des Herzens, bei Hypertonie, KHK, Herzrhythmusstörungen),
- **indirekte Sympatholytika** setzen die Freisetzung oder Speicherfähigkeit für Noradrenalin herab: z. B. Reserpin (bei Hypertonie).

Wegen stark erhöhter Blutdruckwerte nimmt Frau A. nun seit ca. 6 Monaten 1-mal täglich Atenolol ein. Der von ihr regelmäßig kontrollierte Blutdruck liegt nun immer ungefähr bei 130/75 mm Hg. Sie möchte nun den Betablocker abrupt absetzen, denn, so sagt sie: „der Blutdruck hat sich ja wieder normalisiert".
Was halten Sie von dieser Situation?

Im beschriebenen Fall haben sich die Blutdruckwerte wahrscheinlich aufgrund der regelmäßigen Einnahme von Betablockern verbessert. Grundsätzlich gilt, dass eine Blutdruckmedikation niemals eigenmächtig, sondern immer nur nach ärztlicher Anweisung geändert werden sollte. Wäre ein Absetzen notwendig, sollte die Dosis nach langfristiger Gabe hier immer schrittweise reduziert werden („**ausschleichen**"). Da unter der Therapie mit Betablockern die Zahl der Betarezeptoren ansteigt, besteht bei einem abrupten Absetzen die Gefahr von **Blutdruckkrisen**, **Angina-pectoris-Anfällen** oder **Herzinfarkt**.

Merke

Durch die Blockade der Betarezeptoren steigt die Anzahl der Rezeptoren an. Dies ist durch eine Rückkopplung des Körpers zu erklären. Durch die verminderte Aktivierung generiert der Körper mehr Rezeptoren, um dennoch ein Signal annehmen zu können, da mehr Rezeptoren die „Trefferwahrscheinlichkeit" erhöhen.

Um systemische Nebenwirkungen oder Interaktionen zu vermeiden und genau die betroffene Stelle zu behandeln, gibt es lokale Anwendungsgebiete. Dazu zählen Nasensprays, Nasen- oder Augentropfen. Bei Schnupfen werden häufig schleimhautabschwellende Nasentropfen oder Nasensprays mit dem Inhaltsstoff **Xylometazolin** verwendet.
Wie wirkt dieser Arzneistoff im vegetativen Nervensystem? Was muss bei der Anwendung beachtet werden?

Xylometazolin (z. B. Otriven®, Olynth®) wirkt als α-**Sympathomimetikum**, vergleichbare Substanzen sind Oxymetazolin (z. B. Nasivin®) oder Tramazolin (z. B. Rhinospray®).
Über eine **Gefäßverengung** kommt es durch eine verminderte Durchblutung zur **Abschwellung der Nasenschleimhaut**.

Es ist wichtig, dass dieses Arzneimittel nur für max. eine Woche und max. 3-mal täglich angewendet wird. Bei chronischer Einnahme kommt es zu einer **Nasenspray-Abhängigkeit** mit dauerhafter Schwellung der Nasenschleimhaut und im weiteren Verlauf zur Schädigung der Nasenschleimhaut.

Wie beim Sympathikus kann auch in den Parasympathikus eingegriffen werden. Welche zwei Arten werden unterschieden? Nennen Sie auch Arzneistoffbeispiele.

A

- **Direkte Parasympathomimetika** können an die Rezeptoren binden und ähnliche Wirkungen wie der physiologische Neurotransmitter Acetylcholin auslösen.
  Beispiel **Pilocarpin**: Aktivierung des Parasympathikus und dadurch Senkung des Augeninnendrucks durch die Kontraktion des Ziliarmuskels, Indikation: Glaukom.
- **Indirekte Parasympathomimetika** hemmen den Abbau von Acetylcholin durch das Enzym Acetylcholinesterase; dadurch kann Acetylcholin länger wirken, der Parasympathikus wird aktiviert.
  Beispiel **Neostigmin**: vermehrt Acetylcholin im synaptischen Spalt. Wird unter anderem als Antidot eines Acetylcholin-Antagonisten wie das Pfeilgift Curare eingesetzt.

Entsprechend der Aktivierung des Parasympathikus durch Parasympathomimetika hemmen Parasympatholytika den Parasympathikus. Es werden die **Acetylcholin-Rezeptoren** (Muscarin-Rezeptoren) am Erfolgsorgan besetzt, sodass keine Aktivierung stattfinden kann.
Nennen Sie Arzneistoffe und ihre Indikationen.

9.7 Parasympatholytika

Parasympatholytika sind v. a. bei Spasmen der glatten Muskulatur (Magen-Darm-Trakt, Gallenwege, ableitende Harnwege) und zur Bronchialerweiterung bei Asthma bronchiale indiziert. Außerdem werden sie zur Narkosevorbereitung und als pupillenerweiterndes Mittel (Mydriatikum) eingesetzt.

Arzneistoffbeispiele sind:

- **Butylscopolamin** (z. B. Buscopan®) als Spasmolytikum im Magen-Darm-Trakt,
- **Ipratropiumbromid** (z. B. Atrovent®) oder **Tiotropium** (Spiriva®) als bronchienerweiterndes Mittel, keine Kontraktion der Muskulatur,
- **Trospiumchlorid** (z. B. Spasmex®) als Spasmolytikum bei überaktiver Blase,
- **Atropin** und **Tropicamid** in Augentropfen als Mydriatikum (Pupillen werden stark erweitert).

10 Schmerzen

10.1 Analgetika

F

Analgetika sind Arzneimittel gegen Schmerzen. Viele Erkrankungen werden von Schmerzen begleitet, daher sind Schmerzmittel auf vielen Medikationsplänen der Patienten zu finden.
Aber Schmerz ist nicht gleich Schmerz. Schmerzintensität und Art des Schmerzes entscheiden über die Auswahl des geeigneten Analgetikums.
In welche zwei großen Gruppen lassen sich Schmerzmittel einteilen?
Nennen Sie den Wirkort, nehmen Sie eine Abschätzung zur Wirkstärke vor und geben Sie Substanzbeispiele für jede Gruppe an.

10.1 Analgetika

Analgetika können grundsätzlich in nichtopioide und opioide Analgetika eingeteilt werden.
Nichtopioide Analgetika: Unter dieser Bezeichnung werden alle Schmerzmittel zusammengefasst, die auf anderem Wege wirken als Opioidanalgetika. Sie wirken v. a. im Bereich der Peripherie, weshalb sie auch als **periphere** Analgetika bezeichnet werden. Zum Einsatz kommen sie bei schwachen bis mittelstarken Schmerzen, oftmals besitzen sie zusätzlich eine entzündungshemmende Wirkung.
Vertreter dieser Gruppe sind **nichtsteroidale Antiphlogistika** (NSAR, NSAID) wie Acetylsalicylsäure (Aspirin®), Ibuprofen (Nurofen®), Diclofenac (Voltaren®), Etoricoxib (Arcoxia®), Celecoxib (Celebrex®).
Weitere Beispiele für nichtopioide Analgetika sind Novaminsulfon = Metamizol (Novalgin®) und Paracetamol (Benuron®).
Opioide Analgetika: Sie sind zentral wirksam, d. h. ihr Wirkort liegt im Zentralnervensystem. Sie werden bei starken Schmerzen eingesetzt.
Morphin (MST®, MSI®), Buprenorphin (Temgesic®), Piritramid (Dipidolor®), Pethidin (Dolantin®), Fentanyl (Durogesic®), Tapentadol (Palexia®), Tilidin (Tilidin-ratiopharm® plus) sind Substanzen, die man hier beispielhaft nennen kann.

Welche der folgenden Arzneistoffe gehören zu den opioiden Analgetika?

- ☐ Tramadol
- ☐ Etoricoxib
- ☐ Buprenorphin
- ☐ Tapentadol
- ☐ Diclofenac
- ☐ Tilidin
- ☐ Metamizol

10.1 Analgetika

- [x] Tramadol
- [ ] Etoricoxib
- [x] Buprenorphin
- [x] Tapentadol
- [ ] Diclofenac
- [x] Tilidin
- [ ] Metamizol

Die Leitsubstanz der Opioide ist das Morphin, welches ursprünglich aus dem getrockneten Milchsaft des Schlafmohns, dem Opium, gewonnen wurde. Seither sind viele weitere Substanzen hinzugekommen, im Labor entwickelt und synthetisiert.

Da alle Opioide an den zentralen Opioid-Rezeptoren angreifen, ist ihr Wirkungsspektrum gleich. Unterschiede findet man v. a. in der Wirkstärke.

Wodurch zeichnen sich opioide Analgetika aus? Nennen Sie die erwünschten und unerwünschten Wirkungen.

Erwünschte Wirkungen sind:

- **Analgesie** (das Schmerzempfinden senken),
- **Sedation** (Beruhigung),
- **Tranquillation** (Angst und Spannungen lösend),
- **Euphorie** (die Stimmung hebend),
- **antitussive** Wirkung (das Hustenzentrum hemmend).

Mögliche unerwünschte Wirkungen sind:

- **Emesis** (Übelkeit und Erbrechen auslösend), v. a. bei Therapiebeginn,
- **Miosis** (die Pupille verengend),
- **spastische Obstipation** (durch Reduktion der Magen-Darm-Motorik und Erhöhung der Muskelspannung dort),
- **Harnverhalt** (durch Tonussteigerung der Harnblasenmuskulatur und des Blasenschließmuskels),
- **Atemdepression**,
- **Blutdrucksenkung** mit dem Risiko orthostatischer Dysfunktion (Schwindel und Sturzrisiko),
- **Hautreaktionen** (Rötungen, Juckreiz), da Opioide Histamin freisetzen.

Merke

Alle stark wirksamen Opioide unterliegen der BtM-Verschreibungsverordnung. Flüssige Tilidin-Zubereitungen sind ebenfalls BtM!

Bei chronischen Schmerzen ist es sinnvoll, Opioide in Arzneiformen einzusetzen, bei denen der Wirkstoff langsam freigesetzt wird und lange wirkt. Mithilfe dieser **retardierten** Arzneimittel ist es möglich, gleichmäßige Plasmaspiegel der Wirkstoffe aufzubauen. Konkret sind das Retardtabletten oder -kapseln.
Bitte unbedingt das Einnahmeintervall beachten: Es gibt Retardpräparate mit einer Wirkung von 12 oder 24-Stunden!
Alternativ gibt es transdermale therapeutische Systeme (TTS). Hierbei handelt es sich um Pflaster, die ein Wirkstoffreservoir enthalten. Nach Aufkleben auf die Haut wird der Wirkstoff kontinuierlich und gleichmäßig freigegeben und gelangt über die Haut ins Blut. Die Stärke des Präparats wird durch die Freigaberate pro Stunde (µg/h) angegeben.
Bei der Anwendung von TTS gibt es einiges zu beachten. Wie gehen Sie vor, wenn ein Patient zum ersten Mal ein Schmerzpflaster verordnet bekommt?

- Das Pflaster wird auf eine intakte, trockene, saubere, unbehaarte Hautstelle im Bereich des Oberkörpers oder Oberarms aufgeklebt und ca. 30 Sekunden angedrückt. Nicht aufs Gelenk kleben, denn durch Bewegung werden die Klebeeigenschaften beeinträchtigt. Bei Bedarf sollten vorhandene Haare abgeschnitten werden (nicht rasieren).
- Eine erste Wirkung tritt nach ca. 8–12 Stunden ein. Zur Überbrückung werden i. d. R. perorale Arzneiformen verabreicht. Beim Pflasterwechsel ist aber noch ein Wirkstoffdepot in der Haut vorhanden, sodass der Patient bis zur Wirkung des neuen Pflasters ausreichen versorgt ist.
- Eine erhöhte Temperatur beschleunigt die Arzneistofffreisetzung und kann bei Fieber oder in Kombination mit einem Heizkissen oder einer Wärmeflasche direkt auf dem Pflaster zur Überdosierung führen! Waschen, Duschen und Baden sind aber grundsätzlich möglich.
- Bei jedem Pflasterwechsel muss die Hautstelle gewechselt werden. Der Pflasterwechsel erfolgt in Abhängigkeit von Opioid und Präparat: Bei Fentanyl üblicherweise alle 72 Stunden, bei Buprenorphin üblicherweise alle 7 Tage. Im Zweifelsfall die Packungsbeilage konsultieren.
- Schmerzpflaster dürfen nicht geteilt oder zerschnitten werden! Für eine höhere Dosis können aber mehrere Schmerzpflaster aufgeklebt werden.
- Da nach der Tragezeit noch ein Großteil des Arzneistoffs im Pflaster vorhanden ist, sollte das Pflaster nach dem Abziehen zusammengeklebt und so sicher entsorgt werden.

Neben den erwünschten Wirkungen wird eine Medikation mit Opioiden auch oft von einigen Nebenwirkungen begleitet. Gut ist, dass durch pharmazeutische und pflegerische Maßnahmen diese oft gelindert werden können. Durch gute Beobachtung der zu Pflegenden können oft schwerwiegende Effekte vermieden werden.
Was kann unternommen werden, um die unerwünschten Begleitwirkungen einer Opioidtherapie zu lindern und um Risiken zu minimieren?

- Um eine **Obstipation** zu verhindern, sollte auf eine ausreichende Flüssigkeitszufuhr geachtet werden. Außerdem sollten bereits mit der ersten Anwendung eines Opioids stuhlerweichende Präparate wie Macrogol (Movicol®) oder Lactulose (Bifiteral®) verabreicht werden. Falls diese Maßnahmen nicht ausreichen: Gabe eines Laxans wie Natriumpicosulfat (Laxoberal®) oder Bisacodyl (Dulcolax®).
- Bei opioidinduziertem **Erbrechen** bei Therapiebeginn (i. d. R. in den ersten 7–10 Tagen) ist ebenfalls unbedingt auf ausreichende Flüssigkeitszufuhr zu achten. Bei starker Ausprägung können Präparate mit den Wirkstoffen Haloperidol, Ondansetron oder Dexamethason verordnet werden. Klassische Antiemetika wie Dimenhydrinat (Vomex A®) oder Metoclopramid (Paspertin®) sind aufgrund ihres Wechselwirkungspotenzials mit anderen zentral wirksamen Substanzen (Psychopharmaka, L-Dopa, etc.) ungeeignet.
- Auf regelmäßiges Wasserlassen achten (**harnverhaltende Wirkung**)! Der Patient verspürt keine Schmerzen durch eine überfüllte Blase!
- Bei Ersteinstellung und Dosiserhöhung auf Anzeichen einer **Atemdepression** achten! Der Patient verspürt keine Atemnot, sondern atmet flacher und weniger.
- Einer **Sedierung**, die meist nur in den ersten 2 Wochen der Therapie auftritt, kann nach Anordnung durch den Arzt durch Dosisreduktion entgegengewirkt werden.

Bei Tumorpatienten, die bereits eine Opioidtherapie erhalten, kann es, z. B. bei körperlicher Beanspruchung, zu **Schmerzspitzen** kommen. In dieser Situation sollten Opioide in schnell wirksamer Zubereitung zur Verfügung stehen. Es gibt einige Zubereitungen, die speziell für diese Situation entwickelt wurden.

Welche schnellwirksamen Zubereitungen kennen Sie?

Beispiele für schnellfreisetzende Fentanylzubereitungen zur **Behandlung von Schmerzspitzen**:

- Actiq®: fentanylhaltiger Stick („**Lolly**"). Der Wirkstoff ist in eine Zuckermatrix eingearbeitet, durch Hin-und Herbewegen an der Wangenschleimhaut wird der Arzneistoff freigesetzt und rasch resorbiert.
- **Bukkaltabletten** (z. B. Effentora®): Zwischen Wange und Zahnfleisch platziert löst sich die Tablette unter leichtem Sprudeln auf und gibt den Wirkstoff frei. Die Tablette sollte nicht zerkaut oder gelutscht werden!
- **Nasenspray** (z. B. Pecfent®): Nach Einsprühen in die Nase bildet die Lösung ein feines Gel, sodass das Opioid über die Nasenschleimhaut schnell resorbiert wird.
- Die **subkutane** Verabreichung ist die Applikationsart der Wahl, wenn Opioide parenteral verabreicht werden sollen.
- **Sublingualtabletten** (Temgesic®) werden unter die Zunge gelegt, wo sie sich schnell auflösen und Buprenorphin freigeben. Über die Mundschleimhaut kann der Wirkstoff dann direkt in den Blutkreislauf aufgenommen werden.

10.3 Nichtsteroidale Antiphlogistika (NSAR, NSAID)

Da viele Wirkstoffe dieser Gruppe auch bei Erkrankungen des rheumatischen Formenkreises eingesetzt werden und wurden, wird diese Gruppe auch als **nichtsteroidale Antirheumatika (NSAR)** oder entsprechend englisch als **non-steroidal anti-inflammatory drugs (NSAID)** bezeichnet.
Über welchen Mechanismus kommt die Wirkung der NSAR zustande? Welche Effekte lösen sie aus?

10.3 Nichtsteroidale Antiphlogistika (NSAR, NSAID)

NSAR hemmen das Enzym **Cyclooxygenase (COX)** und reduzieren damit die Bildung von **Prostaglandinen.** Prostaglandine sind körpereigene Überträgerstoffe mit unterschiedlichen Wirkungen an verschiedenen Organen und Körperstrukturen. Sie sind an entzündlichen Prozessen beteiligt und haben wesentlichen Einfluss bei der Schmerzentstehung. Gleichzeitig gehören sie auch zu den protektiven Faktoren der Magenschleimhaut vor schädigenden Einflüssen und greifen zudem in weitere wichtige Prozesse des Körpers ein. Aus diesen Funktionen ergeben sich bei Hemmung der Prostaglandinbildung durch NSAR beispielhaft folgende Wirkungen:

- **analgetisch** (schmerzstillend),
- **antipyretisch** (fiebersenkend),
- **antiphlogistisch** (entzündungshemmend),
- **Reizung der Schleimhaut** des Gastrointestinaltrakts bis hin zu Schleimhautblutungen oder Magen- oder Duodenalulzera,
- **erhöhte Blutungsgefahr** als Folge von Wechselwirkungen mit anderen Arzneistoffen (z. B. Corticosteroide, Antikoagulanzien, Antidepressiva),
- **Auslösung von Asthmaanfällen** (v. a. bei Asthmatikern),
- Gefahr der **Nierenschädigung,**
- **kardiovaskuläre Komplikationen** (u. a. Herzinfarkt, Blutdruckanstieg).

Selektive COX-2-Hemmer haben den Vorteil einer besseren Magenverträglichkeit.

Merke

Viele NSAR werden aufgrund des erhöhten Risikos für Blutungen des Gastrointestinaltrakts für geriatrische Patienten nicht empfohlen. Sollen sie dennoch angewendet werden, ist bei der Langzeittherapie die zusätzliche Gabe eines Magenschutzes (PPI) sinnvoll.

NSAR werden in unterschiedliche Gruppen eingeteilt. Die wichtigste Unterscheidung in Bezug auf das Nebenwirkungsspektrum im Gastrointestinaltrakt ist die Einteilung in nichtselektive COX-Hemmer und selektive COX-2-Hemmstoffe.

Für alle gilt: Gastrointestinale Störungen können reduziert werden, wenn das Medikament zusammen mit oder nach der Mahlzeit eingenommen wird, der Wirkungseintritt erfolgt dann etwas später als bei der Nüchterneinnahme.

Kennen Sie Arzneistoffbeispiele für NSAR?

Beispiele für
nichtselektive COX-Hemmstoffe:

- Acetylsalicylsäure (ASS, Aspirin®),
- Ibuprofen (Ibuflam®, Dolormin®), Naproxen (Naproxen AL®),
- Diclofenac (Voltaren®), Indometacin (Indomet®), Acemetacin (Rantudil®),
- Piroxicam (Piroxicam STADA®), Meloxicam (Mobec®),

selektive COX-2-Hemmstoffe:

- Celecoxib (Celebrex®), Etoricoxib (Arcoxia®).

Bei lang anhaltenden oder chronischen Schmerzen setzt man Substanzen mit langer Wirkdauer ein. Piroxicam oder Meloxicam werden nur langsam ausgeschieden und wirken damit schon als Substanz länger als andere NSAR. Bei kurzwirksamen Substanzen wird die Wirkdauer durch Anwendung als Retardarzneiform verlängert.

Einige NSAR können als freiverkäufliche Medikamente auch ohne Vorlage einer ärztlichen Verordnung jederzeit in der Apotheke erworben werden. Trotzdem ist die Anwendung dieser Arzneimittel an einige Vorsichtsmaßnahmen gebunden. Vor Anwendung müssen **Kontraindikationen** (Gegenanzeigen), **Interaktionen** (Wechselwirkungen mit anderen Medikamenten des Patienten) und **Einnahmevorschriften** beachtet werden.

Acetylsalicylsäure (ASS) ist ein NSAR, das als Analgetikum und Antipyretikum (Dosierung für Erwachsene 500 mg) oder in der Stärke 100 mg als Thrombozytenaggregationshemmer (TAH) eingesetzt wird.

Was muss grundsätzlich vor und bei der Einnahme von ASS beachtet werden?

- Bei akuten fieberhaften Infekten bei Kindern (< 12 Jahren) darf der Wirkstoff nur auf ärztliche Anweisung nach strenger Indikationsstellung gegeben werden. Es kann das **Reye-Syndrom** auftreten (schwerer Leberschaden mit Schädigung des Gehirns). Dieser Effekt tritt selten auf, verläuft dann aber meist tödlich.

Nicht angewendet werden darf ASS:

- bei Magen-Darm-Ulzera, chronisch-entzündlichen Darmerkrankungen (CED),
- bei erhöhter Blutungsneigung,
- bei Allergie oder Analgetika-Asthma bei Einnahme von ASS in der Anamnese,
- in den letzten Wochen der Schwangerschaft,
- bei schwerer Leber-, Nieren- oder Herzinsuffizienz.

Wird ASS zur TAH eingesetzt und über einen längeren Zeitraum zusammen mit Ibuprofen eingenommen, ist darauf zu achten, dass **ASS mindestens 30 Minuten vor der Einnahme von Ibuprofen** bzw. mindestens 8 Stunden nach der letzten Gabe von Ibuprofen eingenommen wird. Beide Arzneistoffe binden an denselben Rezeptor. Ist Ibuprofen bereits gebunden, kann ASS nicht mehr wirken. Gleiches gilt für Novaminsulfon oder Naproxen in Kombination mit ASS 100. Durch einen zeitlichen Einnahmeabstand kann auch hier diese Wechselwirkung umgangen werden.
Bei **magensaftresistenten Arzneiformen** kann der Zeitpunkt der Wirkstofffreisetzung nicht genau angegeben werden. Daher sollten Patienten, die ASS als magensaftresistente Zubereitung („protect") einnehmen, komplett auf den Wirkstoff Ibuprofen in der Dauermedikation verzichten.

Metamizol (Novalgin®) ist eine andere Bezeichnung für den Wirkstoff **Novaminsulfon**. Die Substanz ist ein rezeptpflichtiges Nichtopioidanalgetikum, das man in Medikationsplänen vieler Patienten finden kann. Der Wirkungsmechanismus ist bisher noch nicht vollständig geklärt.
Nennen Sie Wirkungen, Indikation (Einsatzgebiete) und Risiken bei der Anwendung von Metamizol.

10.4 Metamizol

Metamizol (Novaminsulfon) besitzt neben guten **analgetischen** und **antipyretischen** Wirkungen auch eine **spasmolytische** Wirkkomponente. Es wird daher auch bei viszeralen Schmerzen und Koliken der Gallen- und Harnwege gerne eingesetzt. Zu beachten ist jedoch, dass bei der i. v. Injektion, v. a. **bei zu rascher Injektion, ein Blutdruckabfall oder u. U. Kreislaufschock** auftreten kann. Der parenterale Einsatz sollte daher sorgfältig abgewogen werden.

Als schwerste Nebenwirkung kann eine **Agranulozytose** auftreten, regelmäßige Blutbildkontrollen bei Dauertherapie sind daher essenziell. Als harmlose Nebenwirkung kann sich der Urin durch ein Stoffwechselprodukt **rot färben**.

10.5 Paracetamol

Paracetamol (Benuron®) ist ein im Allgemeinen gut verträgliches und gängiges Schmerzmittel aus der Gruppe der nichtopioiden Analgetika. Als freiverkäufliches Arzneimittel ist es in unterschiedlichen Arzneiformen (u. a. Tablette, Saft, Zäpfchen) in unterschiedlichen Dosierungen erhältlich.
Was wissen Sie über Wirkungen und Dosierung dieses Arzneistoffs?

10.5 Paracetamol

Paracetamol besitzt eine gute **antipyretische** (fiebersenkende) und **analgetische** (schmerzstillende), aber kaum antiphlogistische (entzündungshemmende) Wirkung. Dosierungen, die man ohne Rezept für die Selbstmedikation erhält, sind geeignet für die kurzzeitige symptomatische Behandlung von leichten bis mäßig starken Schmerzen oder zur Behandlung von Fieber. Rezeptfrei sind Packungen mit bis zu 20 Tabletten bei einer Dosierung von 500 mg oder zur rektalen Anwendung.

Obgleich der Wirkstoff seit vielen Jahren als Schmerzmittel eingesetzt wird, ist der Wirkungsmechanismus nicht vollständig geklärt.

Die Einzel- und Tagesmaximaldosierungen müssen unbedingt beachtet werden! Bei lebergesunden Erwachsenen beträgt die Einzeldosis 500–1000 mg, die Tageshöchstdosis 4000 mg, bei Kindern wird die Dosierung auf das Körpergewicht bezogen. Zwischen mehreren Einzelgaben sollte unbedingt ein **Zeitabstand von mindestens 6 Stunden** eingehalten werden!

Bei Dosisüberschreitung oder zu engmaschiger Einnahme kann es zu schweren **Leberschäden** kommen. Patienten mit Leberinsuffizienz, Niereninsuffizienz oder chronischem Alkoholmissbrauch sollten kein Paracetamol einnehmen.

10.6 Analgetikakombinationen

Sowohl in der Gruppe der rezeptfreien als auch bei den verschreibungspflichtigen Schmerzmitteln kommen auch Kombinationen zum Einsatz. Es gibt unterschiedliche Gründe hierfür.
Welche Kombinationspräparate kennen Sie? Nennen Sie auch den Grund der Kombination.

- Rezeptfreie Kombinationen sind:
  ASS + Paracetamol (Spalt®), **Ibuprofen + Paracetamol** (Synofen®), **ASS + Paracetamol + Coffein** (Thomapyrin®), **Ibuprofen + Coffein** (Thomapyrin® Tension Duo). Durch Kombination unterschiedlicher Wirkstoffe kann die Einzeldosis der einzelnen Substanz verringert werden. Coffein verstärkt den analgetischen Effekt.
- Rezeptpflichtige Kombinationen sind:
  Paracetamol + Codein (Gelonida®). Codein verstärkt den analgetischen Effekt. Es wird bei stärkeren Schmerzen eingesetzt (Achtung: Missbrauchsrisiko!).
- Betäubungsmittel (BtM, Rezeptpflicht) sind **Tilidin + Naloxon** (Tilidin-ratiopharm® plus), **Oxycodon + Nalaxon** (Targin®). Naloxon ist ein Opioid-Antagonist, der bei zu hoher (missbräuchlicher) Gabe des Tilidins die Wirkung des Opioids abschwächt. In Kombination mit Oxycodon wirkt es der opioidinduzierten Obstipation entgegen.

F

Co-Analgetika sind Arzneistoffe, die ursprünglich für andere Indikationen entwickelt worden sind. Ergänzend zu klassischen Analgetika angewendet, sind sie eine wertvolle Unterstützung in der Schmerztherapie.
Welche Arzneistoffgruppen und Arzneistoffe werden als Co-Analgetika eingesetzt? Was ist zu beachten?

10.7 Co-Analgetika

Co-Analgetika sind Wirkstoffe, die bestimmte Schmerzarten günstig beeinflussen, obwohl sie selbst keine direkte analgetische Wirkung besitzen. Ihr Effekt liegt in einer **veränderten Schmerzbewertung** oder einer **geringeren Erregbarkeit von Nervenzellen**. Daher werden sie bei chronischen Schmerzen eingesetzt, insbesondere bei neuropathischen Schmerzen (z. B. bei postherpetischer Neuralgie, Polyneuropathie).
Folgende Substanzen kommen zum Einsatz:

- **Antidepressiva:** z. B. Amitriptylin (Generika), Doxepin (Aponal®), Duloxetin (Cymbalta®), Venlafaxin (Trevilor®),
- **Antiepileptika:** z. B. Carbamazepin (Tegretal®), Gabapentin (Neurontin®), Pregabalin (Lyrica®).

Als Co-Analgetika werden diese Arzneistoffe üblicherweise **niedriger dosiert** als in ihrem eigentlichen Einsatzgebiet.

Merke

Um Irritationen zu vermeiden und die Therapietreue zu stärken, sollten Patienten unbedingt darüber informiert werden, dass diese Arzneimittel bei ihnen nicht in der ursprünglichen Indikation (Depression, Epilepsie) eingesetzt werden.
Zudem ist wichtig zu wissen, dass die Wirkung erst nach 3–4 Wochen beurteilt werden kann. Der Effekt auf das Schmerzgeschehen tritt verzögert ein.

Migräne ist ein Krankheitsbild, das durch heftige, halbseitige Kopfschmerzen geprägt ist, die mit Erbrechen und Sehstörungen einhergehen können. Als Ursache werden serotoninbedingte Gefäßerweiterungen und Nervenentzündungen im Gehirn angenommen.
Alternativ zur Kombination von Metoclopramid (MCP, Paspertin® als Prokinetikum) mit einem nichtopioiden Analgetikum, werden bei mittelschwerem bis schwerem Anfall **Triptane** eingesetzt.
Was können Sie über diese Arzneistoffgruppe berichten?

- Arzneistoffbeispiele für die Gruppe der Triptane sind:
  Sumatriptan (Imigran®), **Naratriptan** (Formigran®), **Almotriptan** (Dolortriptan®), **Zolmitriptan** (Ascotop®).
  Almotriptan, Naratriptan und Sumatriptan sind auch als rezeptfreie Präparate erhältlich.
- Triptane wirken selbst nicht direkt analgetisch. Sie führen aber zu einer Verengung der im Migräneanfall erweiterten Gefäße und hemmen die Schmerzweiterleitung über den Trigeminusnerv.
- Bei koronarer Herzkrankheit und anderen Gefäßerkrankungen oder Hypertonie sind Triptane kontraindiziert, außerdem sollten nicht gleichzeitig Substanzen, die das Serotoninsystem beeinflussen (z. B. MAO-Hemmer, bestimmte Antidepressiva) gegeben werden.
- Das Triptan sollte möglichst frühzeitig gegeben werden, jedoch nicht prophylaktisch. Wenn nach anfänglicher Wirkung erneut Schmerzen auftreten, kann eine zweite Tablette gegeben werden, je nach Wirkstoff muss ein Zeitabstand von mind. zwei oder vier Stunden eingehalten werden. In allen Fällen dürfen innerhalb von 24 Stunden nicht mehr als zwei Tabletten eingenommen werden. Tritt nach Einnahme der ersten Tablette keine Besserung der Symptome ein, wird auch eine zweite Gabe wirkungslos sein. Neben der peroralen gibt es auch Zubereitungen zur nasalen oder subkutanen Applikation.

Bei einigen Schmerzarten, wie orthopädisch bedingten Schmerzen oder auch neuropathischen Schmerzen, sowie bei Schwellungen, sind Arzneimittel zum Auftragen auf die Haut eine effektive und gut verträgliche Ergänzung oder sogar Alternative zur Behandlung mit peroralen Schmerzmitteln
Je nach Schmerzart wirkt schon das Einmassieren entspannend, dennoch können Hautirritationen auftreten.
Welche topischen Arzneimittel gegen Schmerzen kennen Sie? Erklären Sie auch, was ggf. bei der Anwendung zu beachten ist.

- Topische NSAR (Gele, Cremes, Salben) wie **Diclofenac** (Voltaren®), **Ibuprofen** (doc® Ibuprofen Schmerzgel), **Piroxicam** (Piroxicam AL®).
- Pflanzenextrakte wie **Beinwell** (Kytta®), **Arnika** (Weleda Arnica-Salbe).
- **Diclofenac-Pflaster** (Voltaren®).
- **Lidocainpflaster** (Versatis®) für die postherpetische Neuralgie. Die Pflaster werden auf das schmerzhafte Areal aufgeklebt und für zwölf Stunden appliziert, danach muss ein mindestens zwölfstündiges applikationsfreies Intervall eingehalten werden.
- Hochdosiertes **Capsaicinpflaster** (Qutenza®) für peripher bedingte neuropathische Schmerzen mit Ausnahme der diabetischen Neuropathie. Das Pflaster darf nur nach vorheriger Oberflächenanästhesie mit Lidocain-Gel appliziert werden. Die Applikationsdauer beträgt 30 Minuten, im günstigen Fall kann die Wirkung bis zu drei Monate anhalten. Wichtig ist, die Patienten vorab zu warnen, dass, dass an den ersten Tagen Brennschmerzen verstärkt auftreten können. Sicherheitshalber sollte für diesen Fall ein Bedarfsmedikation verordnet werden.

10.10 WHO-Stufenschema Schmerztherapie

Das **WHO-Stufenschema** ist eine von der Weltgesundheitsorganisation (WHO) entwickelte Empfehlung zum Einsatz von Analgetika und anderen Arzneimitteln im Rahmen der Schmerztherapie. Je nach Schweregrad der Schmerzen wird gemäß der drei Stufen des Schemas ein individueller Therapieplan aufgestellt.
Ziel einer angemessenen Schmerztherapie ist die Schmerzfreiheit des Patienten.
Wie sieht das Stufenschema aus? Welche Kombinationen sind möglich? Welche Analgetika sollten nicht kombiniert werden?

10.10 WHO-Stufenschema Schmerztherapie

Das Stufenschema besteht aus:

Stufe 3
starke Opioide (z. B. Buprenorphin, Fentanyl, Hydromorphon, Morphin, Oxycodon)
+ ggf. nichtopioide Analgetika
+ ggf. Co-Analgetika

Stufe 2
schwache Opioide (z. B. Tilidin, Tramadol)
+ ggf. nichtopioide Analgetika
+ ggf. Co-Analgetika

Stufe 1
nichtopioide Analgetika (z. B. NSAR, Metamizol, Paracetamol)
+ ggf. Co-Analgetika

Die Kombination eines schwach wirksamem Opioids mit einem starken Opioid ist nicht sinnvoll! Schmerzmittel in der Dauertherapie sollten regelmäßig und nach einem festen Zeitschema eingenommen werden. Für Schmerzspitzen müssen zusätzlich schnellwirkende Schmerzmittel zur Verfügung stehen.

Muskelrelaxanzien haben einen erschlaffenden Effekt auf die Muskulatur, gleiches gilt für Spasmolytika. Dennoch gibt es wesentliche Unterschiede und daraus resultierende unterschiedliche Einsatzgebiete. Erläutern Sie den Unterschied zwischen **Muskelrelaxanzien** und **Spasmolytika**. Gehen Sie dabei auch auf den Wirkungsmechanismus ein und nennen Sie Indikationsgebiete und Arzneistoffbeispiele.

Spasmolytika wirken erschlaffend auf die **glatte** Muskulatur und kommen daher bei Spasmen und Koliken des Magen-Darm-Trakts, des Urogenitaltrakts und der Bronchien zum Einsatz.
Es gibt **neurotrope** Spasmolytika, die als Parasympatholytika wirken, wie z. B. Butylscopolamin (Buscopan®), Tiotropium (Spiriva®), Trospiumchlorid (Spasmolyt®). Daneben wirken **muskulotrope** Spasmolytika an glatten Muskelzellen direkt (Papaverin (Paveron®).
Neurotrop-muskulotrope Spasmolytika vereinigen beide Wirkprinzipien: Mebeverin (Duspatal®).
Muskelrelaxanzien wirken erschlaffend auf die **quergestreifte** Muskulatur.
Periphere Muskelrelaxanzien besetzen Acetylcholin-Rezeptoren an der motorischen Endplatte und verhindern so eine Wirkung des Acetylcholins. Sie werden v. a. in der Bauch- und Thoraxchirurgie benötigt, außerdem bei Intubationen.
Arzneistoffbeispiele sind Pancuronium (Pancuronium Inresa) oder Suxamethonium (Lysthenon®).
Zentrale Muskelrelaxanzien greifen an den vorgeschalteten Synapsen im Rückenmark an und verringern damit den Skelettmuskeltonus. Die Übertragung der Neurotransmitter an der motorischen Endplatte beeinflussen sie nicht. Sie werden bei schmerzhaften Verspannungen der Skelettmuskulatur eingesetzt (Bandscheibenschäden, rheumatische Erkrankungen) oder bei spastischer Muskelschwäche im Rahmen der Multiplen Sklerose.
Arzneistoffbeispiele sind Baclofen (Lioresal®), Tizanidin (Sirdalud®), Tolperison (Mydocalm®), Orphenadrin (Norflex®).

Was muss unbedingt bei der **Anwendung von Muskelrelaxanzien** beachtet werden?

- Beim Einsatz von peripheren Muskelrelaxanzien muss immer mit einer **Atemlähmung** gerechnet werden, die Möglichkeit einer künstlichen Beatmung muss daher vorhanden sein.
- Vor Gabe eines peripheren Muskelrelaxans muss das Bewusstsein des Patienten ausgeschaltet sein (**Narkose**), er würde sonst die Lähmung seiner Muskulatur erleben ohne die Möglichkeit, sich bemerkbar machen zu können.
- Zentrale Muskelrelaxanzien wirken **sedierend**. Die Reaktionsfähigkeit der Patienten kann erheblich beeinträchtigt sein. Achtung daher beim Autofahren!
- Bei gleichzeitiger Anwendung von zentralen Muskelrelaxanzien und anderen Wirkstoffen mit dämpfender Wirkung im ZNS (Psychopharmaka, opioide Analgetika, Hypnotika) kommt es zur gegenseitigen Wirkungsverstärkung. Es besteht das Risiko einer starken Sedation und Atemdepression.

11 Anästhetika

11.1 Allgemeinanästhetika (Narkosemittel)

F

Bei einer **Allgemeinanästhesie („Vollnarkose")** werden **Schmerzempfindung, Bewusstsein, Abwehrreflexe und Muskeltonus ausgeschaltet**. Durch Kombination verschiedener Wirkstoffklassen können die gewünschten Einzeleffekte möglichst unabhängig voneinander erreicht werden, ohne dass der Patient, wie bei veralteten Therapien, erst einzelne Narkosestadien nacheinander durchlaufen muss (balancierte Anästhesie, Kombinationsnarkose).

Um Angst und Anspannung vor der Operation zu minimieren und den Patienten gut vorzubereiten, wird zusätzlich eine **Prämedikation** durchgeführt.

Welche **Arzneistoffe** stehen für Prämedikation und Allgemeinanästhesie zur Verfügung?

11.1 Allgemeinanästhetika (Narkosemittel)

Es werden folgende Arzneistoffgruppen und Arzneistoffe eingesetzt:

Prämedikation (ca. 35–40 Minuten vor dem Eingriff):

- Benzodiazepine, v. a. Midazolam (Dormicum®) → Anxiolyse, Sedierung,
- Opioide → Analgesie, Sedierung,
- Antihistaminika → gegen Emesis, außerdem vorbeugend gegen anaphylaktische Reaktionen.

Narkotika (Narkosemittel):

- **Injektionsnarkotika** (sofortige Wirkung, aber geringe Steuerbarkeit, meist zur Einleitung der Narkose): Propofol (Disoprivan®), Etomidat (Etomidat-Lipuro®), Ketamin (Ketanest®), Thiopental (Trapanal®),
- **Inhalationsnarkotika** (gut steuerbar, aber geringe therapeutische Breite, zur Aufrechterhaltung der Narkose): Desfluran (Suprane), Sevofluran (Sevorane), Distickstoffoxid (Lachgas).

Bei der Lokalanästhesie („örtliche Betäubung") wird mithilfe von Lokalanästhetika **die Weiterleitung von Schmerzimpulsen über Nervenbahnen gehemmt.** Das Schmerzempfinden wird damit in begrenzten Arealen des Körpers vorübergehend ausgeschaltet, ohne dabei das Bewusstsein zu beeinträchtigen.
Welche Verfahren zur Lokalanästhesie gibt es?

- **Oberflächenanästhesie:** Der Wirkstoff wird auf Haut, Schleimhaut oder Wunden aufgetragen (Lutschtablette, Spray, Creme, Gel, Pflaster) bei Schmerzen im Mund-Rachenbereich, Einstichschmerzen bei Injektionen, kleineren chirurgischen Eingriffen und Katheterisierung.
- **Infiltrationsanästhesie:** Der Wirkstoff wird intradermal, subkutan oder intramuskulär in das Gebiet injiziert, in dem die Schmerzempfindung ausgeschaltete werden soll; Anwendung in der Zahnheilkunde und bei kleineren chirurgischen Eingriffen.
- **Leitungsanästhesie:** Bestimmte Nervenbahnen werden gezielt umspritzt, die Erregungsleitung wird an diesen Stellen unterbrochen; Anwendung in der Zahnheilkunde und als Sonderformen zur Spinalanästhesie und Periduralanästhesie.
- **Intravenöse Regionalanästhesie:** Vor der Injektion wird durch Anlegen einer Blutdruckmanschette der Blutfluss unterbrochen. Das Lokalanästhetikum diffundiert nach Injektion in die Armvene ins umliegende Gewebe und löst dort eine Lokalanästhesie aus.

Merke

Bei versehentlicher Injektion in Venen oder Arterien kann es zu schweren Kreislaufproblemen, Herzrhythmusstörungen oder Krämpfen kommen! Allergische Reaktionen auf Lokalanästhetika, bis hin zum anaphylaktischen Schock, sind nicht selten.

Lokalanästhetisch wirkende Arzneistoffe sind meist an der Endsilbe „**-cain**" zu erkennen.
Kennen Sie Arzneistoffbeispiele für gängige Lokalanästhetika? Nennen Sie auch beispielhaft Handelsnamen und Anwendungsgebiete.

Lokalanästhetika und Fertigarzneimittelbeispiele sind:

- **Benzocain** (in Dolo-Dobendan®): Lutschtabletten bei Halsschmerzen (Oberflächenanästhesie),
- **Tetracain** (mit Lidocain in Rapydan® TTS): Anwendung auf der Haut (Oberflächenanästhesie),
- **Prilocain** (mit Lidocain in Emla® Creme, Emla® Pflaster): Anwendung auf der Haut (Oberflächenanästhesie),
- **Prilocain** (Xylonest®): Leitungs- und Infiltrationsanästhesie,
- **Lidocain** (in Instillagel®): zur Katheterisierung,
- **Lidocain** (Xylocain®): Leitungs- und Infiltrationsanästhesie,
- **Mepivacain** (Scandicain®): Leitungs- und Infiltrationsanästhesie.

Merke

Da die meisten Lokalanästhetika gefäßerweiternd wirken, kombiniert man sie häufig **mit gefäßverengenden Substanzen (Adrenalin)**, um die Dauer der Wirkung am Ort zu erhöhen und die Blutungsgefahr verringern. An stark durchbluteten Körperregionen (Kopf, Hals, Urogenitalbereich und Analbereich) und an Fingern, Zehen, Nase und Kinn ist dieser Zusatz nicht möglich.

12 Beruhigung und Schlaf

12.1 Schlafmittel (Hypnotika)

Hypnotika sind Arzneimittel, die zur Behandlung von Schlafstörungen eingesetzt werden. Schlafstörungen können **akut** oder **chronisch** auftreten. Man unterscheidet **Einschlaf-** und **Durchschlafstörungen**.
Die Ursachen der Schlafstörungen können vielfältig sein: neben organischen Störungen (z. B. Schmerzen, Husten, Atemnot) können psychische Belastungen (z. B. Depression, Stress, Sorgen) oder auch Arznei- oder Genussmittel (z. B. Steroide, Coffein) zu Schlafproblemen führen. Auch ein ungesunder Lebensstil (späte Nahrungsaufnahme, Schichtarbeit) oder Reizüberflutung (Lärm, Digitale Medien, Fernsehen) können Auslöser sein.
Welche allgemeinen Grundregeln gibt es für den Einsatz von Hypnotika? Gibt es Risiken bei der Anwendung?

12.1 Schlafmittel (Hypnotika)

Bevor es zum Einsatz von Hypnotika kommt, sollte zunächst versucht werden, die Ursachen der Schlafstörungen auszuschalten, sofern sie bekannt sind. Dann nichtmedikamentöse Maßnahmen (z. B. Entspannungstherapie) und pflanzliche Präparate anwenden. Bestehen die Schlafstörung länger als zwei Wochen, ist es ratsam einen Arzt zu befragen.

In der Regel sollten Schlafmittel kurz vor dem Schlafengehen eingenommen werden (Z-Substanzen: „auf der Bettkante"). Einnahme der kleinstmöglichen Dosis (auch eine Teilung der Tabletten ist in der Regel möglich).

Hypnotika verändern die Schlafstruktur, auf Dauer wird der Erholungseffekt des Schlafes reduziert. Bei längerfristiger regelmäßiger Einnahme tritt zudem eine Gewöhnung ein, die zu Dosiserhöhungen führen kann. Viele Schlafmittel führen zur Abhängigkeit und besitzen so ein hohes Missbrauchspotenzial.

Die Wirkung der meisten Hypnotika wird durch andere zentral wirksame Substanzen (z. B. Psychopharmaka, Antiallergika, auch Alkohol!) verstärkt, durch einen Hangover kann ggf. auch noch am nächsten Morgen die Reaktionsfähigkeit eingeschränkt sein. Einige Substanzen haben muskelrelaxierende Nebeneffekte, die das Sturzrisiko, v. a. bei Senioren, erhöhen können.

Manchmal kann es bei geriatrischen Patienten auch zu paradoxen Reaktionen kommen, wie Unruhe oder Schlaflosigkeit.

Hypnotika sollten nur für kurze Zeit eingenommen werden.

Benzodiazepine und benzodiazepinähnliche Substanzen können als verschreibungspflichtige Substanzen bei Schlafstörungen eingesetzt werden.
Welche Substanzen werden eingesetzt? Was muss bei ihrer Anwendung beachtet werden?

Benzodiazepine sind:

- **kurzwirksam**, zur Behandlung von Einschlafstörungen: Brotizolam (Lendormin®), Midazolam (Dormicum®), Triazolam (Halcion®),
- **mittellang wirksam**, für Ein- und Durchschlafstörungen, Früherwachen: Lormetazepam (Ergocalm®), Oxazepam (Adumbran®), Temazepam (Remestan®),
- **langwirksam**, für Durchschlafstörungen: Flunitrazepam (Rohypnol®, BtM!) Flurazepam (Dalmadorm®), Lorazepam (Tavor®), Nitrazepam (Mogadan®).

Es gibt zudem **benzodiazepinähnliche Stoffe** (Z-Substanzen): Zolpidem (Stilnox®), Zopiclon (Ximovan®) (kurzwirksam, bei Einschlafstörungen).

Das sollte man beachten:

- **Einnahme:** Sie sollte abends erfolgen, 30 Minuten vor dem Schlafengehen, nicht auf vollen Magen, weil sonst der Wirkungseintritt verzögert wird, aber auch eine länger anhaltende Wirkung eintreten kann („**Hangover**").
- **Interaktionen:** Die Wirkung anderer zentral wirksamer Substanzen (z. B. Psychopharmaka, Alkohol) kann verstärkt werden.
- Es besteht ein erhöhtes **Sturzrisiko** aufgrund der muskelrelaxierenden Nebenwirkung.
- **Rebound:** Bei Anwendung über längere Zeit kann es nach (plötzlichem) Absetzen zu Schlaflosigkeit, Angstzuständen, Schwindel und Verwirrung kommen.
- Die Arzneistoffgruppe ist potenziell ungeeignet für ältere Menschen (PIM) (**PRISCUS 2.0, FORTA**). Wenn überhaupt, dann sollte eine möglichst niedrige Dosierung gewählt werden. Z-Substanzen in niedriger Dosierung sind für ältere Patienten etwas besser geeignet.

H_1-Antihistaminika wirken **antiallergisch**, viele Substanzen dieser Gruppe besitzen zusätzlich zu einer antiemetischen auch eine **sedierende bzw. schlafanstoßende Wirkung**. Aus diesem Grund wurden einige H_1-Antihistaminika als freiverkäufliches Schlafmittel zugelassen.

Welche Präparate kennen Sie?

12.3 H_1-Antihistaminika

Beispiele für freiverkäufliche Hypnotika aus der Gruppe der H_1-Antihistaminika:

- **Diphenhydramin** (z. B. Betadorm®-D, Halbmond®),
- **Doxylamin** (z. B. Hoggar® night, Schlafsterne®).

Wie bewerten Sie den Einsatz von H_1-Antihistaminika als freiverkäufliche Schlafmittel bei geriatrischen Patienten?

- Da sie freiverkäuflich sind, werden sie oft in zu großer Menge und zu lange sowie manchmal zusätzlich zu verordneten Hypnotika eingesetzt (**Missbrauch**).
- Sie sollten nicht unkritisch eingesetzt werden! Im Vergleich zu den rezeptpflichtigen Benzodiazepinen und Z-Substanzen ist ihre **Verträglichkeit nicht besser.** Das mit der Einnahme verbundene **Risiko ist eher höher**.
- Sie besitzen **anticholinerge** Effekte. In der Peripherie können Nebenwirkungen wie Miktionsbeschwerden, Mundtrockenheit oder eine Weitstellung der Pupillen auftreten. Bei den zentralen anticholinergen Effekten beobachtet man Unruhe, Halluzinationen, Schläfrigkeit, Verwirrung und Schwindel.
- Auch aus diesem Grund sind sie **potenziell ungeeignet für ältere Menschen** (PRISCUS-Liste), denn durch Kombination einzelner anticholinergen Wirkstoffe bei älteren multimorbiden Patienten steigt die anticholinerge Last, die zu einer direkten Einschränkung der Kognition bis hin zum Delir führen kann.

Pflanzliche Präparate spielen in der Selbstmedikation von Schlafstörungen und zur Beruhigung eine große Rolle.
Welche Pflanzen kommen zum Einsatz?

12.4 Pflanzliche Präparate

Pflanzliche Präparate für die Selbstmedikation sind:

- Baldrian (z. B. Baldriparan®, Baldriparan® stark für die Nacht, Baldrian-Dispert®),
- Hopfen (z. B. Luvased®),
- Passionsblume (z. B. Lioran®),
- Melisse (z. B. Euvegal®),
- Lavendel (z. B. Lasea®),
- Johanniskraut (z. B. Laif®): bei nervöser Unruhe und als pflanzliches Antidepressivum,
- Kombinationspräparate sind üblich (z. B. Kytta® Sedativum, Vivinox® day + night).

Merke

Bei **Johanniskraut** sind unbedingt mögliche Wechselwirkungen zu beachten! Durch Enzyminduktion kann die Wirkung anderer Arzneimittel (z. B. Antikoagulanzien, Antidepressiva) abgeschwächt werden.

Melatonin ist ein körpereigenes Hormon und wichtiger Taktgeber für den Schlaf-Wach-Rhythmus. Mit Einsetzen der Dunkelheit wird es verstärkt ausgeschüttet und hat eine schlafanstoßende Wirkung. Seit einiger Zeit wird es oft als nebenwirkungsfreies „Schlafmittel“ beworben. Es sind unterschiedliche Melatoninpräparate im Handel. Welche Zubereitungsformen gibt es? Nehmen Sie eine Bewertung vor.

- Rezeptpflichtiges Arzneimittel: Melatonin-Retardtabletten 2 mg (Circadin®) zur Kurzzeitbehandlung von Schlafstörungen bei Erwachsenen ab 55 Jahren.
- Melatonin-Retardtabletten 1 mg, 5 mg (Slenyto®) zur Behandlung von Schlafstörungen bei Kindern und Jugendlichen (2 bis 8 Jahre) mit z. B. Autismus-Spektrum-Störung, wenn eine gesunde Schlafroutine keinen ausreichenden Effekt bringt.
- Nicht rezeptpflichtige Präparate: Sprays (Hoggar® Melatonin balance), (nicht retardierte) Tabletten (Cefanight®), Direktgranulate (Cefanight®), Weichgummis (ZzzQuil®). Hier gibt es bisher keine abschließenden Wirksamkeitsnachweise, eine grundsätzliche Anwendung kann daher aktuell nicht empfohlen werden.

13 Psychische Erkrankungen

13.1 Einteilung der Psychopharmaka

F

Psychopharmaka sind Arzneimittel, die zur **Behandlung von psychischen Erkrankungen** eingesetzt werden. Je nach Krankheitsbild kommen unterschiedliche Arzneimittelgruppen zum Einsatz.
Nenne Sie die wichtigsten Arten von Psychopharmaka. Wie wirken sie?

13.1 Einteilung der Psychopharmaka

- **Antidepressiva** (bei Depressionen, Angststörungen, Panikattacken), alle wirken stimmungsaufhellend. Einige Substanzen sind zusätzlich antriebssteigernd, andere zusätzlich dämpfend, manche beeinflussen den Antrieb nicht. In niedriger Dosierung werden sie als Co-Analgetikum und bei Schlafstörungen eingesetzt.
- **Neuroleptika** (bei Schizophrenien, Manien, Erregungs- und Angstzuständen, Alkoholentzugssyndrom), sie wirken antipsychotisch.
- **Tranquilizer, Anxiolytika** (bei psychovegetativen Störungen, Angstzuständen), sie wirken angstlösend und beruhigend.
- **Psychostimulanzien** haben eine aktivierende Wirkung.

Merke

Grundsätzlich handelt es sich bei der medikamentösen Therapie von psychischen Erkrankungen um eine **symptomatische** Therapie.

Als Ursache von Depressionen gelten **Störungen im Neurotransmitterhaushalt im Gehirn** (v. a. Mangel an Noradrenalin und Serotonin). Antidepressiva können dieses Ungleichgewicht wiederherstellen. Nach Art des Wirkungsmechanismus werden sie in unterschiedliche Arzneistoffgruppen eingeteilt.
Welche Arten von Antidepressiva gibt es, wie und über welchem Weg wirken sie?

Alle Antidepressiva (AD) wirken stimmungsaufhellend und depressionslösend. Zusätzlich wirken einige antriebssteigernd, andere eher antriebshemmend, sedierend und angstlösend.

- **Tri- und tetracyclische Antidepressiva** (TZA) hemmen nichtselektiv die Wiederaufnahme von Serotonin und Noradrenalin und erhöhen damit deren Konzentration im synaptischen Spalt. Sie besitzen eine anticholinerge Wirkung und sorgen daher für zahlreiche Nebeneffekte. Beispiele sind Amitriptylin (Generika), Doxepin (Aponal®), Imipramin (Generika), Opipramol (Insidon®), Maprotilin (Generika).
- **SSRI** (selektive Serotonin-Wiederaufnahme-Hemmer) bewirken eine selektive Hemmung der Wiederaufnahme von Serotonin. Beispiele sind Citalopram (Generika), Escitalopram (Cipralex®), Fluoxetin (Generika), Paroxetin (Seroxat®), Sertralin (Zoloft®).
- **SSNRI** (selektive Serotonin-Noradrenalin-Wiederaufnahme-Hemmer) bewirken eine selektive Hemmung der Wiederaufnahme von Serotonin und Noradrenalin. Beispiele sind Velafaxin (Trevilor®), Duloxetin (Cymbalta®).
- **NRI** (Noradrenalin-Wiederaufnahme-Hemmer) erzielen eine selektive Wiederaufnahmehemmung von Noradrenalin. Beispiele sind Reboxetin (Edronax®).
- **MAO-Hemmer** hemmen die Monoaminoxidase, die im Gehirn die Neurotransmitter Serotonin, Noradrenalin, Dopamin abbaut. Hierdurch wird die Konzentration dieser Neurotransmitter nichtselektiv erhöht. Beispiele sind Moclobemid (Aurorix®), Tranylcypromin (Jatrosom®).
- **Weitere Antidepressiva:** Hierzu zählen z. B. Mirtazapin (Remergil®), Trazodon (Generika), Bupropion (Generika), Agomelatin (Valdoxan®).

Welche wichtigen Hinweise sind bei der Anwendung von Antidepressiva zu beachten?

Die **depressionslösende Wirkung** tritt frühestens nach 10 Tagen ein. Nebenwirkungen und evtl. antriebssteigernde Wirkungen sind jedoch sofort vorhanden. Insbesondere zu Therapiebeginn besteht daher ein erhöhtes Suizidrisiko, der Patient muss engmaschig überwacht werden. Auch die regelmäßige Einnahme sollte kontrolliert werden.
Die Behandlungsdauer beträgt mindestens 4–9 Monate nach vollständigem Abklingen der Symptome, bei zu frühem Absetzen kann es zum Rückfall kommen. Die Therapie muss ausgeschlichen werden. Werden die Medikamente abrupt abgesetzt, können Rebound-Effekte wie Zittern, Unruhe, Angst und Albträume auftreten.

Antidepressiva zeigen viele **Interaktionen**, z. B. besteht die Gefahr eines **Serotonin-Syndroms** bei Kombination von MAO-Hemmern und anderen Arzneistoffen mit Einfluss auf das serotonerge System. Zum Teil können **anticholinerge** Nebenwirkungen auftreten (u. a. Mundtrockenheit, Verstopfung, Sehstörungen). Durch Kombination mehrerer die QT-Zeit verlängernder Arzneimittel kann es zu ventrikulären Tachykardien kommen. **Beim Wechsel von einem MAO-Hemmer** auf ein anderes Antidepressivum muss ein mindestens einwöchiges therapiefreies Intervall eingehalten werden.
Vorsicht bei gleichzeitiger **tyraminreicher Ernährung** (u. a. Käse, Rotwein, Schokolade), es besteht die Gefahr einer **Blutdruckkrise**!

Als pflanzliche Option kann **Johanniskraut** (Jarsin®) bei leichten bis mittelschweren Depressionen eingesetzt werden, aber auch zur Linderung von leichten depressiven Verstimmungen.
Wodurch unterscheiden sich Johanniskrautpräparate als Antidepressivum von denen, die bei leichten depressiven Verstimmungen eingesetzt werden?
Was ist zu beachten in Bezug auf andere Arzneimittel?

Johanniskraut wird bei **leichten und mittelschweren Depressionen** in **höherer Dosierung** eingesetzt. Die übliche Dosierung bei Verwendung als Antidepressivum beträgt mind. 600–900 mg Extrakt/Tag. Diese Präparate sind **rezeptpflichtig.**
Arzneimittel zur Behandlung von **depressiven Verstimmungen** sind **apothekenpflichtig** (rezeptfrei).

Bei allen Johanniskrautpräparaten kann es zu einer **Fotosensibilisierung** kommen, außerdem gibt es viele bedeutende **Interaktionen**, denn Johanniskrautextrakt wirkt als Enzyminduktor auf Leberenzyme, andere verabreichte Arzneimittel können deshalb in ihrer Wirkung abgeschwächt sein (z. B. Phenprocoumon, andere Antidepressiva, Digitoxin, Theophyllin, orale Kontrazeptiva). Dies kann u. U. zu lebensbedrohlichen Zuständen führen.

Bei den Antidepressiva gibt es Substanzen, die aktivierend wirken, andere wirken eher dämpfend oder haben keinen Einfluss auf den Antrieb.
Ordnen sie den untenstehenden Substanzen die folgenden Eigenschaften in Bezug auf den Antrieb zu:
aktivierend – sedierend – kein Einfluss (neutral)

- Citalopram:
- Doxepin:
- Opipramol:
- Johanniskraut:
- Moclobemid:
- Mirtazapin:
- Amitriptylin:

- Citalopram: aktivierend
- Doxepin: sedierend
- Opipramol: sedierend
- Johanniskraut: neutral
- Moclobemid: aktivierend
- Mirtazapin: sedierend
- Amitriptylin: sedierend

Lithiumsalze (Hypnorex® retard, Quilonum® retard) kommen sowohl bei unipolaren als auch bei bipolaren manisch-depressiven Erkrankungen als Stimmungsstabilisatoren zum Einsatz. Es handelt sich dabei um lange etablierte Präparate mit i. d. R. guter Verträglichkeit bei richtiger Anwendung.
Was muss bei einer Lithiumtherapie unbedingt beachtet werden?

- Für einen Therapieerfolg muss Lithium über Jahre hinweg konsequent regelmäßig eingenommen werden.
- Lithium besitzt eine **geringe therapeutische Breite**! Regelmäßige Blutspiegelkontrollen sind notwendig, da zudem der Wirkstoff individuell unterschiedlich schnell abgebaut wird.
- **Viele Wechselwirkungen** mit anderen Arzneimitteln! Auch Arzneimittel aus der Selbstmedikation können für den Patienten gefährlich werden, z. B. ASS, Ibuprofen, Jodid oder Natron (Bullrich Salz®).
- **Wirkungseintritt bei manischen Phasen: nach ca. einer Woche.**
- V. a. bei Therapiebeginn kann es zu Übelkeit, feinschlägigem Tremor, vermehrtem Durst und häufigem Wasserlassen kommen. Es ist **wichtig, dass der Patient trotzdem ausreichend trinkt.**
- Eine **kochsalzarme Diät**, Natrium- und Flüssigkeitsverlust (z. B. durch Durchfall, Erbrechen oder starkes Schwitzen) begünstigen eine **Lithium-Überdosierung.**
- **Kein Alkohol** während der Therapie!
- **Symptome einer Überdosierung:** grobschlägiger Tremor, Muskelzuckungen, Erbrechen, sehr starker Durst, Verwirrtheit, Schwindel, schwere Krampfanfälle, Nierenversagen und Koma.

Neuroleptika (Antipsychotika) werden zur Therapie von Psychosen eingesetzt, insbesondere zur Behandlung der Schizophrenie. Neuroleptika hemmen die Erregungsübertragung durch Dopamin und können so das gestörte Neurotransmittergleichgewicht im Gehirn günstig beeinflussen, ohne das Bewusstsein und die intellektuellen Fähigkeiten der Patienten zu beinträchtigen. Daneben werden aber auch andere Neurotransmitter beeinflusst, was in Teilen unerwünschte Nebenwirkungen erklärt.

Die **neuroleptische Potenz** macht eine Aussage über die antipsychotische Wirkstärke der Arzneistoffe. Neuroleptika können danach in unterschiedliche Gruppen eingeteilt werden. Wie verhalten sich neuroleptische Potenz und sedierende Wirkungen klassischer Neuroleptika zueinander?

13.4 Neuroleptika (Antipsychotika)

Man unterscheidet zwischen typischen (klassischen) und atypischen Antipsychotika/Neuroleptika. Die neueren atypischen Präparate werden auch als Mittel der 2. Generation bezeichnet. Sie haben weniger EPMS-Nebenwirkungen.

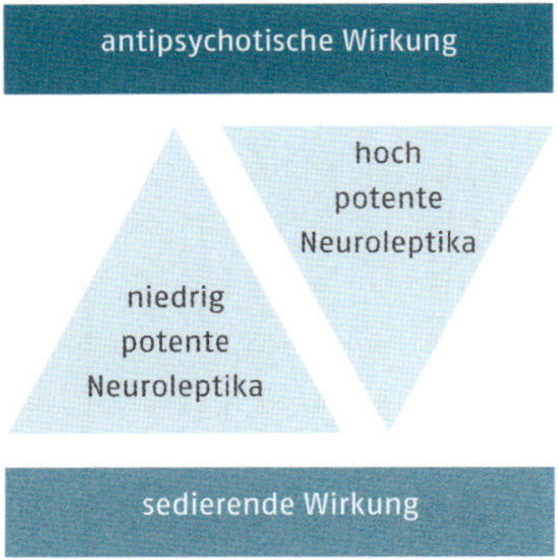

Nennen Sie Arzneimittel, die als Neuroleptika eingesetzt werden. Nehmen Sie hierbei eine Zuordnung zur neuroleptischen Potenz vor.

Neuroleptika sortiert nach ihrer neuroleptischen Potenz sind:

- **schwach potente Neuroleptika:** Chlorprothixen (Generika), Levomepromazin (Neurocil®), Melperon (Generika), Pipamperon (Dipiperon®), Promethazin (Atosil®), Sulpirid (Dogmatil®),
- **mittelpotente Neuroleptika:** Amisulprid (Solian®), Clozapin (Leponex®), Quetiapin (Seroquel®),
- **hochpotente Neuroleptika:** Aripiprazol (Abilify®), Benperidol (Glianimon®), Flupenthixol (Fluanxol®), Haloperidol (Haldol®), Olanzapin (Zyprexa®), Risperidon (Risperdal®), Zuclopenthixol (Ciatyl-Z®).

Merke

Viele Antipsychotika sind ungeeignet für geriatrische Patienten. Folgende Neuroleptika werden als am besten im Alter verträglich angesehen (Gabe max. 6 Wochen): Risperidon, Quetiapin (bis 100 mg/Tag), Pipamperon (bis zu 120 mg/Tag) und Melperon (bis zu 100 mg/Tag)

Bei der Therapie mit Neuroleptika können Nebenwirkungen auftreten, die den Patienten stark belasten. Als Pflegekraft können Sie hier wichtige Hilfestellungen geben.
Welche Nebenwirkungen können auftreten und wie können Sie unterstützen?

Vor allem bei hochpotenten Neuroleptika kann es zu **extrapyramidal-motorischen Störungen** kommen. Diese Bewegungsstörungen treten besonders in der Einstellungsphase oder bei Umstellung auf einen neuen Wirkstoff auf.

Frühdyskinesien, in den ersten Stunden bis Tagen, äußern sich in unwillkürlichen und ruckartigen, meist schmerzhaften Bewegungen (Grimassen, Zuckungen, Sprachstörungen). Oft tritt auch eine **Akathisie** auf, bei der Patienten keine Ruhe finden und ständig die Position wechseln. Hier sollten Sie unbedingt Rücksprache mit dem Arzt halten, der durch Dosisreduktion oder vorübergehende Gabe zusätzlicher Arzneimittel diese Symptomatik entschärfen kann.

Damit der Patient auch in dieser schwierigen Phase die Medikation fortsetzt, ist es wichtig, ihm Mut zuzusprechen und die Vorteile der Therapie zu erklären.

Spätdyskinesien können nach Wochen oder Jahren der Behandlung auftreten. Sie sind meist schwer therapierbar, werden aber vom Patienten nicht wahrgenommen. Da sie allerdings sehr grotesk ausfallen können, reagiert die Umwelt häufig mit Irritation. Pflegenden kommt hier unbedingt die Aufgabe zu, Angehörige aufzuklären und für Verständnis für die Situation zu werben.

Unerwünschte vegetative Wirkungen wie Trockenheit der Schleimhäute, Obstipation oder Sehstörungen und Schwindel können auftreten, sowie **hormonelle Störungen** (Ovulationshemmung, Amenorrhö, Potenzverlust)

Tranquilizer sind Beruhigungsmittel. Sie besitzen neben der sedierenden Wirkung weitere Effekte, die wichtig sind für die Einsatzgebiete dieser Arzneistoffgruppe.
Wie wirken Tranquillanzien? Nennen Sie auch Indikationsgebiete.

Tranquillanzien wirken:

- **sedierend** (beruhigend),
- **anxiolytisch** (bauen Angst- und Spannungszustände ab),
- rufen einen **Zustand der Ausgeglichenheit** hervor, bei nur geringer Beeinträchtigung des Denkvermögens,
- **muskelrelaxierend** (muskelentspannend),
- **antikonvulsiv** (die Krampfbereitschaft senkend),
- **hypnotisch** (schlafanstoßend).

Einsatzgebiete von Tranquilizern:

- Angstzustände,
- Unruhe, Schlafstörungen,
- Narkosevorbereitung,
- Psychosen, Neurosen.

Dauerverordnungen sollten vermieden werden, denn es besteht die Gefahr der psychischen Abhängigkeit und Gewöhnung. Tranquilizer gehören zu den am häufigsten missbräuchlich verwendeten Arzneimitteln.

Merke

Bei älteren Patienten sollten diese Arzneistoffe wegen des Risikos für Halluzinationen und paradoxen Erregungs- und Verwirrtheitszustände möglichst nicht eingesetzt werden (PRISCUS 2.0, FORTA). Insbesondere bei Substanzen, die nur langsam ausgeschieden werden, kann es zur Kumulation kommen. Aufgrund der muskelrelaxierenden Wirkung sind Stürze möglich.

Ein Großteil der Wirkstoffe der Tranquilizer kann den Benzodiazepinen zugeordnet werden, daneben gibt es noch weitere Substanzen.
Nennen Sie Wirkstoffe aus der Gruppe der Benzodiazepine und wenn möglich ein entsprechendes Handelspräparat. Können Sie eine ungefähre Angabe zur Wirkdauer dieser Wirkstoffe (Halbwertszeit, HWZ) machen?

13.5 Tranquilizer (Tranquillanzien)

- Diazepam (Generika): HWZ > 24 Stunden
- Oxazepam (Adumbran®): HWZ 6–24 Stunden
- Dikaliumclorazepat (Tranxilium®): HWZ: 25–85 Stunden
- Lorazepam (Tavor®): HWZ 11–18 Stunden
- Bromazepam (Normoc®): HWZ 10–20 Stunden

Nennen Sie Beispiele für weitere Arzneistoffe, die neben den Benzodiazepinen als Tranquillanzien eingesetzt werden können, inkl. ihrer Besonderheiten.

- Buspiron (Busp®) wirkt angstlösend, Wirkungseintritt langsamer als bei Benzodiazepinen, Anwendung bei Angstzuständen,
- Hydroxyzin (Atarax®) wirkt sedierend und anxiolytisch, juckreizstillend, antiemetisch (Antihistaminikum), Anwendung bei Juckreiz, Urticaria,
- Clomethiazol (Distraneurin®) wird bei Verwirrtheitszuständen mit Unruhe bei geriatrischen Patienten, akuten Alkoholentzugserscheinungen und Delir eingesetzt.

Psychostimulanzien **steigern die psychische Aktivität** und **erhöhen die Konzentrations- und Leistungsfähigkeit**. Zu ihnen gehören die **Amphetamine** („Weckamine"), aber auch **Coffein**. Da Amphetamine eine euphorisierende und leistungssteigernde Wirkung besitzen, werden sie oft **missbräuchlich** verwendet. Aus diesem Grund unterliegen sie dem Betäubungsmittelgesetz.

Wie werden Amphetamine bei Kindern eingesetzt?

13.6 Psychostimulanzien

Psychostimulanzien sind Mittel der 1. Wahl der Arzneimitteltherapie des **Aufmerksamkeitsdefizit-Hyperaktivitätssyndrom (ADHS)** bei Kindern. Kinder mit ADHS besitzen oft schon in jungen Jahren eine mangelhafte Aufmerksamkeit und können sich nur schlecht konzentrieren. Hinzu kommt eine motorische Bewegungsunruhe. Meist können auch altersentsprechende Regeln für das Zusammenleben nicht eingehalten werden.

Eine häufig eingesetzte Substanz ist das **Methylphenidat** (z. B. Ritalin®, Medikinet®), ein anderer Arzneistoff ist **Lisdexamfetamin** (Elvanse®) Die Arzneimitteltherapie kann aber **nur unterstützender Bestandteil eines gesamttherapeutischen Konzepts** sein. Das Arzneimittel verbessert bei regelmäßiger konsequenter Einnahme die Aufmerksamkeit und Konzentrationsfähigkeit, eine Suchtgefahr besteht im Rahmen der Therapie nicht. Die Dosierung wird individuell festgelegt. Die **letzte Dosis sollte unbedingt vor 16:00 Uhr gegeben werden**, um Schlafstörungen zu vermeiden.

Was wissen Sie über Herkunft, Nebenwirkungen und Einsatzgebiete von Coffein?

Coffein ist in vielen Pflanzen enthalten, z. B. in Kaffee, grünem oder schwarzem Tee, Matetee oder Guarana. Es ist ein häufig angewendetes, gut verträgliches Psychostimulans. Bei sehr hohem Konsum können allerdings Nebenwirkungen wie Tachykardie, Schlaflosigkeit und Blutdruckerhöhung auftreten. Bei älteren Menschen dagegen kann Coffein das Einschlafen fördern, da es für eine stärkere Durchblutung des Gehirns sorgt.

Coffein kann Kopfschmerzen und v. a. Migränebeschwerden verbessern, da es Gefäße im Gehirn verengt. Es ist in oft Bestandteil von Kombinationsschmerzmitteln, weil es die Wirkung der enthaltenen Analgetika verstärkt.

14 Epilepsie

14.1 Grundsätze und Arzneistoffe für die antiepileptische Therapie

Epilepsie ist eine Hirnerkrankung, die durch **anfallsartig spontan auftretende zerebrale Krampfanfälle** gekennzeichnet ist. Die Krampfanfälle können in unterschiedlichen Formen auftreten. Die Bandbreite reicht von kaum bemerkbarem Muskelzucken oder kurzen Absencen **(Petit mal)** bis hin zu heftigen, generalisierten Krämpfen mit Bewusstseinsverlust **(Grand mal).** Meist sind sie von kurzer Dauer, bei Anfällen von mehr als 5 Minuten handelt es sich um den lebensbedrohlichen Zustand des **Status epilepticus**.
Der Prophylaxe der epileptischen Anfälle im Rahmen einer Dauertherapie kommt eine besondere Bedeutung zu.
Welches sind allgemeine Grundsätze und wichtige Hinweise für die antiepileptische Therapie?

14.1 Grundsätze und Arzneistoffe für die antiepileptische Therapie

- **Dauertherapie bei mehr als zwei Anfällen pro Jahr.**
- Antikonvulsiva sollen einschleichend dosiert werden. Man wählt die geringstmögliche Dosis, die noch sicher Anfälle vermeiden kann.
- Bei einem **unzureichenden Ansprechen** auf ein erstes Monotherapeutikum wird ein zweites oder eine **Kombinationstherapie** zweier Arzneistoffe versucht.
- **Adhärenz** ist essenziell, eine konsequente regelmäßige Einnahme unbedingt notwendig! Die Vorteile der Therapie sollten herausgestellt werden. Nach mehrjähriger Anfallsfreiheit kann versucht werden, die Therapie zu beenden. Dies geschieht ausschleichend unter EEG-Kontrolle, durch abruptes Absetzen der Arzneimittel kann es zur Auslösung von Anfällen kommen.
- Viele Antikonvulsiva haben ein **hohes Interaktionspotenzial!**
- Unerwünschte Arzneimittelwirkungen sind z. B. sedierende Effekte, Schwindel, Schwäche, Verwirrtheit, Magen-Darm-Beschwerden, allergische Reaktionen, Zahnfleischwucherung (Phenytoin).
- **Kein Alkohol!** Alkohol kann epileptische Anfälle auslösen und zudem die sedierende Nebenwirkung der Arzneistoffe verstärken.
- Das **Risiko einer teratogenen Schädigung ist bei Kindern unbehandelter Epileptikerinnen höher als bei Kindern gesunder Frauen.** Familiengründung ist aber grundsätzlich möglich.

14 Epilepsie

14.1 Grundsätze und Arzneistoffe für die antiepileptische Therapie

F

Arzneimittel, die bei Epilepsie eingesetzt werden, sollen die Krampfschwelle erhöhen, ohne die normalen Funktionen des Gehirns einzuschränken. Je nach Arzneistoffklasse werden sie zur Therapie des akuten Krampfanfalls oder zur Langzeittherapie und Prophylaxe eingesetzt.
Welche Gruppen von Antiepileptika (Antikonvulsiva) kennen Sie? Nennen Sie auch Arzneistoffbeispiele.

14.1 Grundsätze und Arzneistoffe für die antiepileptische Therapie

Klassische Antiepileptika: Carbamazepin (Tegretal®), Phenobarbital (Luminal®, Notfalltherapie), Phenytoin (Phenhydan®, Notfalltherapie), Valproinsäure (Ergenyl®). Einige dieser Arzneistoffe sind Enzyminduktoren und führen daher zu vielen Wechselwirkungen mit anderen Arzneistoffen.
Neuere Antiepileptika: Gabapentin (Neurontin®), Lacosamid (Vimpat®), Lamotrigin (Lamictal®), Levetiracetam (Keppra®), Pregabalin (Lyrica®).
Die neueren Antiepileptika haben i. d. R. den Vorteil, weniger Wechselwirkungen zu verursachen als die klassischen Antikonvulsiva.
Benzodiazepine: Clobazam (Frisium®), Clonazepam (Rivotril®, Notfalltherapie), Diazepam (Diazepam Generika, Notfalltherapie), Lorazepam (Tavor® Expidet®, Notfalltherapie), Midazolam (Dormicum®, Notfalltherapie)

Merke
Da die Präparate unterschiedlicher Generikahersteller hinsichtlich ihrer Bioverfügbarkeit große Unterschiede aufweisen können, ist es besonders wichtig, bei einigen Arzneistoffen einen Firmenwechsel zu vermeiden, um die Therapie nicht zu gefährden. Bei diesen Arzneistoffen darf es keine Rabattverträge geben, die sonst aus Gründen der Kostenersparnis von den gesetzlichen Krankenversicherungen mit Herstellern abgeschlossen werden.

Vom Status epilepticus spricht man, wenn ein epileptischer Anfall **sehr lange** (länger als 5 Minuten) anhält oder wenn **mehrere Anfälle kurz hintereinander** auftreten, ohne dass der Patient wieder das volle Bewusstsein erlangt. Dies ist eine lebensbedrohliche Situation, die eine umgehende medikamentöse Therapie erfordert.
Was ist in dieser schwerwiegenden Notfallsituation zu tun?

14.2 Therapie des Status epilepticus

- Arzt sofort rufen (lassen), beim Patienten bleiben.
- Mittel der Wahl sind Benzodiazepine, z. B. Clonazepam oder Diazepam und Phenytoin als Injektion, bei starker Atemdepression muss beatmet werden.
- Ist die Wirkung nicht ausreichend, i. v. Gabe von Levetiracetam oder Valproat.
- Wenn auch dies nicht ausreichend ist, Propofol oder Midazolam i. v., ggf. in Kombination mit Thiopental in anästhetischen Dosen.

15 Parkinson-Syndrom

15.1 Antiparkinsonmittel

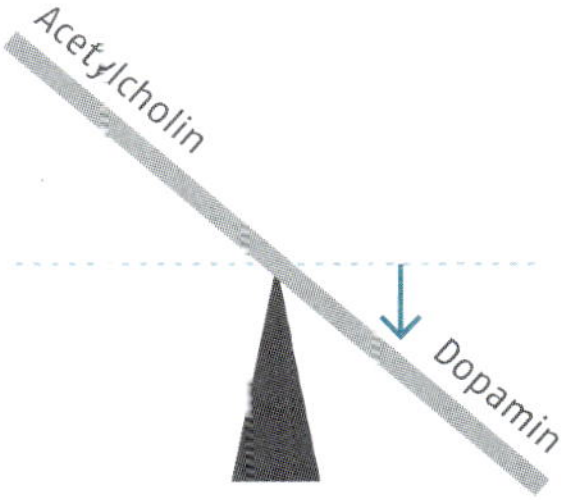

Ausgelöst durch das Absterben dopaminhaltiger Nervenzellen in Hirnregionen, die maßgeblich an der Steuerung von Bewegungsabläufen beteiligt sind (Substantia nigra), kommt es in der Folge zu einem **Ungleichgewicht der Neurotransmitter Dopamin (↓)** und **Acetylcholin (↑)**, **Glutamat (↑)** und γ-**Aminobuttersäure (GABA, ↑)**.

Morbus Parkinson ist gekennzeichnet durch folgende Hauptsymptome:

- **Akinese** (Bewegungsarmut) und **Bradykinesie** (langsame Bewegungen),
- **Rigor** (Steifigkeit, zahnradartige Bewegungen durch erhöhte Muskelspannung),
- **Tremor** (Zitterbewegungen),
- **posturale Instabilität** (Störung der aufrechten Körperhaltung).

Daneben können **Sprach-** und **Schlafstörungen**, **Depression** und **Angstzustände** auftreten. Aufgrund der Verschiebung des Dopamin-Acetylcholin-Gleichgewichts beruht die Arzneimitteltherapie auf einer Aktivierung des dopaminergen Systems, einer Hemmung der Acetylcholin-Wirkung und einer Blockade von Glutamat-Rezeptoren (NMDA-Rezeptoren). Es handelt sich um eine symptomatische Therapie, das Absterben der Zellen kann nicht aufgehalten werden.

Welche Arzneistoffbeispiele kennen Sie? Wo setzen sie bei der Behandlung an?

15.1 Antiparkinsonmittel

Arzneistoffe und ihre Angriffspunkte:

- **Aktivierung des dopaminergen Systems** entweder durch Erhöhung der Effizienz des körpereigenen Dopamins oder durch Zufuhr dopaminartiger Substanzen bzw. durch Hemmung des Dopaminabbaus:
  - **Levodopa (L-Dopa):** Goldstandard der Parkinsontherapie, in Kombination mit dem Decarboxylasehemmer Benserazid (Madopar®) oder Carbidopa (Nacom®),
  - **Dopamin-Agonisten:** Pramipexol (Sifrol®), Ropinirol (Requip®), Rotigotin (Neupro® TTS), Apomorphin (Apo-go®, s. c., stärkster Agonist),
  - **MAO-B-Hemmer:** Rasagilin (Azilect®), Selegilin (Generika),
  - **COMT-Hemmer:** Entacapon (Comtess®), in Kombination mit Levodopa/ Decarboxylasehemmer (Stalevo®),
- Blockade der Glutamat-Rezeptoren durch **NMDA-Rezeptor-Antagonisten:** Amantadin (PK-Merz®), Budipin,
- Blockade der Acetylcholin-Wirkung durch **Anticholinergika:** Biperiden (Akineton®).

Merke

Im Verlauf der Erkrankung kann die Wirkung einzelner Antiparkinsonmittel nachlassen. Um Off-Phasen mit völliger Bewegungsunfähigkeit zu vermeiden, ist es wichtig, die Medikation hinsichtlich Dosierung und Arzneimittelauswahl immer wieder anzupassen!

Um fehlendes Dopamin bei Parkinson zu ersetzen, wird in der Arzneimitteltherapie nicht Dopamin selbst eingesetzt, sondern **Levodopa (L-Dopa)** in Verbindung mit **Carbidopa** oder **Benserazid**, manchmal auch zusätzlich mit **Entacapon**.
Was ist der Grund hierfür?

A

Substanzen, die im Gehirn wirken sollen, müssen zunächst die Blut-Hirn-Schranke überwinden. Dopamin selbst kann das nicht, wohl aber die Vorstufe **L-Dopa**, welche durch das körpereigene Enzym Decarboxylase in Dopamin umgewandelt wird. Durch Gabe der ausschließlich peripher wirkenden **Decarboxylase-Hemmstoffe Carbidopa** oder **Benserazid** wird die Umwandlung von L-Dopa in der Peripherie unterbunden. So benötigt man geringere L-Dopa-Dosierungen und minimiert periphere Nebenwirkungen (z. B. Übelkeit, Erbrechen, Benommenheit nach dem Aufstehen) durch das gebildete Dopamin.

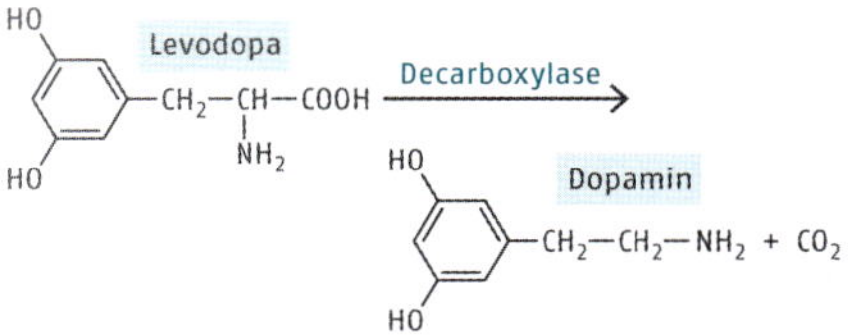

L-Dopa kann außerdem durch das zentral und peripher wirksame körpereigene Enzym Catechol-O-Methyltransferase (COMT) abgebaut werden. Durch Gabe eines COMT-Hemmstoffs (**Entacapon**) wird auch dieser Abbauweg unterbunden und die L-Dopa-Konzentration im Hirn steigt an. Vor allem im fortgeschrittenen Stadium wird daher oft eine Dreierkombination eingesetzt.

Merke

Die Einnahme von L-Dopa muss mindestens eine ½ Stunde vor oder 1½ Stunden nach dem Essen erfolgen.

L-Dopa-Präparate nicht in Quark, Joghurt oder andere eiweißreiche Speisen einrühren, nicht mit Milch einnehmen! Empfohlen wird die Einnahme mit etwas Gebäck oder Zwieback und ausreichend Flüssigkeit

F

In welchen Arzneiformen wird L-Dopa angeboten? Was muss bei der Einnahme von beachtet werden?

L-Dopa wird in unterschiedlichen Arzneiformen eingesetzt:

- Als **lösliche Tablette** (Madopar® LT): zum Auflösen in Wasser, die Wirkung tritt bereits nach 15–30 Minuten ein → zur schnellen Behandlung von OFF-Phasen und bei Schluckbeschwerden.
- Als **teilbare Tablette** (Madopar® 125 T): die schnellfreisetzenden Tabletten dürfen geteilt werden, um das Schlucken zu erleichtern oder die Dosierung anzupassen.
- Als **Retardkapsel** (Madopar® Depot): zeitlich verzögerte Freisetzung, für gleichmäßige Blutspiegel, die Retardkapseln dürfen nicht geöffnet oder in Flüssigkeit aufgelöst werden.

Der Wirkstoff konkurriert mit Eiweißbausteinen (Aminosäuren) um einen Transporter im Magen-Darm-Trakt. Wenn der Transporter durch **Nahrungseiweiß** belegt ist, kann L-Dopa nicht vollständig ins Blut gelangen. Es kommt zu Wirkungsschwankungen oder sogar zum Wirkungsverlust.

F

Eine weitere Möglichkeit, die Dopaminkonzentration an den zentralen Rezeptoren zu erhöhen, besteht darin, den Abbau des vorhandenen Dopamins durch Hemmung der **Monoaminoxidase B (MAO-B)** zu verlangsamen. MAO-B-Hemmstoffe, die eingesetzt werden, sind z. B. **Selegilin** oder **Rasagilin**.
Was ist bei einer Therapie mit MAO-B-Hemmstoffen zu beachten?

Zu beachten ist, dass MAO-B-Hemmer niemals mit trizyklischen Antidepressiva oder Antidepressiva vom SSRI-, SSNRI- oder NRI-Typ kombiniert werden sollten. Es besteht die Gefahr des **Serotonin-Syndroms**.

Merke

Beim Serotonin-Syndrom handelt es sich einen potenziell lebensbedrohlichen Zustand, der durch einen Überschuss des Neurotransmitters Serotonin an zentralen und peripheren Synapsen hervorgerufen wird. Je nach Schweregrad äußert sich diese Situation in Form von starkem Schwitzen, Angst, Nervosität und motorischer Unruhe bis hin zu Muskelzuckungen oder -krämpfen, Verwirrtheit, Bluthochdruck oder Schüttelfrost und Hyperthermie über 40 °C.

Neupro® TTS enthält **Rotigotin** als dopaminergen Agonisten:
Dopamin-Agonisten simulieren den Neurotransmitter Dopamin an Dopamin-Rezeptoren. Sie werden bevorzugt bei jungen Patienten eingesetzt, im Frühstadium allein, später in Kombination mit L-Dopa. Wie auch bei L-Dopa kann es hier v. a. zu Beginn der Therapie zu Magen-Darm-Problemen kommen. Dazu sind Verwirrtheitszustände und eine Impulsstörung (z. B. Spielsucht) möglich.
Wie ist dieses Präparat anzuwenden? Was ist zu beachten?

Anwendung von Neupro® TTS (enthält Rotigotin):

- Bei diesem transdermalen therapeutischen System wird der Wirkstoff kontinuierlich über 24 Stunden zugeführt.
- Ein Pflasterwechsel muss alle 24 Stunden erfolgen. Das neue Pflaster wird dann an einer anderen Applikationsstelle aufgeklebt.
- Die Applikation muss auf saubere, trockene, unverletzte, gesunde Haut im Bauchbereich, am Oberschenkel, an der Hüfte, der Flanke, der Schulter oder am Oberarm erfolgen; nicht auf gerötete, gereizte oder verletzte Hautbereiche kleben. Eine erneute Applikation an derselben Stelle innerhalb von 14 Tagen sollte vermieden werden.
- Dopamin-Antagonisten wie **Neuroleptika** und **MCP** können die Wirkung von Rotigotin abschwächen. Die gleichzeitige Anwendung sollte daher vermieden werden. Die gleichzeitige Anwendung von **Domperidon** ist aber möglich.

16 Alzheimer und Altersdemenz

16.1 Acetylcholinesterasehemmer

F

Die Alzheimer Erkrankung ist die häufigste Form der Demenz. Durch den **Untergang cholinerger Neurone** ist die Wirkung des Neurotransmitters **Acetylcholin reduziert**. Es kommt zu einer Abnahme der Hirnleistung und des Sozialverhaltens, im fortgeschrittenen Stadium ist eine selbständige Lebensführung nicht mehr möglich. Acetylcholinesterase-Hemmstoffe sind daher eine Möglichkeit der Medikation.
Wie wirken sie? Nennen Sie Beispiele für Wirkstoffe.

16.1 Acetylcholinesterasehemmer

Antidementiva werden zur symptomatischen Behandlung eingesetzt. Sie können allenfalls den **Krankheitsverlauf verzögern**, aber keine Heilung herbeiführen.
Acetylcholin wird durch das Enzym Acetylcholinesterase abgebaut. Durch Hemmung dieses Enzyms kann die **Acetylcholinkonzentration erhöht** werden. Besonders in den frühen Stadien der Krankheit kann es damit zu einer Verbesserung der Denkleistung und der Fähigkeit zu Alltagsaktivitäten kommen.

Hinzu kommt eine gewisse neuroprotektive Wirkung durch Ausschüttung von Wachstumsfaktoren. Ist jedoch ein großer Anteil der cholinergen Neurone zerstört, sind die Arzneistoffe wirkungslos.
Arzneistoffbeispiele sind:

- **Donepezil** (Aricept®),
- **Galantamin** (Reminyl®),
- **Rivastigmin** (Exelon®).

Glutamat ist als Neurotransmitter essenziell für Lern- und Gedächtnisvorgänge, er bindet im ZNS an Glutamat-Rezeptoren, zu denen auch die NMDA-Rezeptoren gehören. Bei Morbus Alzheimer kommt es zur Überstimulation dieser Rezeptoren und damit zu einer weiteren Verschlechterung der Situation.
Wie wirken NMDA-Rezeptor-Antagonisten? Welcher Arzneistoff wird eingesetzt?

16.2 NMDA-Rezeptor-Antagonisten

Als Arzneistoff eingesetzte NMDA-Antagonisten hemmen die überschießende Stimulation bei nur geringer Störung der physiologischen Abläufe. Lernfähigkeit und Gedächtnisleistung bleiben damit länger erhalten.

Memantin (Axura®) wird bei moderaten bis schweren Formen der Alzheimer-Demenz eingesetzt. Die Therapie sollte nur begonnen werden, wenn die Einnahme durch eine Betreuungsperson überwacht wird.

Die Tabletten sollten einmal täglich eingenommen werden, möglichst zur gleichen Zeit, unabhängig von den Mahlzeiten. Wichtig ist eine einschleichende Dosierung, um das Risiko von Nebenwirkungen zu reduzieren. Es können Schwindel, Übelkeit, Unruhe oder eine Übererregbarkeit auftreten.

Nootropika sind Substanzen, die einen positiven Effekt auf den Stoffwechsel und die Durchblutung des Gehirns ausüben sollen. Ihre Wirkung ist wissenschaftlich nicht eindeutig belegt.
Über welche Mechanismen wirken diese Substanzen? Nennen Sie auch Arzneistoffbeispiele.

- **Piracetam** (Nootrop®) soll den herabgesetzten Hirnstoffwechsel aktivieren, indem es den Glucoseabbau verstärkt, zudem werden die Fließeigenschaften des Blutes verbessert.
- **Ginkgo-biloba**-Extrakt (Tebonin®) bewirkt eine Verbesserung der Fließeigenschaften des Blutes und schützt Nervenzellen vor oxidativen Angriffen.

17 Schilddrüsenerkrankungen

17.1 Schilddrüsenhormone

Bei einer Schilddrüsenunterfunktion (Hypothyreose) werden die Schilddrüsenhormone **Trijodthyronin (T_3)** und **L-Thyroxin (T_4)** in zu geringer Menge gebildet und müssen von außen ergänzt werden. Da L-Thyroxin eine längere Plasmahalbwertzeit (ca. 1 Woche) besitzt, wird es bevorzugt zur Substitution eingesetzt. Welche Präparate gibt es, die zur Substitution eingesetzt werden? Was muss bei der Einnahme beachtet werden?

- **Levothyroxin-Natrium** (T_4): z. B. L-Thyroxin Henning®,
- **Levothyroxin + Kaliumjodid:** z. B. Jodthyrox® (bei Struma),
- **Liothyronin** (T_3 = Trijodthyronin): z. B. Thybon®, bei zu geringer Umwandlung von T_4 zu T_3,
- **Levothyroxin + Liothyronin** (Verhältnis 5:1): z. B. Novothyral®, physiologisches Verhältnis.

Schilddrüsenhormone sollten **morgens nüchtern (30 Minuten vor dem Frühstück)** eingenommen werden. Vor allem zusammen mit Milch oder Milchprodukten kommt es zur Komplexbildung und unzureichenden Resorption. Die Dosierung erfolgt einschleichend, um einer Kumulation und damit verbundenen unerwünschten Arzneimittelwirkungen wie Tachykardie, Zittern und Schlaflosigkeit vorzubeugen.
Es sollte außerdem darauf geachtet werden, dass der Patient immer das gleiche Präparat von demselben Hersteller erhält, da eine unterschiedliche Verfügbarkeit großen Einfluss auf den Stoffwechsel haben kann.

Zur Therapie der **primären Schilddrüsenüberfunktion (Hyperthyreose)**, z. B. Morbus Basedow, kommen unterschiedliche Thyreostatika zum Einsatz.
Bei einer primären Hyperthyreose kommt es durch eine Störung der Schilddrüse selbst zu einer erhöhten Ausschüttung von Schilddrüsenhormonen, während bei der sekundären Form andere Ursachen, z. B. hormonbildende Tumoren, vorliegen.
Thyreostatika hemmen die Hormonbildung oder die Hormonfreisetzung in der Schilddrüse.
Welche Arzneistoffe gibt es? Über welchen Mechanismus kommt die Wirkung zustande?

Thyreostatika und Wirkungsmechnismus:

- **Jodidionen in hoher Dosierung** hemmen kurzfristig präoperativ die Hormonfreisetzung.
- **Jodinationshemmstoffe** blockieren die Aufnahme von Jod in die Schilddrüse (keine Dauertherapie!), z. B. Natriumperchlorat (Irenat®).
- **Jodisationshemmstoffe** verhindern die Oxidation von Jodid zu Jod und damit den Einbau von Jod in die Vorstufen der Schilddrüsenhormone, z. B. Carbimazol (Generika), Thiamazol (Generika), Propylthiouracil (Propycil®).
- **Radiojod** reichert sich in der Schilddrüse an, zerstört Schilddrüsengewebe durch radioaktive Strahlung.

Merke
Die Wirkung der Substanzen setzt erst nach einigen Tagen ein, da vorhandene Hormone erst abgebaut werden müssen.

18 Diabetes mellitus

18.1 Therapie des Diabetes mellitus

Beim Diabetes mellitus sind grundsätzlich drei große Formen zu unterscheiden:

- Diabetes mellitus Typ 1 (früher auch „juveniler Typ" genannt),
- Diabetes mellitus Typ 2 (früher auch „Altersdiabetes" genannt),
- Gestationsdiabetes (Schwangerschaftsdiabetes).

Die altermäßige Zuordnung der Typen 1 und 2 passt heute nicht mehr, viele Kinder entwickeln schon einen Typ-2-Diabetes und auch im Alter kann noch ein Typ-1-Diabetes auftreten.
Nennen Sie die Eigenschaften der unterschiedlichen Formen des Diabetes mellitus (DM) und erläutern Sie die grundsätzliche Therapiestrategie.

- **DM-Typ 1:** Es handelt sich um eine Autoimmunerkrankung. Nach Antikörperbildung gegen die insulinsezernierenden β-Zellen des Pankreas werden diese zerstört. Als Folge tritt ein **absoluter** Insulinmangel ein. Insulin muss obligat lebenslang substituiert werden.
- **DM-Typ 2:** Es liegt eine **Insulinresistenz** vor, die Insulinwirkung ist vermindert, die vorhandene Insulinmenge ist nicht ausreichend. Es besteht ein **relativer** Insulinmangel. Eine ungesunde Lebensweise verschlechtert die Situation. Als Basis der Therapie gilt daher eine gesunde, ausgewogene Ernährung, ausreichend Bewegung und der Abbau oder das Vermeiden von Übergewicht. Daneben werden Antidiabetika eingesetzt, die die Insulinsensitivität der Zellen verbessern sollen oder weiteres Insulin freisetzen. Sollten diese Maßnahmen nicht ausreichen, kann in Kombination dazu Insulin eingesetzt werden.
- **Gestationsdiabetes:** Hier liegt eine verringerte **Insulinsensitivität** vor. Kann sich der Blutzuckerspiegel nicht durch eine Ernährungsumstellung normalisieren lassen, ist eine Insulintherapie notwendig.

Insulin ist ein Peptidhormon und würde bei oraler Applikation wirkungslos, deshalb muss es subkutan injiziert werden. **Humaninsuline** sind menschlichem Insulin im chemischen Aufbau identisch, **Insulinanaloga** besitzen gegenüber Humaninsulin eine veränderte Aminosäuresequenz. Beide Gruppen werden heute gentechnologisch hergestellt.
Je nach Wirkungseintritt und -dauer können Insulinarten weiter unterschieden werden.
Welche Insulinarten kennen Sie? Was ist bei der Anwendung jeweils zu beachten?

Kurzwirkende Insuline (Mahlzeitenbedarf):

- **Normalinsulin:** kurz wirkend (4–6 Stunden), Wirkungseintritt nach 15–30 Minuten, Spritz-Ess-Abstand muss eingehalten werden (10–20 Minuten in Abhängigkeit vom Ausgangsblutzuckerwert) → Huminsulin® normal, Actrapid®,
- **Analoginsuline:** sehr kurz wirkend (2–3 Stunden), kein Spritz-Ess-Abstand, die Wirkung tritt sofort ein → Insulin lispro (Humalog®), Insulin aspart (NovoRapid®), Insulin glulisin (Apidra®).

Langwirksame Insuline (Grundbedarf):

- **Analoginsulin Basal:** lang wirkend, langsamer Wirkungseintritt, gleichmäßige Wirkung, Wirkdauer 20–24 Stunden → Insulin detemir (Levemir®), Insulin glargin (Lantus®),
- **Analoginsulin Basal ultralang:** langsamer Wirkungseintritt, gleichmäßige Wirkung, Wirkdauer über 42 Stunden → Insulin degludec (Tresiba®),
- **NPH-Basal-Insuline:** (NPH = Neutrales Protamin Hagendorn, verzögert die Insulinresorption aus dem Unterhautfettgewebe) langsamer Wirkungseintritt, Wirkdauer je nach Dosis 12–16 Stunden, Spritz-Ess-Abstand bei alleiniger Gabe 30–45 Minuten → Huminsulin® Basal, Protaphane®,
- **Kombinationsinsuline (Mischinsuline):** fixe Kombination eines schnell oder besonders schnell wirksamen Insulins mit einem Verzögerungsinsulin oder mit verzögernden Substanzen.

Um welche Insuline handelt es sich?
Nennen Sie die Insulinart und erklären Sie, was die Kurven jeweils aussagen.

A

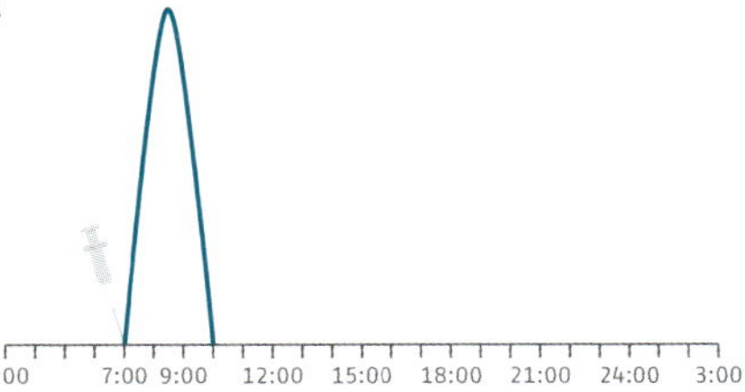

B

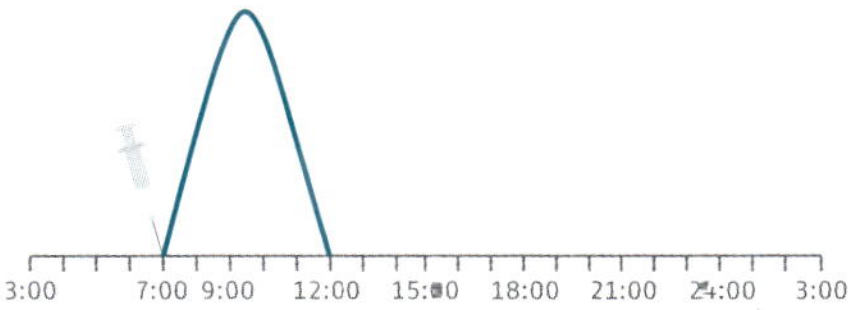

C

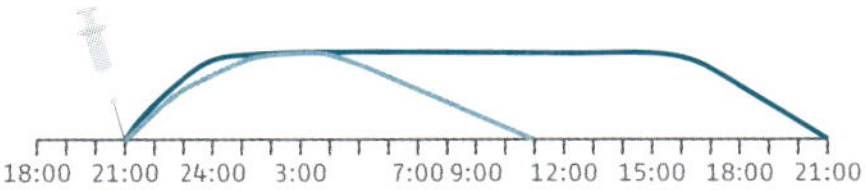

D

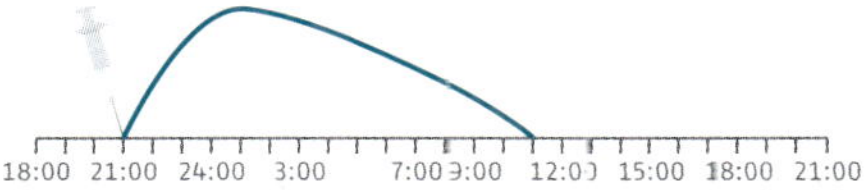

- A: **Analoginsulin** (sehr kurz wirkend): Die Wirkung tritt sofort ein, ist nach ungefähr einer Stunde am stärksten und hält ca. 3 Stunden an.
- B: **Normalinsulin** (kurz wirkend): Die Wirkung ist nach ca. 2 Stunden am stärksten und dauert im dargestellten Fall ungefähr 5 Stunden an.
- C: **Analoginsulin Basal** (lang wirkend): Die Wirkung tritt verzögert ein, die Blutspiegelkurve ist flach. Bei Präparat 1 hält die Wirkung ca. 13 Stunden, bei Präparat 2 ca. 24 Stunden an.
- D: **NPH-Basal-Insulin:** Die Wirkung tritt verzögert ein, nach 4 Stunden ist die stärkste Wirkung erreicht. Die Wirkdauer beträgt im dargestellten Diagramm ca. 14 Stunden.

Diabetes **Typ 1** ist durch einen **absoluten Insulinmangel** gekennzeichnet, Insulin muss obligat substituiert werden. Beim Diabetes **Typ 2** liegt ein **relativer Mangel** vor, die produzierte Insulinmenge ist nicht ausreichend (z. B. wegen einer Insulinresistenz bei starkem Übergewicht). Je nach Diabetes-Typ und Erkrankungsdauer kommen verschiedene Therapieschemata infrage.
Welche Therapieschemata für Insulin kennen Sie?

- **Konventionelle Therapie** (CT, v. a. Typ 2): Eine festgelegte Menge Kombinationsinsulin wird meist 2-mal täglich gespritzt. Der Patient isst nach einem auf den Spritzplan abgestimmten Ernährungsplan. Die Patienten müssen beide Pläne strikt einhalten, anderenfalls drohen Hyper- oder Hypoglykämien.
- **Intensivierte konventionelle Therapie** (ICT, Basis-Bolus-Prinzip): Abdeckung der Insulin-Basalrate durch Gabe eines Verzögerungsinsulins, zu jeder Mahlzeit oder bei erhöhtem BZ wird ergänzend schnellwirksames Insulin gespritzt. Der Bedarf wird vorher jeweils durch BZ-Messung und Abschätzung der Kohlenhydratmengen (BE) in der anstehenden Mahlzeit berechnet.
- **Insulinpumpentherapie** (CSII, nur Typ 1): Über eine tragbare Insulinpumpe wird kontinuierlich kurzwirksames Insulin abgegeben (= Basalrate). Bei Bedarf (Essen, erhöhter BZ) kann per Knopfdruck ein Bolus abgegeben werden.
- **Supplementäre Insulintherapie** (SIT, nur Typ 2): Zusätzlich zu einem oralen Antidiabetikum wird bei Patienten mit erhöhten postprandialen BZ-Werten zu einer oder mehreren Mahlzeiten ein schnell wirkendes Insulinanalogon gegeben.
- **Basalunterstützte orale Therapie** (BOT, Bedtime-Insulin, nur Typ 2): Zusätzlich zu einem oralen Antidiabetikum wird bei Patienten mit erhöhtem Nüchtern-BZ abends unterstützend ein langwirksames Insulinanalogon verabreicht.

Unterschiedliche Insulinarten und verschiedene Therapieschemata bieten die Möglichkeit einer individuell zugeschnittenen Diabetestherapie. Allerdings kann Insulin nur dann richtig wirken, wenn es korrekt appliziert wird.
Was muss bei der Insulininjektion beachtet werden?

- **Injektion in das Unterhautfettgewebe** ist Grundvoraussetzung für eine gleichmäßige Aufnahme und damit für eine stabile Blutzuckereinstellung. Injektionen in die Muskulatur können – neben Schmerzen – zu schwankenden Blutzuckerwerten führen,
- **Injektionsareale** (wichtig v. a. für Humaninsuline):
  - **Bauch** = schnelle Insulinaufnahme → schnellwirkende Insuline (z. B. vor den Mahlzeiten),
  - **Oberschenkel** = langsamere Insulinaufnahme → länger wirkende Insuline (Grundbedarf),
- **Wechsel des Injektionsareals** nach jeder Injektion,
- möglichst **kurze Nadellänge**, um Injektionen in die Muskulatur zu vermeiden (die Hautdicke ist unabhängig vom BMI),
- **Injektionswinkel 90 °C**, Bildung einer Hautfalte (mit 3 Fingern!) ab einer Nadellänge von 6 mm oder bei sehr schlankem Körperbau,
- **Aufmischen** von trüben Insulinsuspensionen (NPH-/Kombinationsinsulin) durch 20-maliges Schwenken oder Patrone zwischen den Händen rollen (nicht schütteln!),
- **Funktionskontrolle** des Pens (1–2 IE bei senkrecht gehaltenem Pen spritzen),
- Nadel nach der Injektion noch ca. **10 Sekunden in der Haut** lassen, um dem Insulin die Möglichkeit zu geben, sich im Unterhautfettgewebe zu verteilen,
- **einmalige Verwendung** der Injektionsnadeln.

Stellen Sie sich folgende Situation vor: Frau Müller ist seit vielen Jahren Typ-1-Diabetikerin, mit der Therapie ihres Diabetes kommt sie gut zurecht und ihr Blutzucker ist in der Regel gut eingestellt. Momentan hat sie allerdings den Eindruck, dass das Insulin nicht richtig zu wirken schein, denn obgleich sie sich weiter an die Therapievorgaben hält, ist der Blutzuckerwert, den sie mehrmals täglich bestimmt, deutlich zu hoch.
Welche möglichen Ursachen könnten dieser „Wirkungslosigkeit" zugrunde liegen? Nennen Sie Punkte, die sie überprüfen könnten.

- **Haltbarkeit** und **Lagerung** des Insulins: Ampullen, die noch nicht angebrochen sind, sind im Kühlschrank zu lagern (nicht nah an der Rückwand, optimal ist das normale Gemüsefach). Nach Anbruch sollten Ampullen innerhalb von 4 Wochen aufgebraucht werden. Hohe Temperaturen, genauso wie extreme Kälte, zerstören das Proteinhormon Insulin.
- **Lipodystrophien:** Wird Insulin immer wieder in dasselbe Hautareal injiziert, kann es an dieser Stelle zu Veränderungen kommen, die die Aufnahme von Insulin erschweren oder völlig verhindern. Die Spitzstelle sollte daher bei jeder Injektion gewechselt werden. Die Hautpartien sollten regelmäßig auf Verdickungen oder Verhärtungen überprüft werden.
- **Technische Probleme:** Sind die Kanüle oder der Katheter durchgängig und der Pen oder die Pumpe intakt? Für jede Injektion sollte eine neue Kanüle verwendet werden, da es schon nach einmaliger Nutzung zu Problemen kommen kann. Sicherheitshalber sollte vor jeder Injektion eine Funktionsprüfung des Pens durchgeführt werden.
- **Erhöhter Insulinbedarf:** Bei Infektionen oder in sehr stressigen Situationen kann der Insulinbedarf erhöht sein. Auch Wechselwirkungen mit anderen Wirkstoffen, z. B. Cortison, lassen den Blutzuckerspiegel ansteigen. Die genaue Handlungsweise in diesen Situationen sollte mit dem Arzt besprochen werden.

Merke

Bei hohen Glucosewerten (über 250 mg/dl) muss der Gehalt an Ketonkörpern im Blut oder Urin bestimmt werden, um eine drohende Stoffwechselentgleisung (Ketoazidose) frühzeitig zu erkennen und rechtzeitig reagieren zu können.

Grundsätzlich werden **orale Antidiabetika nur beim Diabetes Typ 2** eingesetzt, da eine körpereigene Insulinproduktion vorhanden sein muss. Es können unterschiedliche Wirkstoffe zum Einsatz kommen. Nennen Sie die unterschiedlichen Wirkstoffgruppen, ihre Wirkungsweise und Arzneistoffbeispiele.

- **Metformin** (Generikum) hat keinen Einfluss auf die Insulinausschüttung, es verbessert die Insulinempfindlichkeit der Zellen und verzögert die Glucoseaufnahme aus dem Darm. Zusätzlich reduziert es die Gluconeogenese der Leber und hat einen günstigen Effekt auf die Blutfettwerte.
- **SGLT-2-Hemmstoffe** („Flozine") wie Dapagliflozin (Forxiga®) oder Empagliflozin (Jardiance®) erhöhen die Ausscheidung von Glucose über die Nieren, sobald der Blutzucker einen bestimmten Wert überschreitet. Positive Nebeneffekte sind Gewichtsabnahme und Blutdrucksenkung.
- **DPP-4-Hemmstoffe**, z. B. Sitagliptin (Januvia®), Saxagliptin (Onglyza®), bremsen den enzymatischen Abbau des Inkretins GLP-1, das bei erhöhten Blutzuckerspiegeln die körpereigene Insulinausschüttung fördert. Zudem wird die Magenentleerung verlangsamt und damit ein Sättigungsgefühl hervorgerufen.
- **Sulfonylharnstoffe**, z. B. Glibenclamid (Generika) oder Glimepirid (Amaryl®) und **Glinide** (Repaglinid, NovoNorm®), erhöhen die Insulinproduktion in der Bauchspeicheldrüse. Im Gegensatz zu den Sulfonylharnstoffen setzt die Wirkung der Glinide rasch ein und die Wirkdauer ist kürzer. Da Insulin aktiv freigesetzt wird, besteht bei beiden Arzneimittelgruppen ein hohes Risiko für Unterzuckerung.
- **Inkretin-Analoga**, z. B. Liraglutid (Victoza®), Dulaglutid (Trulicity®), Semaglutid (Ozempic®), werden 1-mal wöchentlich s. c. verabreicht und regulieren die Abgabe von Insulin aus der Bauchspeicheldrüse in Zusammenhang mit einer Nahrungsaufnahme. Als weiterer Wirkung hemmen sie den Appetit, was die Therapie unterstützt.

19 Sexualhormone in der Therapie

19.1 Orale Kontrazeptiva

F

Die meisten empfängnisverhütenden Arzneimittel wirken als **Ovulationshemmer**. Durch die tägliche Hormoneinnahme werden Eireifung und Eisprung verhindert. Zudem wird die Zervixschleimhaut beeinflusst und auch die Konsistenz des Zervixschleims.

Welche Arten oraler Kontrazeptiva kennen Sie und was ist bei der Anwendung zu beachten?

Orale Kontrazeptiva:

- **„Minipillen"** (reine Gestagenpillen aus Levonorgestrel oder Desogestrel): Einnahme täglich zur gleichen Zeit, geringe Sicherheit. Bei vergessener Einnahme kann in den ersten 3 Stunden die Pille ohne Wirkungsverlust eingenommen werden (Cerazette®, Microlut®).
- **Einphasenpille** (fixe Kombination aus Estrogen/Gestagen): Einnahme für 21 oder 22 Tage täglich zur selben Zeit, danach Einnahmepause von 6 bzw. 7 Tagen. Bei manchen Einphasenpillen befinden sich 28 Dragees in einer Packung, wobei die Pillen der letzten 6 oder 7 Tage keine Wirkstoffe mehr enthalten. Sie dienen nur dazu, Einnahmefehler zu vermeiden. Dabei wird das Medikament ohne Pause eingenommen. Innerhalb der ersten 12 Stunden nach dem vorgesehenen Einnahmezeitpunkt kann eine vergessene Einnahme ohne Wirkungsverlust nachgeholt werden (z. B. Belara®, Estelle®, Yasmin®).
- **Sequenzpräparate** enthalten bis zum 7. oder 11. Zyklustag nur ein Estrogen, danach eine Kombination mit einem Gestagen.
- **Stufenpräparate** (Zwei- oder Dreistufenpräparate): Der Gestagenanteil wird in 2 oder 3 Stufen langsam gesteigert, der Estrogenanteil bleibt dagegen gleich oder wird vom 7.–12. Zyklustag an leicht gesteigert. Damit erreicht man eine bessere Anpassung an den physiologischen Zyklus. Werden die Pillen nicht in der richtigen Reihenfolge eingenommen, ist die Sicherheit beeinträchtigt (z. B. Neo-Eunomin®, Trinordiol®, Novastep®).

Merke

In der Einnahmepause kommt es durch den Abfall des Hormonspiegels zur Abbruchblutung. Die Abbruchblutung ist also keine typische Menstruationsblutung.

Neben der oralen Kontrazeption können auch andere Applikationsformen zur **hormonalen** Kontrazeption angewendet werden. Welche zählen dazu? Bitte erklären Sie jede einzelne Arzneiform kurz.

19.2 Alternative Arzneiformen der hormonellen Kontrazeption

Alternative Applikationsformen zur Kontrazeption sind:

- **Vaginalring** (NuvaRing®): Der Ring aus einem Kunststoff enthält die Wirkstoffe Etonogestrel und Ethinylestradiol, also ein Gestagen und ein Estrogen. Der Ring wird einmalig in die Scheide eingeführt und nach 21 Tagen entfernt. Beide Wirkstoffe werden über die Schleimhaut in den Blutkreislauf aufgenommen. Durch die lokale Freisetzung ohne vorherige Passage durch den Magen und die Leber kann eine geringere Dosierung eingesetzt werden. Der Wirkungsmechanismus ist jedoch trotz lokaler Freisetzung systemisch!
- **Transdermales therapeutisches System** (Evra®): Dies ist ein wöchentlich aufzubringendes Kontrazeptivum. Die beiden Wirkstoffe Ethinylestradiol (ein Estrogen) und Norelgestromin (ein Gestagen) liegen in dem therapeutischen System vor. Die Freisetzung geschieht über die Haut in den Blutkreislauf, also auch bei dieser Applikationsform liegt eine systemische Wirkung vor.
- **Subkutanes Implantat** (Implanon® NXT): Dieses Implantat wird in die Subcutis des Arms eingesetzt und kann dort für drei Jahre verbleiben. Über diesen Zeitraum wird kontinuierlich ein Gestagen (Etonogestrel) freigesetzt. Durch die Galenik des Implantates, wird die kontinuierliche Freisetzungsrate festgelegt.
- **Intrauterinpessar (IUP)** (Mirena®): Hierbei handelt es sich um ein T-förmiges Stäbchen, welches direkt in die Gebärmutter eingesetzt wird. Dort wird kontinuierlich Levonorgestrel freigesetzt.
- **Dreimonatsspritze** (z. B. Depo-Clinovir®): Bei dieser Verhütungsmethode handelt es sich um eine Injektion in den Muskel, welche über einen Zeitraum von 12 Wochen einen ausreichend hohen Hormonspiegel des Hormons Medroxyprogesteronacetat aufweist. Der Wirkstoff wird als kristalline Lösung eingespritzt und hat dadurch eine Depotwirkung.

Die **„Pille danach"** steht für den Notfall zur Verfügung, wenn eine Verhütungspanne aufgetreten ist oder die Verhütung vergessen wurde.
Welche Wirkstoffe werden für diese Anwendung eingesetzt, wie und wann müssen Sie eingenommen werden?

Zwei Wirkstoffe werden als Notfallkontrazeption eingesetzt:

- **Levonorgestrel, hochdosiert** (z.B. Pidana®): Die Einnahme ist bis zu 72 Stunden nach dem ungeschützten Geschlechtsverkehr möglich. Wenn die Einnahme während der Stillzeit stattfindet, sollte eine Stillpause von etwa 8 Stunden eingelegt werden.
- **Ulipristalacetat** (ellaOne®): Die Einnahme ist bis zu 120 Stunden nach dem ungeschützten Geschlechtsverkehr möglich. Findet die Einnahme während der Stillzeit statt, sollte eine Stillpause von einer Woche eingelegt werden.

Bei allen Präparaten wird einmalig eine Tablette eingenommen. Bei Erbrechen in den ersten 3 Stunden nach der Einnahme muss möglichst schnell eine neue „Pille danach" eingenommen werden, um eine Wirkung zu erzielen. Durch die Hormongabe ist das Thromboserisiko erhöht.

Merke

Beide Präparate führen zu einer Verschiebung des Eisprungs. Damit wird verhindert, dass Spermien auf eine Eizelle treffen. Sollte es dennoch zu einer Schwangerschaft kommen, hat die Therapie keine negativen Folgen für den Fötus.

Bei Frauen beginnt etwa ab dem 50. Lebensjahr das Klimakterium (Wechseljahre). Die Estrogenproduktion sinkt, schützende physiologische Effekte fallen weg. Bei der Hormonersatztherapie werden Hormonpräparate eingenommen, um dem weiblichen Organismus die gewohnten Hormone wegen reduzierter Eigenproduktion zuzuführen.
Indikationen für eine Hormonersatztherapie sind unter anderem starke klimakterische Beschwerden oder auch die postmenopausale Osteoporose.
Welche Wirkstoffgruppen in welchen Applikationsformen stehen zur Auswahl?

Wirkstoffgruppen sind:

- Estrogen,
- Estrogen in Kombination mit Gestagenen (bei erhaltenem Uterus).

Darreichungsformen sind:

- perorale Einnahme,
- TTS (transdermale therapeutische Systeme),
- Ovula (Vaginalglobuli),
- Gele,
- Cremes.

Merke

Bei der topischen Anwendung nimmt die Medikation keinen Einfluss auf die Gerinnungsfaktoren. So wird das Risiko thromboembolischer Ereignisse nicht erhöht.
Die typischen Wirkformen, die zur Kontrazeption eingesetzt werden, sind aufgrund kardiovaskulärer Risiken nicht zur HET geeignet.

20 Osteoporose

20.1 Knochenstoffwechsel

F

Das Knochengerüst unterliegt einem ständigen Auf- und Abbau. Es ist ein Zusammenspiel der als Gegenspieler wirkenden **Osteoblasten**, die den Knochenaufbau fördern, und der **Osteoklasten**, die für den Abbau verantwortlich sind.
„Osteoblasten bauen den Knochen auf, Osteoklasten machen den Knochen kaputt"
Neben mechanischen Faktoren wie körperlicher Bewegung haben auch bestimmte Mineralien und Hormone Einfluss auf den Knochenstoffwechsel. Einige wirken anabol (aufbauend), einige katabol (abbauend). Welchen Einfluss haben die folgenden Stoffe auf die Aktivität?

- Fluor
- Estrogene
- Cortisol
- Vitamin D
- RANKL
- Vitamin C
- Calcium
- Serotonin

20.1 Knochenstoffwechsel

- Fluor: osteoanabol
- Estrogene: osteoanabol
- Cortisol: osteokatabol
- Vitamin D: osteoanabol
- RANKL: osteokatabol
- Vitamin C: osteoanabol
- Calcium: osteoanabol
- Serotonin: osteokatabol

Merke

Bei jedem Menschen findet ein permanenter Knochenumbau statt. Der vollständige Prozess dauert durchschnittlich 120 Tage. Vor allem Frauen in der Menopause sind durch den abfallenden Hormonspiegel (Estrogene) anfällig für Knochenbrüche.

Bei der Osteoporose liegt eine **Störung des Knochenstoffwechsels** vor, die zu einer verminderten Knochendichte und Knochenfestigkeit führt. Die Mikroarchitektur ist verschlechtert und die Knochenmasse vermindert. Irgendwann kommt es dann, oft aus unverhältnismäßigem Anlass, zu Frakturen (v. a. Oberschenkelhals und Wirbel).

Risikofaktoren, die man nicht beeinflussen kann, sind ein **hohes Lebensalter**, das **Geschlecht** (Frauen haben ein doppelt so hohes Risiko wie Männer bei gleichem Lebensalter), die **familiäre Veranlagung** und **bestimmte Erkrankungen**.

Wie kann man das individuelle Osteoporoserisiko senken?

Maßnahmen zur Senkung des individuellen Osteoporoserisikos sind:

- **Normalgewicht** halten, Untergewicht ist mit einer erniedrigten Knochendichte verbunden.
- **Kein großer Gewichtsverlust in kurzer Zeit**, denn durch die verminderte Nährstoffzufuhr sind die Knochen meist einem Mangel unterlegen und können nicht in ausreichender Stärke umgebaut werden.
- Ausreichende **Calciumversorgung** ab dem ersten Lebenstag.
  Bei Erwachsenen 1000 mg täglich über die Nahrung; gute Calciumquellen sind Milch und Milchprodukte, grünes Gemüse (z. B. Brokkoli, Fenchel), calciumreiches Mineralwasser. Bei nicht ausreichender Zufuhr können Calciumpräparate (500–1000 mg/d) eingesetzt werden.
- **Vitamin D** fördert Calciumaufnahme über Darm und Calciumeinbau in den Knochen; gute Vitamin-D-Quellen sind fetter Seefisch, täglich Bewegung in der Sonne. Die Deutsche Gesellschaft für Ernährung (DGE) empfiehlt für die Wintermonate eine Supplementierung von 800 IE täglich.
- Regelmäßige **körperliche Betätigung** zur Muskelstärkung. Außerdem wird durch Zug und Druck auf den Knochen auch der Knochenstoffwechsel angeregt.
- Auf **Alkohol und Rauchen verzichten.**

Merke

Vor einer Supplementation von Vitamin D und Calcium sollten die aktuellen Blutspiegel überprüft werden!

Sind ergriffene Maßnahmen nicht ausreichend, um den Knochenabbau und die Verschlechterung der Mikroarchitektur zu stoppen, kann therapeutisch eingegriffen werden.
Welche verschiedene Therapiemöglichkeiten gibt es bei der Osteoporose? Nennen und erklären Sie diese kurz.

20.3 Allgemeine Therapieansätze der Osteoporose

- **Calcium und Vitamin D** gewährleisten eine optimale Nährstoffzufuhr der Knochen. Calcium ist ein Hauptbestandteil der Knochen und wird durch das Zusammenspiel von Vitamin D und dem Parathormon zum Ein- und Ausbau in den Knochen benötigt.
  Präparate zur Supplementation von Calcium und Vitamin D stehen sowohl einzeln als auch in Kombinationspräparaten zur Verfügung, um einen Mangel auszugleichen bzw. einem Mangel vorzubeugen.
- **Bisphosphonate** verhindern die Resorption, d.h. die Auflösung des Knochens sowie den Umbau. Die Aktivität der Osteoklasten wird vermindert und es werden feste Schichten um den Knochen gebildet, um einem Abbau entgegenzuwirken.
- **Monoklonale Antikörper** wirken an dem Rezeptor, über welchen die Osteoklasten aktiviert werden.

Bisphosphonate sind eine Wirkstoffgruppe bei der Therapie von Osteoporose und gelten als Mittel der ersten Wahl. Bei der Einnahme sind einige wichtige Hinweise zu beachten.
Erklären Sie den Wirkungsmechanismus, nennen Sie Arzneistoffbeispiele und führen Sie die Anwendungshinweise auf.

20.4 Bisphosphonate

Bisphosphonate hemmen die Aktivität der Osteoklasten, die Knochen werden fester und das Frakturrisiko sinkt. Die Halbwertszeit von Bisphosphonaten ist sehr hoch, d. h. sie verbleiben über mehrere Jahre im Körper und bilden eine feste Schicht um die Knochen.
Es gibt eine Vielzahl an Wechselwirkungen mit anderen Arzneistoffen und Nahrungsbestandteilen. Folgende Einnahmehinweise sollten beachtet werden:

- **Einnahme nüchtern**, mind. 30 Minuten vor dem Frühstück in aufrechter Position (**Cave**: bettlägerige Patienten!) mit ausreichend (mind. 200 ml) **Leitungswasser** einnehmen,
- nach der Einnahme mind. **30 Minuten nicht hinlegen**,
- Tabletten werden üblicherweise **1-mal wöchentlich** eingenommen,
- bei Therapiebeginn muss der **Serum-Calciumspiegel** ausreichend hoch sein,
- Kontrolle der Nierenfunktion,
- bei vorbestehenden Entzündungen im Mundbereich ist **Kiefernekrose** möglich, unbedingt **Kontrolle der Zähne und Kieferknochen** vor Therapiebeginn,
- zu Beginn auftretendes „Grippe-Syndrom" kann mit fortlaufender Behandlung abnehmen, präventiv kann Ibuprofen oder Paracetamol verabreicht werden.

Arzneistoffbeispiele:

- Alendronsäure (Fosamax®) p. o.
- Risedronsäure (Acara®) p. o.
- Ibandronsäure (Ascendra®, Bondronat®) p. o./i. v.
- Zoledronsäure (Aclasta®, Aszora®) p. o./i. v.

Merke
Alle Bisphosphonate enden auf „-dronat".

Neben Bisphosphonaten gibt es auch die Therapieoption mit einem monoklonalen Antikörper. Nennen Sie den Namen der Substanz und beschreiben Sie den Wirkungsmechanismus.

20.5 Monoklonale Antikörper

Denosumab ist ein bei Osteoporose eingesetzter monoklonaler Antikörper.
Beim Knochenstoffwechsel steuern der RANK-Ligand RANKL und Osteoprotegrin die Aktivität der Osteoklasten. RANKL bindet an den Rezeptor RANK, wodurch sich die Osteoklasten entwickeln und den Knochenabbau starten. Osteoprotegrin dagegen verhindert die Bindung von RANKL an RANK.

Denosumab hingegen bindet an RANKL und verhindert so die Aktivierung der Osteoklasten. Als positive Folge wird die **Knochendichte** erhöht und die **Knochenresorption** verringert, hieraus resultiert ein verringertes Frakturrisiko.
Prolia® wird alle 6 Monate s. c. verabreicht. Zugelassen bei der Osteoporose.
Xgeva® wird alle 4 Wochen s. c. verabreicht. Zugelassen bei Krebserkrankungen mit Knochenbefall.
Bei beiden Präparaten sollte parallel eine Einnahme von Vitamin D und Calcium erfolgen.

Selektive Estrogen-Rezeptor-Modulatoren (SERM) werden bei der postmenopausalen Osteoporose eingesetzt. Durch die verminderte Konzentration an Estrogen im Blut lässt die Wirkung des Osteoprotegrin als Schutz vor Knochenabbau nach und RANKL überwiegt.
Estrogene fördern die osteoanabole-Aktivität, welche demnach bei ihrer Verminderung nachlässt.
Wie wirken SERM? Nennen Sie ein Arzneistoffbeispiel, welches in diesem Zusammenhang bei der Osteoporose eingesetzt wird.

Raloxifen (Evista®) wirkt agonistisch auf estrogenempfindliches Gewebe. Estrogen-Rezeptoren werden aktiviert und estrogenartige Wirkungen werden hervorgerufen.
Raloxifen wird sowohl zur Prävention als auch zur Behandlung der postmenopausalen Osteoporose eingesetzt.

Merke
Es gibt auch andere SERM, welche auf **„-ifen"** enden. Nicht alle SERM wirken estrogenagonistisch. So wird Tamoxifen beispielsweise bei einem Mammakarzinom eingesetzt, da es estrogenantagonistisch wirkt.

21 Rheumatische Erkrankungen

21.1 Allgemeine Therapiewege

F

Im rheumatischen Formenkreis wird in die **Akut- und Dauertherapie** unterschieden.
Die Akuttherapie wird im akuten Schub mit Entzündungen und Schmerzen eingesetzt.
Das Ziel der Dauertherapie ist, Schübe zu verkürzen und die Abstände zwischen den einzelnen Schüben zu verlängern.
Welche Arzneimittel können bei der akuten Entzündungsreaktion eingesetzt werden?

Vor allem **Glucocorticoide** und **NSAR** werden eingesetzt.
Prostaglandine und Leukotriene sind die Hauptakteure in der Schmerz- und Entzündungsentstehung. Die Synthese der Prostaglandine wird durch Glucocorticoide und NSAR gehemmt. Glucocorticoide hemmen zusätzlich die Synthese von Leukotrienen. Beide Wirkstoffklassen spielen eine große antiphlogistische Rolle, NSAR wirken zusätzlich analgetisch, also schmerzlindernd.
Häufig wird eine Kombination aus diesen beiden Wirkstoffklassen gewählt.

Merke
Auch Schmerzsalben zum Auftragen auf die Haut sind bei rheumatischen Erkrankungen indiziert. Aufgrund der teilweise eingeschränkten Fingerfertigkeit werden einige Tuben mit eckigen Verschlusskappen produziert (z. B. Voltaren® Schmerzgel). Diese Ecken und Kanten sollen das Öffnen erleichtern.

Die **Erkrankungen des rheumatischen Formenkreises** unterteilt man in **entzündliche** (z. B. rheumatoide Arthritis, M. Bechterew) und **degenerative** Formen (z. B. Arthrose). Vor allem bei akuten Schüben werden neben NSAR auch Glucocorticoide eingesetzt.
Bei Glucocorticoiden steht die antiinflammatorische, aber auch die immunsuppressive Wirkung im Vordergrund.
Welche Einnahmehinweise und sonstige Aspekte sind bei dieser Medikation dringendst zu beachten?

Glucocorticoide (z. B. Prednison, Prednisolon, Methylprednisolon) werden mittel- bis hochdosiert beim akuten Rheumaschub und (seltener) niedrigdosiert zur Langzeittherapie eingesetzt. Folgendes ist zu beachten:

- Einnahme der gesamten Tagesdosis möglichst **morgens zwischen 6:00 und 8:00 Uhr**, bei Hochdosistherapie mehrmals täglich (⅔ morgens, ⅓ abends).
- Bei längerer Anwendung in mittlerer bis hoher Dosierung muss bei Umstellung auf eine niedrigere Dosierung die Dosis ausgeschlichen werden.
  Faustregel: Dauer des Absetzens = Hälfte der Therapiedauer.
- Erhöhtes **Osteoporoserisiko** bei Langzeitbehandlung → zur Prophylaxe ist die Gabe von Calcium und Vitamin D sinnvoll.
- Zusammen mit NSAR (NSAID) besteht ein hohes Risiko für **Magen-Darm-Geschwüre** → Magenschutz (z. B. Pantoprazol) ist notwendig.
- Bei längerer Einnahme mögliche **Fettumverteilung.** Es kann das sogenannte „Vollmondgesicht" oder ein Stiernacken entstehen. Auch sinkt die Immunabwehr.
- Eine mögliche Nebenwirkung ist das Cushing-Syndrom. Dies sind verstärkte physiologische Wirkungen des Cortisols mit entsprechenden Folgen (Stammfettsucht, Vollmondgesicht, Stoffwechselstörungen, Infektionen etc.). Die sogenannte Cushing-Schwelle lässt sich über die Äquivalenz-Dosis zum körpereigenen Hydrocortison ableiten.

Die Indikationen für Glucocorticoide sind vielfältig.
Bei welchen der folgend genannten Krankheitsbildern ist eine Anwendung von Prednison, Prednisolon o. ä. indiziert?

- ☐ Obstipation (Verstopfung)
- ☐ Asthma bronchiale und COPD
- ☐ Allergien
- ☐ Virusinfektionen
- ☐ Entzündungen
- ☐ Gicht
- ☐ Diabetes mellitus Typ 2
- ☐ Nebenniereninsuffizienz

21.2 Glucocorticoide

- [ ] Obstipation (Verstopfung)
- [x] Asthma bronchiale und COPD
- [x] Allergien
- [ ] Virusinfektionen
- [x] Entzündungen
- [x] Gicht
- [ ] Diabetes mellitus Typ 2
- [x] Nebenniereninsuffizienz

In akuten Schüben werden Glucocorticoide und NSAR eingesetzt. Als Dauertherapie werden sogenannte Basistherapeutika angewendet, welche die Abstände zwischen den Schüben verlängern sollen. Die Basistherapeutika, auch **DMARD** (Disease modifying antirheumatic drugs) genannt, umfassen einige verschiedene Substanzgruppen. Allen gemeinsam ist, dass das Immunsystem beeinflusst wird. So werden die körpereigenen Entzündungsreaktionen herabgesenkt.

Zur Wiederholung: bei den rheumatischen Erkrankungen handelt es sich um eine entzündliche Systemerkrankung, welcher meist eine Autoimmunerkrankung zugrunde liegt.

Welche verschiedenen Basistherapeutika werden unterschieden? Beschreiben Sie auch das Wirkprofil.

- Immunsuppressiva:
  - **Methotrexat**, MTX (Metex®): Dabei handelt es sich um einen Folsäure-Antagonisten. MTX wird einmal wöchentlich, immer am gleichen Tag verabreicht, die Einnahme sollte nach der Mahlzeit erfolgen. Üblicherweise wird am darauffolgenden Tag Folsäure supplementiert, um den Nebenwirkungen entgegenzuwirken. MTX gilt als Goldstandard in der Basistherapie der rheumatoiden Arthritis.
  - **Azathioprin** (Imurek®): körpereigene Umwandlung zu 6-Mercaptopurin, welches in die **DNA-Synthese** eingreift. Die Wirkung ist mit Methotrexat zu vergleichen.
  - Ciclosporin (Sandimmun®): hemmt über mehrere Schritte die Synthese von **Interleukin-2**. Es kommt zu einer verringerten Immunantwort.
- Immunmodulatoren:
  - **Leflunomid**: Eingriff in die **DNA-Synthese**, wodurch die Helfer der Immunantwort verringert gebildet werden können. Auch stoppt Leflunomid die Gelenkzerstörung.
- Biologicals, mit modernster Biotechnologie hergestellt, greifen ebenfalls in das immunologische Geschehen im Körper ein, indem sie Entzündungsvorgänge blockieren:
  - **Etanercept** (Enbrel®), **Adalimumab** (Humira®), **Anakinara** (Kineret®), **Baricitinib** (Olumiant®), **Filgotinib** (Jyseleca®).

Merke

MTX, Azathioprin und Ciclosporin werden auch häufig in der Krebstherapie eingesetzt. Die Anwendung bei rheumatischen Krankheitsbildern geschieht in einer stark verringerten Dosierung!

Viele Patienten verwenden unterstützend lokale Therapeutika zur Behandlung ihrer rheumatischen Schmerzen.
Welche freiverkäuflichen Arzneimittel zur äußerlichen Anwendung kennen Sie?

Beispiele für Fertigarzneimittel (Selbstmedikation):

- **nichtsteroidale Antirheumatika**, z. B. Diclofenac (Voltaren® Schmerzgel), Ibuprofen (Ibutop®),
- **entzündungshemmende Pflanzenextrakte**, z. B. Beinwell (Kytta® Salbe),
- **durchblutungsfördernde** Zubereitungen, z. B. Nonivamid/Nicoboxil (Finalgon® Wärmecreme DUO), Capsaicin (ABC® Wärme-Pflaster), Thermacare® Wärmeauflage
- **ätherische Öle** (Eukalyptus- und Pfefferminzöl).

Merke

Bei den lokal angewendeten Cremes, Salben oder auch Ölen kann besonders ein starkes Einmassieren verbesserte Wirkungen erbringen. Durch die Massage wird die betroffene Stelle besser durchblutet. Wegen dieses Effekts ergibt sich eine erhöhte Präsenz antiphlogistischer Wirkstoffe.

22 Gicht

22.1 Therapie des symptomfreien Intervalls der Gicht

F

Gicht ist die symptombehaftete Folge einer Hyperurikämie. Schon erhöhte Harnsäurewerte ohne spürbare Entzündungen oder Schmerzen können sich in verschiedenen Formen äußern. Für die Therapie des akuten Gichtanfalls sowie einer chronischen Hyperurikämie stehen einige Arzneistoffe zur Auswahl.
Welche Arzneimittel stehen der Behandlung der chronischen Hyperurikämie zur Wahl, wenn eine purinarme Ernährung, die Reduktion von Alkohol sowie eine Gewichtsreduktion bei Übergewicht nicht zur Reduktion der Harnsäurekonzentration ausreichen?

22.1 Therapie des symptomfreien Intervalls der Gicht

Folgende Arzneimittel sind zugelassen:

- **Urikostatika**: Reduktion der körpereigenen Harnsäurebildung:
  Allopurinol, Febuxostat (2. Wahl),
- **Urikosurika**: Erhöhung der Harnsäureausscheidung:
  Benzbromaron, Probenecid,
  Rasburicase (Fasturtec®) wandelt Harnsäure in eine besser ausscheidbare Form um; der Wirkstoff kann ausschließlich i. v. verabreicht werden und ist bei der akuten Hyperurikämie indiziert (z. B. nach Zytostatikatherapie).

Merke

Urikosurika und Urikostatika sollen einschleichend dosiert werden. Bei Therapiebeginn kann es zu einem Gichtanfall kommen, da Harnsäuredepots aus dem Gewebe mobilisiert werden und der Serumspiegel ansteigt.
Bei der Gabe von Urikosurika besteht das Risiko von Nierensteinen. Vor allem bei Therapiebeginn wird daher Natriumhydrogencarbonat oder Kaliumcitrat eingesetzt, um die Nierensteine zu lösen. Grundsätzlich sollte die Trinkmenge stark erhöht werden, damit die Harnsäurekonzentration reduziert wird.

Beim akuten Gichtanfall klagen Patienten über starke Schmerzen in den Gelenken. Hierbei stehen vor allem die Finger- und Zehengelenke im Vordergrund.
Basis eines akuten Gichtanfalles ist eine hohe Harnsäurekonzentration. Nach Überschreiten eines Grenzwertes fällt diese in Form von Uratkristallen aus. Diese sammeln sich in den Gelenken an, wo sie von Leukozyten zersetzt werden. Es kommt zu einem Gewebsuntergang, Entzündungen und Schmerzen.
Welche Therapiewege können eingeschlagen werden? Welche Arzneistoffe werden eingesetzt? Erklären Sie diese.

22.2 Therapie des akuten Gichtanfalls

Ziel der Therapie ist die Linderung von Schmerzen und Entzündungen.
Folgende Arzneistoffe werden eingesetzt:

- **NSAR**, z. B. Ibuprofen, Indometacin, Naproxen, Diclofenac, in hoher Dosierung ggf. zusätzlich Magenschutz,
  Cave: kein Einsatz von ASS, da dadurch die renale Uratausscheidung vermindert wird,
- **Glucocorticoide**, z. B. Prednisolon, oft in Kombination mit NSAR,
- **Colchicin** (Colchicin Tiofarma), ein Alkaloid der Herbstzeitlosen, setzt die Phagozytoseaktivität der Leukozyten herab und unterbricht damit die Reaktionskette, die den Gichtanfall hervorruft, Colchicin hat keine direkte analgetische oder antiphlogistische Wirkung!

Merke
Colchicin ist eine stark toxische Substanz! Die vorgegebene Dosierung muss streng eingehalten werden! Auf Zeichen einer Überdosierung achten (Schluckbeschwerden, Koliken, wässrige Durchfälle, Dyspnoe, Tachykardie, Schock)!

23 Herzinsuffizienz

23.1 Arzneistofftherapie und unterstützende Maßnahmen

F

Bei der Herzinsuffizienz handelt es sich um eine ungenügende Versorgung der Gewebe mit Blut und dem darin transportierten Sauerstoff. Es wird in die Linksherzinsuffizienz mit einem Rückstau in den **Lungenkreislauf** und in die Rechtsherzinsuffizienz mit einem Rückstau in den **Körperkreislauf** unterschieden. Der Rückstau in den Lungenkreislauf kann sich unter anderem durch ein Lungenödem oder Asthma cardiale äußern. Bei der Rechtsherzinsuffizienz zeigen sich Symptome wie Beinödeme oder eine Leberstauung. Der Schweregrad wird nach einer Einteilung der **New York Heart Association** in NYHA I bis NYHA IV vorgenommen. Herzinsuffizienz kann akut auftreten (z. B. nach einem Herzinfarkt) oder sich über einen längeren Zeitraum in eine chronische Herzinsuffizienz entwickeln.
Welche Therapieprinzipien stehen im Vordergrund? Auf welche Wirkstoffgruppen wird zurückgegriffen?

Therapieprinzipien:

- Die Herzarbeit soll ökonomisiert werden, damit die zur Verfügung stehende Pumpleistung effektiv genutzt werden kann.
- Körperliche Kompensationsreaktionen, die die Situation zusätzlich verschlechtern, sollen ausgeschaltet werden. Diese Kompensationsmechanismen werden als Selbstschutz des Körpers aktiviert. Durch eine Entlastung der Herzarbeit stellt der Körper die Kompensierung automatisch herab, da sich die Signalwerte normalisieren.

Wirkstoffe sind:

- **ACE-Hemmer, AT_1-Antagonisten, Mineralcorticoid-Rezeptor-Antagonisten:** Eingriff in das RAA-System,
- **Diuretika:** wirken der Kochsalz- und Flüssigkeitsretention entgegen,
- **Betablocker:** Erniedrigung des Sympathikustonus,
- **Sacubitril/Valsartan (ARNI):** Arzneistoff-Kombination, greift in das RAAS und natriuretischen Hormonstoffwechsel ein,
- **Ivabradin:** Eingriff am Sinusknoten,
- **Herzglykoside:** Einfluss auf die Myokardfunktion.

Diuretika senken die Vor- und Nachlast durch eine verstärkte Kochsalz- und Flüssigkeitsausschwemmung. Dadurch erniedrigt sich der Druck auf das Herz sowie die peripheren Blutgefäße.
Welche Substanzen werden eingesetzt, was sollte bei der Einnahme beachtet werden?

23.2 Diuretika

Als Diuretika eingesetzt werden:

- Bei akuter Herzinsuffizienz: Besonders Schleifendiuretika (**Furosemid, Torasemid**) sind hier gut wirksam. Diese Substanzen wirken kurz und intensiv.
- Bei chronischer Herzinsuffizienz: Alle Diuretikagruppen sind geeignet, besonders aber Thiazide (**z. B. Hydrochlorothiazid (HCT), Xipamid, Indapamid**). Diese weisen eine längere Wirkdauer auf und müssen daher meist nur 1-mal täglich verabreicht werden, was die Compliance erhöhen kann.

Aufgrund der harntreibenden Wirkung sollten die Diuretika möglichst morgens (ggf. zusätzlich mittags) verabreicht werden. Eine kalium- und magnesiumreiche Ernährung ist sinnvoll.

Ein weiteres Therapiekonzept der Herzinsuffizienz beruht auf der Blockade von Betarezeptoren. Betarezeptoren werden vom Sympathikus gesteuert.
Inwiefern helfen die Betablocker bei der Behandlung? Erklären Sie dieses Wirkprinzip und nennen Sie außerdem Arzneistoffbeispiele. Woran erkennen Sie Betablocker?

Bei der chronischen Herzinsuffizienz werden Betablocker eingesetzt, die den gesteigerten Sympathikustonus senken. Es ist unbedingt darauf zu achten, dass einschleichend dosiert wird, da Betablocker zunächst eine negativ inotrope Wirkung am Herzmuskel haben, d. h. die Kontraktionskraft des Herzens senken und somit die Herzfunktion zunächst weiter verschlechtern. Langfristig kommt es jedoch zu einer **Ökonomisierung der Herzarbeit**. Wichtig ist zudem eine regelmäßige Einnahme. Sollte die Medikation einmal abgesetzt werden, muss darauf geachtet werden, dass diese ausgeschlichen wird.

Arzneistoffbeispiele sind:

- Bisoprolol (Concor®),
- Metoprolol (Beloc®),
- Nebivolol (Nebilet®).

Merke

Betablocker erkennt man an der Endung **„-olol"**.

Welche der folgenden Substanzen gehören in diese Arzneistoffgruppe? Welchen Arzneistoffgruppen gehören die anderen Arzneistoffe an?

- ☐ Metoprolol
- ☐ Eplerenon
- ☐ Bisoprolol
- ☐ Digitoxin
- ☐ Captopril

- [x] Metoprolol
- [ ] Eplerenon
- [x] Bisoprolol
- [ ] Digitoxin
- [ ] Captopril

Erläuterung:

- Eplerenon: Mineralcorticoid-Rezeptor-Antagonist, gehört zur Gruppe der Diuretika,
- Digitoxin: ein Herzglykosid,
- Captopril: ACE-Hemmer, an der Endung „-pril" zu erkennen.

Wenn Symptome beim Einsatz einer Kombination verschiedener Wirkstoffe wie ACE-Hemmer und Diuretika keine Besserung zeigen, muss meist die Therapie umgestellt werden.
Eine Möglichkeit wäre der Einsatz eines AT_1-Antagonisten zusammen mit einem Neprilysin-Inhibitor.
Die Kombination aus den beiden Wirkstoffen bezeichnet man als **ARNI**.
Wie ist der Wirkungsmechanismus dieser Arzneistoffgruppe? Nennen Sie das momentan auf dem Markt verfügbare Präparat.

Valsartan ist bereits aus der Klasse der AT_1-Antagonisten bekannt und greift in das Renin-Angiotensin-System ein.
Bei Sacubitril handelt es sich um einen Neprilysin-Inhibitor. Durch diesen Wirkstoff werden bestimmte Peptide nicht abgebaut, natriuretische und vasodilatorische Effekte sind daher gesteigert. Gleichzeitig steigt die Angiotensin-II-Konzentration an, sodass therapeutisch gleichzeitig das RAAS mit Valsartan gehemmt werden muss.
Präparat: Sacubitril/Valsartan in Entresto®

Patienten, die trotz einer ausgedehnten Therapie eine hohe Herzfrequenz aufweisen, können mit Ivabradin (Procorolan®) behandelt werden.
Was charakterisiert diesen Wirkstoff?

I_f-Kanäle sind am Sinusknoten exprimiert und sorgen für die Ausbildung eines Aktionspotenzials. Durch Ivabradin werden diese Kanäle gehemmt, sodass die Depolarisation vermindert und die Herzfrequenz gesenkt wird.

Ivabradin hat keine blutdrucksenkende Wirkung und kann bei der Herzinsuffizienz als auch der KHK indiziert sein.
Die Therapie muss eingeschlichen werden. Zu einer regelmäßigen Kontrolle ist zu raten.

Herzglykoside waren lange Zeit das Mittel der Wahl bei Herzinsuffizienz. Mittlerweile ist bekannt, dass diese keinen positiven Einfluss auf die Mortalität haben. Dennoch können sie die Symptomatik stark verbessern. Erklären Sie den Mechanismus und nennen Sie Wirkstoffbeispiele.

Durch den Eingriff in die Na^+/K^+-ATPase, welche die Elektrolytkonzentration zwischen intra- und extrazellulärem Raum reguliert, wird die Kontraktionskraft des Herzens gesteigert. Durch die Veränderung der Kaliumkonzentration verringert sich das Membranruhepotenzial und es sinkt die Erregbarkeit. Auch die Leistungsgeschwindigkeit ist herabgesetzt, die Auswurfleistung wird verbessert.
Ein großer Nachteil der Herzglykoside ist die sehr geringe **therapeutische Breite**. Eine genaue Einstellung über eine häufige Blutspiegelkontrolle ist unbedingt notwendig. Auch ist die Anzahl der Wechselwirkungen groß. Schon Kaliumverluste (z. B. durch Diuretika, Laxanzien, Cortison) und Calcium i. v. verstärken ihre Wirkung.

Eingesetzte Wirkstoffe sind:

- Acetyldigoxin (Novodigal®),
- Digoxin (Lanicor®),
- Digitoxin (Digitoxin AWD),
- Metildigoxin (Lanitop®).

Anzeichen einer **Digitalis-Intoxikation** sind:

- Farbsehen,
- Übelkeit, Erbrechen,
- Bradykardie,
- Verwirrtheit.

Merke
Einem digitalisierten Patienten sollte niemals Calcium i. v. verabreicht werden! Auch muss bei Durchfall oder anderen Erkrankungen mit einem starken Elektrolytverlust stark auf den Patienten geachtet werden.

24 Herzrhythmusstörungen

24.1 Antiarrhythmika

F

Es gibt unterschiedliche Arten von Herzrhythmusstörungen. Das Ziel einer antiarrhythmischen Therapie ist immer die Normalisierung des Herzschlages.
Die Wirkstoffe können basierend auf ihrem Wirkungsmechanismus in vier Klassen eingeteilt werden:

- Klasse I: Natriumkanalblocker,
- Klasse II: Betablocker,
- Klasse III: Kaliumkanalblocker
- Klasse IV: Calciumkanalblocker.

Erklären Sie die Wirkungsmechanismen der vier Klassen und nennen Sie Substanzbeispiele.

- **Klasse I:** Durch die Blockade des Natriumkanals kann keine schnelle Depolarisation ablaufen, wie es sonst durch physiologisch schnelles Austreten von Natriumionen aus der Zelle geschieht. So wird die Leistungsgeschwindigkeit verringert. Die Klasse I kann in Typ IA, IB und IC unterschieden werden.
  Bsp. Chinidin (nicht mehr im Handel, Klasse IA, auch Chinidin-Typ genannt), Ajmalin (Gilurytmal®; IA), Lidocain (Xylocain®; IB), Flecainid (Tambocor®; IC).
- **Klasse II:** In dieser Klasse sind die Betablocker. Sie gelten als Basis-Antiarrhythmika, da sie zusätzlich zu einer Mortalitätsverringerung auch gut verträglich sind.
  Bsp. Metoprolol (Beloc-Zok®), Landiolol (Rapibloc®).
- **Klasse III:** Diese Klasse verlängert die Aktionspotenziale, da durch eine Hemmung der Kaliumkanäle das Ruhepotenzial nur verzögert wieder eingestellt werden kann.
  Bsp. Amiodaron (Cordarex®), Sotalol (Sotalex®), Dronedaron (Mulaq®).
- **Klasse IV:** Diese Klasse bilden die Calciumkanalblocker, welche besonders auf die Herzgefäße wirken. Durch die Hemmung des Calciumeinstroms wird die Depolarisationsgeschwindigkeit der Aktionspotenziale herabgesetzt.
  Bsp. Verapamil (Generika), Diltiazem (Dilzem®).

Merke

Zu beachten ist unbedingt, dass alle Antiarrhythmika selbst wieder eine Rhythmusstörung auslösen können!

24 Herzrhythmusstörungen
24.1 Antiarrhythmika

F

Welche der genannten Substanzen werden bei Herzrhythmusstörungen eingesetzt? Wofür werden die übrigen Arzneistoffe verwendet?

- ☐ Bisoprolol
- ☐ Captopril
- ☐ Chinidin
- ☐ Flecainid
- ☐ ISDN
- ☐ Cetirizin

- [x] Bisoprolol
- [ ] Captopril
- [x] Chinidin
- [x] Flecainid
- [ ] ISDN
- [ ] Cetirizin

Captopril: ACE-Hemmer; u. a. bei Hypertonie und Herzinsuffizienz,
ISDN: Nitratverbindung; Einsatz u. a. bei der koronaren Herzkrankheit (KHK),
Cetirizin: Antihistaminikum; Einsatz bei allergischen Reaktionen.

25 Koronare Herzkrankheit (KHK)

25.1 Angina pectoris

F

Die koronare Herzkrankheit kann sich vielfältig äußern. Die KHK reicht von einer asymptomatischen Form über eine stabile Angina pectoris, jedoch auch bis hin zum akuten Koronarsyndrom.
Bei der Angina pectoris besteht ein Missverhältnis zwischen Sauerstoffangebot und -bedarf im Myokard. Der Herzmuskel reagiert empfindlich auf einen Sauerstoffmangel, sodass sich ein Angina-pectoris-Anfall in einem charakteristischen Druckschmerz im Bereich des Brustkorbes äußert. Angina pectoris wird auch als „Enge der Brust" beschrieben.
Auch bei einem Angina-pectoris-Anfall gibt es ein angepasstes Therapieschema.
Auf welchem Wirkungsmechanismus baut die Therapie auf und wie heißen die Wirkstoffe?

25.1 Angina pectoris

Bei Angina pectoris werden Nitrate eingesetzt, um die Symptome zu behandeln. Nitrate werden vom Körper in die aktive Form Stickstoffmonoxid (NO) umgesetzt.

Über eine Reihe aktivierter Kaskaden kommt es zur Vasodilatation. Da NO ebenfalls ein körpereigenes Molekül ist, besteht die Therapie in extern zugeführtem NO, um das fehlende NO oder eine zu niedrige NO-Konzentration auszugleichen und so eine ausreichende Sauerstoffversorgung zu gewährleisten. Bei einem Angina-pectoris-Anfall stehen folgende Arzneistoffe zur Verfügung:

- Glyceroltrinitrat:
  - Zerbeißkapsel oder Sublingualspray: sehr schnelle Wirkung (innerhalb von Sekunden bis wenige Minuten), 1. Wahl bei einem Anfall; Wirkung tritt schnell ein, hält aber auch nur kurz an,
  - TTS (transdermales therapeutische System): Freisetzung über einen längeren Zeitraum; als Prophylaxe,
- Isosorbiddinitrat (ISDN):
  - Sublingualtablette: Indikation im akuten Anfall, wirkt etwas langsamer als Glyceroltrinitrat,
  - Retardtablette: Anfallsprophylaxe,
- Isosorbidmononitrat (ISMN):
  - Tablette/Retardtablette: Metabolit des ISDN, kann nur zur Prophylaxe eingesetzt werden,
- Molsidomin:
  - Retardtablette: im Körper umgewandelt, NO wird freigesetzt; Wirkeintritt etwa nach 20 Minuten, daher nur zur Anfallsprophylaxe.

Für die Prophylaxe können auch Wirkstoffe wie Betablocker, Calciumkanalblocker, I_f-Kanalblocker sowie Statine eingesetzt werden.

25 Koronare Herzkrankheit (KHK)

25.1 Angina pectoris

F

Welche typischen Nebenwirkungen haben die Nitrate und wie äußern sich diese?
In einem akuten Angina-pectoris-Anfall wird häufig das Nitrospray eingesetzt.
Beschreiben Sie die richtige Handhabung

Eine typische Nebenwirkung von Nitraten ist gerade zu Therapiebeginn der Nitratkopfschmerz. Dies ist durch die gefäßerweiternde Wirkung zu erklären, flacht allerdings auch innerhalb kurzer Zeit wieder ab.

Cave: Nitrattoleranz! Immer Anwendungspausen einlegen, sonst Verlust des therapeutischen Effekts!

Merke

Korrekte Anwendung eines Nitrosprays beim akuten Angina-pectoris-Anfall:

- Um Dosierkammer vollständig aufzufüllen, zunächst Ventil betätigen und Inhalt so lange in die Luft sprühen, bis Flüssigkeit austritt.
- Schutzkappe abnehmen, Flasche senkrecht halten und mit dem Finger auf den Sprühkopf die Öffnung möglichst nahe an den Mund heranführen.
- **Das Spray vor der Anwendung nicht schütteln!**
- Unter die Zunge sprühen, dabei den Atem anhalten und nicht inhalieren.
- 30 Sekunden abwarten, bevor der nächste Sprühstoß eingenommen wird (bis zu 3-mal).

25.2 Nitrattoleranz

Bei der Dauerbehandlung mit organischen Nitraten ist ein Wirkverlust zu beobachten, schon häufig in den ersten 24 Stunden. Das Auftreten ist abhängig von dem Nitrat und über welche Dauer und Dosierungshöhe es angewendet wurde.
Was wissen Sie zusätzlich zu Nitrattoleranz und welche alternative Behandlungsmethode gibt es?

25.2 Nitrattoleranz

Die Nitrattoleranz ist **reversibel**. Wird ein nitratfreies Intervall von etwa **8–10 Stunden** eingelegt, kann eine unveränderte Wirkung wieder auftreten (häufige ist eine **nächtliche Einnahmepause** ausreichend). Auch TTS müssen nach 12 Stunden abends wieder abgezogen werden.

Der genaue Mechanismus ist noch nicht bekannt, eine Theorie ist die Bildung reaktiver Sauerstoffspezies, welche das Stickstoffmonoxid in eine für den Körper nicht verwendbare Form umwandeln. Bei **Molsidomin** und unter **Pentaerythrityltetranitrat** (PETN, Pentalong®) wird im empfohlenen Dosierungsbereich **keine Toleranzentwicklung** beobachtet.

Ein hohes Interaktionspotenzial besteht zwischen Nitraten und Phosphodiesteraseinhibitoren (PDE-5-Inhibitoren), es drohen lebensgefährliche Kreislaufzusammenbrüche.
Patienten, denen Phosphodiesterasehemmer verordnet werden, müssen daher unbedingt darauf hingewiesen werden, im Fall eines Angina-pectoris-Anfalls keine Nitrate anzuwenden.
Bei welchen der genannten Arzneistoffe handelt es sich um PDE-5-Hemmer?

- ☐ Digitoxin (Digimerck®)
- ☐ Sildenafil (Viagra®)
- ☐ Metoprolol (Beloc-Zok®)
- ☐ Tadalafil (Cialis®)
- ☐ Telmisartan (Micardis®)

- ☐ Digitoxin (Digimerck®)
- ☒ Sildenafil (Viagra®)
- ☐ Metoprolol (Beloc-Zok®)
- ☒ Tadalafil (Cialis®)
- ☐ Telmisartan (Micardis®)

Die **Endung „-afil"** ist ein Erkennungsmerkmal der Phosphodiesterasehemmstoffe. Durch Freisetzung von NO wird die Kaskade zur Vasodilatation aktiviert. Eine gefäßerweiternde Komponente wird durch die Hemmung der Phosphodiesterase nicht abgebaut und so verbleibt die Gefäßerweiterung. In Kombination mit Nitraten ist die Dilation enorm und es kann zu einem Kreislaufzusammenbruch kommen. Vorsicht ist geboten!
Sildenafil und Tadalafil werden zur Behandlung der erektilen Dysfunktion eingesetzt. Tadalafil ist zusätzlich bei der Behandlung von der pulmonalen Hypertonie indiziert.

26 Hypertonie

26.1 Antihypertensiva

F

Hypertonie ist eine dauerhafte Erhöhung des arteriellen Ruheblutdrucks, die mit Werten **> 140/90 mmHg** beim Erwachsenen einhergeht. Die Arzneimitteltherapie ist eine symptomatische Therapie, die Ursache der Erkrankung (sofern bekannt) wird nicht behandelt.
Welche Arzneistoffgruppen stehen zur Verfügung?

26.1 Antihypertensiva

Zur Verfügung stehen folgende Arzneistoffgruppen:

- **Betablocker** („-olol"): Atenolol, Metoprolol, Bisoprolol,
- **Diuretika:** z. B. HCT, Xipamid, Furosemid, Torasemid,
- **Calciumkanalblocker:** z. B. Amlodipin, Lercanidipin, Verapamil,
- **ACE-Hemmer** („-pril"): z. B. Enalapril, Lisinopril, Ramipril, Fosinopril,
- **Angiotensin-II-Antagonisten** (AT_1-Antagonisten, „-sartan"): z. B. Losartan, Valsartan, Telmisartan,
- **Reninhemmer:** Aliskiren (Rasilez®),
- **Alphablocker:** Doxazosin, Terzosin,
- **α_2-Adrenozeptor-Agonisten:** Clonidin,
- **weitere Vasodilatatoren:** z. B. Minoxidil.

Die nationale VersorgungsLeitlinie Hypertonie beschreibt eine Therapie in mehreren Stufen, in jeder Stufe wird eine andere oder verstärkte Kombination unterschiedlicher Antihypertonika eingesetzt.
Bitte beschreiben Sie im Folgenden den Wirkungsmechanismus von ACE-Hemmern und nennen Sie Wirkstoffbeispiele. Wann sind ACE-Hemmer kontraindiziert?

ACE-Hemmer hemmen das **Angiotensin-Converting-Enzym**. Dieses Enzym wandelt Angiotensin I in Angiotensin II um und der Abbau von Bradykinin wird reduziert. Angiotensin II ist eine der stärksten vasokonstriktorischen Substanzen. Durch diese Hemmung sinkt der **periphere Widerstand** (die Nachlast). Des Weiteren wird Aldosteron vermindert gebildet, wodurch über einige weitere Schritte die **Rückresorption von Natrium** vermindert wird. Durch die verminderte Rückresorption sinkt der Druck auf die Gefäße, da ein reduziertes Plasmavolumen vorliegt.

Arzneistoffbeispiele sind:

- Captopril (Generika),
- Enalapril (Generika),
- Lisinopril (Generika),
- Ramipril (Delix®).

ACE-Hemmer sind in der Schwangerschaft aufgrund fetotoxischer Wirkungen kontraindiziert.

Merke

ACE-Hemmer erkennt man an der Endung „-pril". Stellen Sie sich die Blutgefäße als Wasserschlauch vor. Wenn Sie ein hohes Wasservolumen durch die Schlauchöffnung fließen lassen möchten, ist der Druck sehr hoch. Ist jedoch das Wasservolumen vermindert und der Schlauchdurchmesser vergrößert, strömt das Wasser mit weniger Druck aus der Schlauchöffnung.

Bei der Behandlung mit ACE-Hemmern ist, wie auch bei anderen Arzneimitteln, auf bestimmte Nebenwirkungen zu achten, welche gegebenenfalls zu einem Wechsel im Therapieplan führen können. Auf welche Merkmale oder Symptome ist besonders bei der Einnahme von ACE-Hemmern zu achten?

ACE-Hemmer greifen in den **Abbau des Bradykinins** ein. Durch den erhöhten Spiegel an Bradykinin kann es zu Bronchospasmen kommen, welche sich in einem starken **Reizhusten** äußern. Dieser tritt vor allem zu Beginn der Therapie auf.

Eine sehr schwerwiegende, aber seltene Nebenwirkung, welche auch noch nach Jahren auftreten kann, ist das **Angioödem**. Dieses äußert sich in einer ödematösen Schwellung der oben Schleimhäute, insbesondere im Hals- und Rachenbereich. Dies kann sich bis hin zu einer Verlegung der Atemwege entwickeln, was eine akute Notfallsituation darstellt.

ACE-Hemmer sollten langsam eingeschlichen werden.

26.3 AT_1-Antagonisten

ACE-Hemmer sind nicht die einzigen Wirkstoffe, die in das RAAS-System eingreifen und zur Therapie der Hypertonie eingesetzt werden. Eine weitere Gruppe sind die AT_1-Antagonisten, auch Sartane genannt. Wie sieht der Wirkungsmechanismus aus? Nennen Sie Arzneistoffbeispiele und beschreiben Sie die Wechsel- und Nebenwirkungen.

26.3 AT_1-Antagonisten

Die AT_1-Antagonisten greifen nach der Bildung von Angiotensin II ein. Sie blockieren den Angiotensin-Rezeptor Typ 1. Auch der Abbau von Bradykinin wird nicht gehemmt. Bradykinin wirkt vasodilatierend, sodass es durch die erhöhte Bradykininmenge zusätzlich zu einer Gefäßweitstellung kommt.
Diese Arzneimittelgruppe dient als Alternative zu ACE-Hemmern. Eine gleichzeitige Medikation von ACE-Hemmern und Sartanen sollte vermieden werden. Dadurch dass der Abbau von Bradykinin nicht gehemmt wird, tritt bei den Sartanen kein Reizhusten auf.

Eine Kontraindikation von AT_1-Antagonisten ist eine Schwangerschaft. Es wurden fetotoxische Effekte im zweiten und dritten Trimenon festgestellt. Die Therapie sollte bei Bekanntwerden einer Schwangerschaft unverzüglich umgestellt werden!

- Candesartan (Atacand®, Blopress®),
- Losartan (Lorzaar®),
- Olmesartan (Olmetec®),
- Valsartan (Diovan®, Valsacor®).

Merke

AT_1-Antagonisten erkennt man an der Endung „-sartan"!

Eine weitere Therapiemöglichkeit der Hypertonie sind Calciumkanalblocker. Diese werden häufig in Kombination mit einem ACE-Hemmer oder AT_1-Antagonisten als weitere Stufe gemäß Leitlinie bei der Hypertonie eingesetzt.
Wie ist der Wirkungsmechanismus von Calciumkanalblockern? Erklären Sie diesen. In welche zwei Wirkstoffgruppen wird unterschieden?

26.4 Calciumkanalblocker (Calcium-Antagonisten)

Calcium hat einen großen Einfluss auf die **Kontraktilität der Muskulatur**. Durch das Einströmen von Calciumionen in die Zelle steigt die zytosolische Konzentration an und es kommt zur Kontraktion. Durch die Blockade des Einstroms wird eine gefäßerweiternde und negativ inotrope (Kontraktionskraft vermindernde) Reaktion hervorgerufen. Das Herzzeitvolumen sinkt und der periphere Widerstand an den Gefäßen nimmt ab.

Auch hier kann die Metapher des Wasserschlauches angewendet werden. Durch die Dilation ist der Druck gesenkt.

Bei Calciumkanalblockern kann in den **Nifedipin-(1,4-Dihydropyridin-)Typ** und den **Verapamil-/Diltiazem-Typ** unterschieden werden. Obwohl beide Typen an die L-Typ-Calciumkanäle binden, unterscheiden sie sich an den Bindungsstellen. So kann eine grobe Unterteilung erfolgen:

In therapeutischen Konzentrationen wirkt der Nifedipin-Typ vor allem gefäßerweiternd. Der Verapamil-/Diltiazem-Typ bewirkt am Herzen und AV-Knoten einen weitstellenden Effekt. So werden die Herzfrequenz, Herzkontraktilität und Signalweiterleitung am AV-Knoten herabgesetzt. Arzneistoffe sind:

- Nitrendipin (Generika),
- Amlodipin (Amlodigamma®),
- Lercanidipin (Carmen®),
- Verapamil (Isoptin®),
- Diltiazem (Dilzem®).

Merke

Die Kombination von Betablockern und Arzneimitteln des Verapamil- oder Diltiazem-Typs wird generell nicht empfohlen.

Eine weitere effektive Therapie greift in den Flüssigkeitshaushalt ein. Es handelt sich um Diuretika. Wie funktioniert der Wirkungsmechanismus und welche Arzneistoffe bzw. Präparate gehören zu dieser Gruppe?

Durch die **vermehrte Ausscheidung von Wasser und Elektrolyten** wird das extrazelluläre Volumen vermindert. Durch ein verringertes Volumen sinkt der periphere Widerstand; dies spiegelt sich in einem verminderten Blutdruck wider.
Diuretika werden abhängig ihres Wirkortes und -mechanismus in verschieden Gruppen eingeteilt:

- **Thiazid-Diuretika** wirken am distalen Tubulus, z. B. Hydrochlorothiazid (HCT) (Generika).
- **Schleifendiuretika** wirken am aufsteigenden Ast der Henle-Schleife. Es handelt sich hierbei um sogenannte **High-Ceiling-Wirkstoffe** (d. h. eine steigende Dosis führt zu verstärkter Diurese), z. B. Furosemid (Furorese®), Torasemid (Torem®).
- **Kaliumsparende Diuretika** wirken am distalen Tubulus mit verminderter Kaliumausscheidung. Unterscheidung in Aldosteron-Antagonisten und aldosteronunabhängige kaliumsparende Diuretika:
  - z. B. Aldosteron-Antagonisten wie Spironolacton (Aldactone®), Eplerenon (Generika),
  - aldosteronunabhängige Diuretika: Amilorid, Triamteren (Generika).

Merke
Diuretika sollten morgens eingenommen werden, da die Diurese und damit die Häufigkeit der Toilettengänge erhöht ist.

Nicht alle Wirkstoffe dürfen in der Schwangerschaft eingesetzt werden. Teilweise sind fetotoxische Wirkungen, wie z. B. bei AT_1-Antagonisten, bekannt. Teilweise ist die Datenlage aber auch unsicher. Ein Risiko sollte nicht leichtfertig eingegangen werden.

Durch einen erhöhten Blutdruck in der Schwangerschaft kann es jedoch es zu einer Wachstumsstörung des Fötus und anderen Komplikationen kommen. Um diese zu vermeiden, gibt es einige Möglichkeiten der Behandlung.

Nennen Sie blutdrucksenkende Wirkstoffe, die in der Schwangerschaft eingesetzt werden können.

26.6 Antihypertonika in der Schwangerschaft

Mittel der Wahl der Behandlung einer Hypertonie in der Schwangerschaft ist α-**Methyldopa**.
α-Methyldopa wird im Körper in die aktive Form Methylnoradrenalin umgesetzt. Dies wirkt über einen Eingriff in die Noradrenalinausschüttung sowie über eine agonistische Wirkung an Adrenozeptoren gefäßerweiternd.

Eine weitere Behandlungsmöglichkeit ist der Einsatz von **Metoprolol** oder **Nifedipin**.
ACE-Hemmer und AT_1-Antagonisten sind kontraindiziert.
Diuretika sollen eher vermieden werden aufgrund der Verringerung des zirkulierenden Blutvolumens.

26 Hypertonie

26.7 Wichtige Hinweise zur Therapie

Gerade zu Beginn der Behandlung der Hypertonie müssen einige Faktoren beachtet und den Patienten wichtige Informationen mitgegeben werden.
Mit welchen Hinweisen können Sie neu eingestellte Hypertoniepatienten unterstützen bzw. woraufhin sollten Sie die Patienten beobachten?

26.7 Wichtige Hinweise zur Therapie

Besonders zu Therapiebeginn kann es wegen übermäßiger Blutdrucksenkungen zu Sehstörungen und Schwindel bis hin zu Bewusstseinsverlusten kommen. Durch **langsames Aufstehen** bzw. **langsamen Lagewechsel** können diese Symptome evtl. verringert werden. Gerade bei älteren Patienten besteht ein erhöhtes **Sturzrisiko**!
Alkohol verstärkt die blutdrucksenkende Wirkung und sollte daher, wenn überhaupt, nur in kleinen Mengen konsumiert werden.

Auch kann ein leichtes Schwächegefühl auftreten. Der Körper hat zuvor für unbestimmte Zeit durchgängig bei zu hohem Blutdruck funktioniert, der Blutdruck im Normbereich vermittelt nun das Gefühl eines zu niedrigen Blutdrucks.
Diese Symptome geben sich meist innerhalb von ca. zwei Wochen.

27 Anämie

27.1 Definition der Anämieformen

F

Anämiepatienten zeigen meist eine blasse Hautfarbe, Schwindel und Kurzatmigkeit. Bei einer **Anämie** liegt ein Mangel an wichtigen physiologischen Komponenten vor. Man unterscheidet drei Arten, alle sind umgehend behandlungsbedürftig.
An welchen Komponenten mangelt es bei einer Anämie und was sind die drei Arten der Anämie?

27.1 Definition der Anämieformen

Grundsätzlich handelt es sich bei einer Anämie um einen **Hämoglobin- oder Erythrozytenmangel.** Erythrozyten (rote Blutkörperchen) sind verantwortlich für die Sauerstoffversorgung des Körpers. Sie weisen eine donutähnliche Form auf. Die rote Farbe wird durch Hämoglobin hervorgerufen, welches einen eisenhaltigen Proteinkomplex darstellt. Hämoglobin bindet Sauerstoff, damit ist sowohl der Transport als auch die Versorgung über den Blutkreislauf möglich. Liegt ein Mangel an Hämoglobin oder den Erythrozyten vor, kann keine ausreichende Versorgung stattfinden.
Es werden die folgenden drei Gruppen unterschieden:

- Eisenmangelanämie,
- Erythropoetinmangelanämie,
- makrozytäre Anämie.

Bei der Eisenmangelanämie liegt ein **Mangel an Eisen** vor.
Erklären Sie die Notwendigkeit von Eisen und beschreiben Sie, was einen Mangel verursachen kann.
Wie kann therapeutisch der Mangelzustand ausgeglichen werden?

Eisen wird benötigt, um Sauerstoff zu binden, damit dieses über den Körperkreislauf an alle Gewebe und Organe verteilt wird.
Gründe für einen Eisenmangel

- erhöhter **Eisenbedarf** (Schwangerschaft, Wachstum, etc.),
- erhöhter **Eisenverlust** (starke Regelblutung, andere große Blutverluste),
- verminderte **Eisenzufuhr** (Störung der Resorption, fehlendes Eisen in der täglichen Ernährung, etc.).

Um den Mangelzustand auszugleichen, stehen mehrere Therapiemöglichkeiten zur Auswahl. Die wohl bekannteste ist die perorale Zufuhr von **Eisenpräparaten**. Zweiwertiges Eisen kann vom Körper besser aufgenommen werden als dreiwertiges. Auch Eiseninfusionen sind möglich. Diese können Nebenwirkungen wie Übelkeit, Muskelschmerzen und Gelenkschmerzen hervorrufen.

Bei der oralen Einnahme können ebenfalls Übelkeit, Erbrechen sowie Durchfall, aber auch Obstipation auftreten. Der Stuhlgang kann sich dunkel bis leicht schwarz färben.
Ohne Mangel wird eine tägliche Zufuhr von 10–15 mg Eisen empfohlen.

Merke

Zweiwertig und dreiwertig bedeutet die zweifach positive oder dreifach positive Ladung des Eisenions (Fe^{2+} oder Fe^{3+}), wobei zweiwertiges Eisen besser resorbierbar ist.
Es wird empfohlen orale Eisenpräparate vorzugsweise mit Vitamin-C-haltigen Getränken wie Orangensaft einzunehmen. Dadurch kann eine Oxidation vom zweiwertigen zum dreiwertigen Eisen verhindert werden.

27.3 Erythropoetinmangelanämie

Eine weitere Art der Mangelanämie ist der Mangel an Erythropoetin. Dieses wird benötigt, damit Erythrozyten im Knochenmark gebildet werden können.
Was kann zu einem Erythropoetinmangel führen, wie läuft die entsprechende Therapie ab? Nennen Sie auch Präparate.

Erythropoetin wird in der Niere gebildet. Bei einer Niereninsuffizienz kann es zu einer nicht ausreichenden Synthese dieses Hormons kommen. Zur Behandlung werden rekombinante Epoetin-Präparate eingesetzt, innerhalb mehrerer Wochen erreicht man so eine Vermehrung der Erythrozyten. Beispiele für Erythropoetin-Präparate:

- Epoetin alfa (Erypo®),
- Darbepoetin alfa (Aranesp®).

Merke
Da durch die Gabe von Epoetin die Erythrozytenzahl ansteigt und damit die Sauerstoffversorgung verbessert wird, wird es auch im Sport zu Dopingzwecken missbräuchlich verwendet.
Bei einer Erythropoetingabe muss immer ausreichend Eisen substituiert werden!

Die makrozytäre Anämie kann in die **Vitamin-B_{12}-Mangelanämie** und die **Folsäuremangelanämie** unterteilt werden.
Auch hier liegt ein Mangel an Erythrozyten vor und damit verbunden eine verminderte Sauerstoffversorgung.
Bitte erklären Sie die beiden Formen und die Therapiemöglichkeiten. Nennen Sie außerdem mögliche Ursachen.

Durch einen Mangel an Vitamin B_{12} oder Folsäure liegen Störungen in der Zellteilung der Erythrozyten vor.

Vitamin-B_{12}-Mangelanämie:

- Vitamin B_{12} ist auch bekannt als Cyanocobalamin.
- Vitamin B_{12} greift in den Zyklus der Folsäure ein, sodass bei einem Mangel die Synthese der Erythrozyten nicht fehlerfrei ablaufen kann.
- Die Therapie besteht aus oraler oder parenteraler Zufuhr von Vitamin B_{12}.
- Vitamin B_{12} wird aus der Nahrung aufgenommen und benötigt dazu den Intrinsic Factor aus der Magensäure. Liegt dieser nicht vor, kann das Vitamin aus der Nahrung nicht verwertet werden.

Folsäuremangelanämie:

- Vitamin B_9 ist auch bekannt als Folsäure.
- Auch hier ist die Zellteilung der Erythrozyten beeinträchtigt.
- Folsäure wird durch die Ernährung geliefert.
- Die Therapie besteht in oraler oder parenteraler Zufuhr von Folsäure.
- Resorptionsstörungen im Magen-Darm-Trakt können eine Ursache bilden.

Merke

Eine mögliche Ursache kann die Dauergabe von **Protonenpumpeninhibitor**en (PPI) sein. Durch die verminderte Produktion von Magensaft liegt weniger Intrinsic-Faktor und dadurch eine reduzierte Aufnahme des Vitamin B_{12} vor. Die Leber speichert eine gewisse Menge an Vitamin B_{12}, sodass sich ein Mangel erst nach etwa 3–5 Jahren bemerkbar macht.

Menschen verfügen nicht über eine eigene Folsäuresynthese, ganz im Gegenteil zu Bakterien, die Folsäure eigenständig bilden können.

Die bakterielle Folsäuresynthese dient damit auch einem Angriffspunkt bei einer Antibiotikatherapie.

Ein funktionierendes Blutstillungssystem ist für den Organismus lebensnotwendig, da sonst schon kleinste Verletzungen zu schweren Blutungen führen können. Am Prozess der Blutgerinnung (Hämostase) sind zahlreiche miteinander gekoppelte Prozesse beteiligt. Ausgehend von der **(zellulären) primären Hämostase**, schließt im weiteren Verlauf die **(plasmatische) sekundäre Hämostase** an, bei der unterschiedliche Gerinnungsfaktoren im Rahmen der Gerinnungskaskade schließlich zum Verschluss der Verletzung führen. Störungen in der Gerinnung führen zu einer erhöhten Blutungsneigung, während eine zu starke Gerinnungsneigung mit erhöhtem Thrombose- und Embolierisiko einhergeht.
Welche Arzneimittelgruppen werden zur Veränderung der Blutgerinnung eingesetzt?
Erklären Sie grob die Wirkungsweise.

28.1 Gerinnungsstörungen

- **Thrombozytenaggregationshemmer** (TAH) verhindern in den Arterien über unterschiedliche Mechanismen die Zusammenlagerung der Blutplättchen. Sie werden zur Prophylaxe und Therapie von arteriellen thromboembolischen Ereignissen eingesetzt.
- **Antikoagulanzien** hemmen die sekundäre Hämostase. Sie werden zur Thromboseprophylaxe eingesetzt.

28.2 Thrombozytenaggregationshemmer (TAH)

Thrombozytenaggregationshemmer senken das Risiko einer Thrombenbildung im arteriellen Bereich. Sie werden hauptsächlich zur Prophylaxe und Therapie von Myokardinfarkt sowie nach perkutaner Koronarintervention (Ballondilatation) und Stentimplantationen eingesetzt.

Welche Arzneistoffe stehen zur Verfügung?

28.2 Thrombozytenaggregationshemmer (TAH)

- **Acetylsalicylsäure** (ASS, Aspirin® protect) ist für die Hemmung der Thrombozytenaggregation mit 100 mg/d in wesentlich niedrigerer Dosierung erforderlich als für eine analgetische Wirkung.
- **Clopidogrel** (Plavix®), **Prasugrel** (Efient®), **Ticagrelor** (Brilique®) sind Antagonisten am ADP-Rezeptor der Thrombozyten und verhindern so die Plättchenaggregation.
- **Eptifibatid** (Generika) und **Tirofiban** (Aggrastat®) als Glykoprotein-Rezeptor-Antagonisten werden – parenteral appliziert – in der Klinik bei Hochrisikopatienten mit drohendem Herzinfarkt zusammen mit ASS und Heparin eingesetzt.

Ist eine Kombinationstherapie von TAH notwendig, kombiniert man ASS mit Clopidogrel, Prasugrel oder Ticagrelor.

Merke

Alle TAH erhöhen das Blutungsrisiko in Kombination mit anderen Arzneistoffen, die die Blutgerinnung beeinflussen können, z. B. Antikoagulanzien, NSAR oder Antidepressiva. Bei pathologischen Blutungen sind TAH kontraindiziert.

Antikoagulanzien hemmen die Blutgerinnung im venösen Bereich. Sie werden hauptsächlich zur postoperativen Thromboseprophylaxe eingesetzt sowie zur Schlaganfallprophylaxe bei Patienten mit Vorhofflimmern oder Herzklappenersatz. Daneben werden sie bei extrakorporalem Kreislauf und bei der Dialyse benötigt.
In welche Gruppen können Antikoagulanzien eingeteilt werden?

Einteilung nach der Applikationsart:

- **parenterale** Antikoagulanzien, z. B. Heparin,
- **orale** Antikoagulanzien: direkte orale Antikoagulanzien (DOAK), Vitamin-K-Antagonisten.

Einteilung nach dem Wirkungsmechanismus:

- **Direkte** Antikoagulanzien greifen unmittelbar hemmend in die Gerinnungskaskade ein (Heparin, DOAK).
- **Indirekte** Antikoagulanzien zeigen Effekte nach einer Latenzzeit von 2–3 Tagen (Vitamin-K-Antagonisten).

Heparine sind sofort wirksame und gut steuerbare **Hemmstoffe der Blutgerinnung** durch Angriff an verschiedenen Stellen der Gerinnungskaskade, insbesondere durch Hemmung von Faktor Xa und Thrombin. Haupteinsatzgebiet ist die Prophylaxe venöser Gerinnungsstörungen als sicherste vorbeugende Maßnahme bei Immobilisation. Alle Patienten, die täglich weniger als 6 Stunden das Bett verlassen, sollten eine Heparinprophylaxe erhalten.
Was können Sie zur Verabreichung von Heparin sagen? In welche Gruppen werden Heparine eingeteilt?

Alle Heparine müssen s. c. oder i. v. verabreicht werden, wegen Möglichkeit schmerzhafter und intramuskulärer Blutungen **niemals i. m.** Die Wirkung setzt unmittelbar ein.
Es gibt zwei Gruppen von Heparinen:

- Das (ältere) **unfraktionierte Heparin (UFH Standardheparin),** (Heparin-Natrium-ratiopharm®) besitzt eine kurze Wirkdauer, daher muss die Anwendung mehrmals täglich oder als Dauerinfusion erfolgen. Da insgesamt der Einfluss auf die Gerinnung schwer abzuschätzen ist, ist ein häufiges Monitoring nach jeder Dosiseinstellung erforderlich.
- **Niedermolekulare Heparine (NMH, fraktionierte Heparine)** besitzen eine längere Wirkdauer, Anwendung erfolgt je nach Indikation 1–2-mal täglich, z. B. **Certoparin** (Mono-Embolex®), **Dalteparin** (Fragmin®), **Enoxaparin** (Clexane®), **Nadroparin** (Fraxiparine®), **Tinzaparin** (Innohep®).

Danaparoid (Orgaran®) ist ein Präparat mit heparinartiger Wirkung (Heparinoid) mit kurzer Wirkdauer, daher muss es mehrmals täglich oder als Dauerinfusion gegeben werden.

Fondaparinux (Arixtra®) ist ein vollsynthetischer indirekter Faktor-Xa-Hemmer. Anwendung 1-mal täglich.

Merke

Als Heparin-Antidot, bei Überdosierung von Heparin wird **Protaminsulfat** (Protamin®) eingesetzt. Da Protamin, je nach Art des Heparins, schneller abgebaut wird als Heparin, muss es ggf. nachdosiert werden.

28.5 Direkte orale Antikoagulanzien (DOAK)

Seit einigen Jahren sind orale Antikoagulanzien verfügbar, deren Wirkungsmechanismus über eine direkte Hemmung von Thrombin oder Faktor Xa läuft.
Nennen Sie Arzneistoffe und Handelsnamen für diese Gruppe. Was ist bei der Therapie mit DOAKs zu beachten?

- **Dabigatran** (Pradaxa®) wirkt über eine direkte Hemmung von Thrombin in der Gerinnungskaskade. Es verhindert damit die Umwandlung von Fibrinogen in Fibrin, sowie die thrombinabhängige Thrombozytenaggregation.
  Für Dabigatran gibt es mit **Idarucizumab** (Praxbind®) ein spezifisches Antidot, womit die gerinnungshemmende Wirkung rasch aufgehoben werden kann.
- Direkte Faktor-Xa-Hemmstoffe:
  - **Rivaroxaban** (Xarelto®): 2,5–15 mg 2-mal täglich bzw. 10–20 mg 1-mal täglich,
  - **Apixaban** (Eliquis®): 2,5–5 mg 2-mal täglich,
  - **Edoxaban** (Lixiana®): 60 mg 1-mal täglich.

  Für Rivaroxaban und Apixaban ist **Andexanet alfa** (Ondexxya®) als Antidot verfügbar.

Merke
Ein Routinemonitoring der Blutgerinnung ist – anders als bei Vitamin-K-Antagonisten – bei der Therapie mit DOAKs nicht erforderlich, Laborwerte wie INR oder Quick-Wert haben hier keine Aussagekraft.

28.6 Vitamin-K-Antagonisten (VKA, Cumarine)

Vitamin-K-Antagonisten hemmen die Wirkung von Vitamin K und damit den Aufbau von unterschiedlichen Gerinnungsfaktoren in der Leber. Sie zeigen damit eine **indirekte** antikoagulierende Wirkung. Therapeutisch wird in Deutschland v. a. **Phenprocoumon** (Marcumar®) eingesetzt. Ein weiterer Vitamin-K-Antagonist ist **Warfarin** (Coumadin®).

Welches sind die wichtigsten Eigenschaften dieser Substanzen?

Was muss bei der Therapie beachtet werden?

28.6 Vitamin-K-Antagonisten (VKA, Cumarine)

Aufgrund der indirekten Wirkung kommt es erst nach einer **Latenzzeit von 2–3 Tagen** zum Wirkungseintritt. Erst wenn die vorhandenen Gerinnungsfaktoren verbraucht sind, zeigt sich die antikoagulierende Wirkung. Nach Absetzen des Präparats lässt die Wirkung erst verzögert nach, da zunächst neue Gerinnungsfaktoren gebildet werden müssen. Gleiches gilt für die Gabe von **Vitamin K** (Konakion® NM) als Antidot. Muss die Gerinnungsfähigkeit sofort wieder hergestellt werden, müssen Gerinnungsfaktoren oder Erythrozytentransfusionen verabreicht werden.

Cumarine haben eine **geringe therapeutische Breite** und eine **sehr hohe Plasmaeiweißbindung.** Daher müssen bei der Medikation unbedingt mögliche Interaktionen beachtet werden.

Die Wirkstoffe werden **individuell dosiert**, der Blutspiegel wird regelmäßige überwacht durch Bestimmung der Gerinnungsfähigkeit des Blutes über den **Quick-Wert** (Thromboplastinzeit) oder besser den **INR-Wert** (International Normalized Ratio). Cumarine sind teratogen und streng kontraindiziert in der Schwangerschaft!

Merke

Die INR verhält sich zum Quick-Wert umgekehrt proportional, d. h. mit abnehmendem Quick-Wert wird die INR größer (und umgekehrt).
Normale INR-Werte liegen bei 0,85–1,15. Eine INR von 1,0 entspricht einem Quick-Wert von 100 %.
Therapeutische INR-Werte bei medikamentöser Antikoagulation liegen i. d. R. bei 2,0–3,5.

Chirurgische Eingriffe mit hohem Blutungsrisiko müssen bei Patienten, die Antikoagulanzien einnehmen, gut vorbereitet werden. Je nach Art des Antikoagulans sind unterschiedliche Vorgehensweisen möglich. Welche Regeln sind zu beachten?

28.7 Antikoagulanzien – Verhalten vor Operationen

- Vor Operationen werden **Vitamin-K-Antagonisten** i. d. R. abgesetzt, bei Patienten mit hohem Thromboserisiko wird mit niedermolekularem Heparin überbrückt (**Bridging**).
- Bei Eingriffen mit geringem Blutungsrisiko (wie Zahnextraktionen) genügt es häufig, das Cumarin niedriger zu dosieren (auf INR 1,8–2).
- Ein Bridging mit Heparinen ist bei DOAKs nicht erforderlich. In Abhängigkeit vom Blutungsrisiko und der Nierenfunktion des Patienten ist bei Dabigatran eine Pause von 24–96 erforderlich.
- Faktor-Xa-Hemmstoffe müssen i. d. R. 24–48 Stunden vor der OP pausiert werden.
- Nach der OP kann die Therapie wieder begonnen werden, wenn eine ausreichende Hämostase gewährleistet ist.

Bei Langzeitantikoagulation ist die Blutungsgefahr erhöht. Daher sollten Patienten, die regelmäßig „Blutverdünner“ einnehmen, einige Schutzmaßnahmen beachten. Falls es dennoch zu Verletzungen kommt, können Hämostyptika eingesetzt werden; hierbei handelt es sich um Arzneimittel, die Blutungen stillen. Welche Vorsichtsmaßnahmen sollten bei Langzeitantikoagulation beachtet werden? Was kann man tun, wenn es dennoch zur Verletzung kommt?

Vorsicht vor Wechselwirkungen mit anderen (auch freiverkäuflichen) Medikamenten! Viele Arzneimittel können die gerinnungshemmende Wirkung beeinflussen.
Sportarten mit hohem Verletzungsrisiko (Kontaktsportarten) sollten vermieden werden.
Bei kleineren Verletzungen wie Kratzern oder leichten Schnittverletzungen wird die Wunde mit einem Druckverband versorgt und das verletzte Areal nach Möglichkeit hochgelagert, ggf. kann zusätzlicher Druck mit der Hand ausgeübt werden.
Kühlung der betroffenen Region kann die Blutstillung unterstützen. Auf keinen Fall sollten aber Gliedmaßen abgebunden oder zuführende Gefäße in Leiste oder Achselhöhle abgedrückt werden.
Wirkstoffe, die zur **lokalen** Anwendung kommen können, sind:

- **Denaturierende Vasokonstriktoren:** Alaun, Aluminiumsulfat (Askina® Stick),
- **Blutstillende Wundauflagen**, die resorbierbar sind und die Thrombozytenaggregation durch Adhäsion der Blutplättchen an der Oberfläche aktivieren: z. B. Calciumalginatfasern (DracoAlgin®), Kollagenschwamm (Collafleece®), Gelatineschwamm (Gelaspon®),
- Cellulose-Vlies (Tabotamp®),
- Fibrinkleber aus Fibrinogen und Thrombin (Evarrest®).

Bei Stürzen oder größeren Verletzungen sollte umgehend ein Arzt konsultiert werden! Dieser kann dann ggf. **systemisch** wirkende gerinnungsfördernde Mittel verabreichen:

- **Phytomenadion** (Vitamin K, Konakion® NM) → verzögerter Wirkungseintritt,
- **Gerinnungsfaktoren** → rascher Wirkungseintritt.

29 Husten

29.1 Antitussiva

Antitussiva sind **hustenreizstillende Mittel**. Sie hemmen das Hustenzentrum im Gehirn oder die Hustenrezeptoren im Bronchialtrakt und unterdrücken so den Hustenreflex. Daneben gibt es andere hustenreizstillende Mittel, die auf physikalischem Weg wirken, indem sie Schleimstoffe auf die gereizte Schleimhaut aufbringen und damit Irritationen lindern.

Antitussiva sollten nicht bei produktivem Husten angewendet werden, denn durch Blockade des Hustenreizes verhindern sie das Abhusten von Bronchialschleim. Eine ausschließliche Anwendung zur Nacht, um Schlaf zu ermöglichen, kann in dieser Situation dennoch sinnvoll sein.

Welche Arzneistoffe kommen zur Stillung von trockenem Reizhusten infrage? Machen Sie auch Angaben zur möglichen Altersgruppe der Anwendenden sowie zur Rezeptpflicht.

- **Dihydrocodein** (DHC, Paracodin®), ab 4 Jahren, verschreibungspflichtig,
- **Noscapin** (Capval®), ab 6 Monaten, verschreibungspflichtig,
- **Dextromethorphan** (Silomat® DMP), Kapseln ab 12 Jahren, Lutschtabletten ab 6 Jahren, rezeptfrei,
- **Pentoxyverin** (Sedotussin®), ab 2 Jahren, rezeptfrei,
- **Levodropropizin** (Quimbo®), ab 2 Jahren, rezeptfrei,
- pflanzliche Hustenstiller:
  - **Eibischwurzel** (Phytohustil®), ab 1 Jahr, rezeptfrei,
  - **Spitzwegerich** (in WALA® Plantago Hustensaft), ab Säuglingsalter, rezeptfrei,
  - **Isländisches Moos** (Aspecton® Junior Hustenstiller), ab 2 Jahren, rezeptfrei.

Merke

Kinder unter zwei Jahren sollten nicht im Rahmen der Selbstmedikation behandelt werden. Eltern mit Säuglingen und Kleinkindern mit Husten ist in jedem Fall ein Arztbesuch zu empfehlen.

29 Husten

29.1 Antitussiva

F

Welche Aussagen treffen auf die Antitussiva zu?

- ☐ werden hauptsächlich bei schleimig-festsitzenden Husten eingesetzt
- ☐ werden hauptsächlich bei trockenem, unproduktivem Husten eingesetzt
- ☐ ein Arzneistoffbeispiel ist Pentoxyverin
- ☐ ein Arzneistoffbeispiel ist Ambroxol
- ☐ Opioide haben eine antitussive Wirkung
- ☐ Dihydrocodein (Paracodin®) ist ein rezeptpflichtiges Arzneimittel

29.1 Antitussiva

A

- [ ] werden hauptsächlich bei schleimig-festsitzenden Husten eingesetzt
- [x] werden hauptsächlich bei trocknem, unproduktivem Husten eingesetzt
- [x] ein Arzneistoffbeispiel ist Pentoxyverin
- [ ] ein Arzneistoffbeispiel ist Ambroxol
- [x] Opioide haben eine antitussive Wirkung
- [x] Dihydrocodein (Paracodin®) ist ein rezeptpflichtiges Arzneimittel

Dextromethorphan (DMP, Silomat® DMP) ist ein zentral wirksames Antitussivum. Es wird als Monotherapeutikum zur Therapie des Reizhustens eingesetzt, man findet es aber auch in Kombinationsmitteln zur Behandlung grippaler Infekte.
Was wissen Sie über diesen, in Deutschland nicht verschreibungspflichtigen, Hustenstiller?

DMP kann die Blut-Hirn-Schranke überwinden und ist strukturell den Opioiden zugehörig. Als Kombinationspräparat mit Paracetamol, Phenylpropanolamin oder Doxylamin wird es als „Grippemittel" (Wick MediNait) zur Behandlung von Erkältungssymptomen eingesetzt. Die Selbstmedikation ist auf 3–4 Tage begrenzt, auch unter ärztlicher Aufsicht sollte die Anwendungsdauer zwei bis drei Wochen nicht überschreiten.
Nebenwirkungen können Atemdepression und Müdigkeit sein, aber auch Tachykardie, Schlaflosigkeit oder Halluzinationen können auftreten. Aufgrund der möglichen schlaffördernden Wirkung kann die Reaktionsfähigkeit eingeschränkt sein, die Teilnahme am Straßenverkehr und alle Tätigkeiten, die ein höheres Maß an Aufmerksamkeit erfordern, sollen nach Einnahme gemieden werden.
Zusammen mit anderen Wirkstoffen, die erhöhend auf den Serotonin-Haushalt wirken (SSRI, MAO-Hemmer), besteht die Gefahr eines Serotonin-Syndroms. Die Symptome dabei können von einfachen erkältungsähnlichen Anzeichen, Tremor und Unruhe bis hin zu Krämpfen reichen. Hier muss zwingend ein Arzt kontaktiert werden!

Merke

Dextromethorphan besitzt Abhängigkeits- und Missbrauchspotenzial, wenn es nicht bestimmungsgemäß angewendet wird.

Expektoranzien sind Mittel, die die Entfernung von Bronchialsekret aus den Bronchien und der Trachea erleichtern und beschleunigen sollen. Sie wirken sekretolytisch und mukolytisch, viskoser Schleim wird dünnflüssiger und kann leichter abgehustet werden.
Welche Substanzen können als Expektorans eingesetzt werden, was ist bei der Anwendung zu beachten?

29.2 Expektoranzien

Grundlage der Therapie ist eine **ausreichende Flüssigkeitszufuhr**. Folgende Substanzen bzw. Substanzgemische werden als Expektoranzien verwendet:

- **Pflanzenauszüge**, z. B. aus Primel, Efeu (Prospan®), Thymian (Aspecton®), Anis, Pfefferminze,
- **Eukalyptusöl** (Gelomyrtol®),
- **Ambroxol** (Mucosolvan®),
- **Bromhexin** (Bromhexin Berlin-Chemie),
- **N-Acetylcystein** (ACC, ACC® akut),
- **Guaifenesin** (Fagusan®).

Merke

Bei der gleichzeitigen Anwendung von **ACC und Antibiotika** ist auf eine zeitverschobene Einnahme von 2 Stunden zu achten, da ACC diese Substanzen inaktivieren kann. Dagegen wird bei gleichzeitiger Anwendung von **Ambroxol und einigen Antibiotika** die Konzentration der Antibiotika im Bronchialsekret gesteigert.

Säuglinge und Kleinkinder dürfen keine äußerliche oder innerliche Medikation erhalten, die Pfefferminzöl, Eukalyptusöl, Menthol oder Kampfer enthält. Diese ätherischen Öle können zu starken Atembeschwerden bis hin zu Erstickungsanfällen führen!

Sogenannte „Grippemittel" enthalten neben einem **fiebersenkenden Analgetikum** (ASS, Ibuprofen, Paracetamol) oft auch ein **α-Sympathomimetikum** (z. B. Pseudoephedrin) zur Schleimhautabschwellung. Außerdem sind häufig **Antitussiva** (z. B. Dextromethorphan) beigefügt.

Was spricht dagegen, eine solche Kombinationen einzusetzen?

Liegen Schmerzen und/oder Fieber vor, ist es sinnvoll, ein Analgetikum zu verabreichen. Durch das systemisch wirkende α-Sympathomimetikum kann es zu Nebenwirkungen wie erhöhter Herzfrequenz, innerer Unruhe und Schlafstörungen kommen. Wegen einer möglichen Blutdrucksteigerung sollten Patienten mit schwerer Hypertonie oder KHK diese Substanzen nicht anwenden. Das beigefügte Antitussivum ist evtl. gar nicht nötig, weil vielleicht (noch) kein Husten vorliegt. Grundsätzlich sollten die tatsächlich vorliegenden Symptome besser einzeln und nach Möglichkeit mit lokal wirksamen Zubereitungen behandelt werden.

29.4 Codeintropfen

Der Arzt verordnet einem erwachsenen Patienten Codeintropfen.
Welche der nachfolgenden Aussagen treffen zu?

- ☐ Die Tropfen wirken als hustenreizstillendes Mittel (Antitussivum).
- ☐ Der Wirkstoff kann Sekret aus den Bronchien mobilisieren und das Abhusten erleichtern.
- ☐ Bei einer Überdosierung kann es zu Schläfrigkeit, Kopfschmerzen, Erbrechen und Atemstörungen, bis hin zum Koma kommen.
- ☐ Die Tropfen müssen unbedingt nüchtern verabreicht werden, anderenfalls sind sie unwirksam.
- ☐ Das Reaktionsvermögen kann beeinträchtigt werden.
- ☐ Ohne eine hohe Flüssigkeitszufuhr ist das Arzneimittel wirkungslos.
- ☐ Die Wirkung kann durch gleichzeitige Gabe von ACC (Acetylcystein) verstärkt werden.

29.4 Codeintropfen

- [x] Die Tropfen wirken als hustenreizstillendes Mittel (Antitussivum).
- [ ] Der Wirkstoff kann Sekret aus den Bronchien mobilisieren und das Abhusten erleichtern.
- [x] Bei einer Überdosierung kann es zu Schläfrigkeit, Kopfschmerzen, Erbrechen und Atemstörungen, bis hin zum Koma kommen.
- [ ] Die Tropfen müssen unbedingt nüchtern verabreicht werden, anderenfalls sind sie unwirksam.
- [x] Das Reaktionsvermögen kann beeinträchtigt werden.
- [ ] Ohne eine hohe Flüssigkeitszufuhr ist das Arzneimittel wirkungslos.
- [ ] Die Wirkung kann durch gleichzeitige Gabe von ACC (Acetylcystein) verstärkt werden.

30 Asthma bronchiale

30.1 Stufenplan der Asthma-Langzeittherapie

Mit der Asthmatherapie möchte man den Zustand eines **kontrollierten Asthmas** erreichen, d. h. Symptomfreiheit, normale Lungenfunktion, bei Kindern zusätzlich eine normale Entwicklung. Basis der Therapie ist eine **Asthmaschulung** sowie das Vermeiden sogenannter **Triggerfaktoren**, die zu einem Asthmaanfall führen können. Das können spezielle Allergene wie Tierhaare oder Pollen sein. Daneben könnn aber auch Stress, Tabakrauch oder bestimmte Arzneimittel einen Asthmaanfall auslösen oder den Gesamtzustand verschlechtern. In der Arzneimitteltherapie werden in Abhängigkeit von der individuellen Situation einzelne Arzneistoffe oder Kombinationen eingesetzt.

Skizzieren Sie die grobe Struktur der Arzneimitteltherapie bei Asthma bronchiale. Unterscheiden Sie hier in Basismedikation und Bedarfsmedikation. Welche Arzneistoffgruppen kommen zum Einsatz?

30.1 Stufenplan der Asthma-Langzeittherapie

Die Therapie wird nach einem Stufenschema durchgeführt. Es wird in Bedarfs- und Basismedikation unterschieden, dabei bevorzugt man nach Möglichkeit die **inhalative** Anwendung, um systemische Nebenwirkungen weitgehend zu vermeiden. Folgende Arzneistoffgruppen kommen zum Einsatz:

Bedarfsmedikation:

- inhalative kurzwirksame β_2-Sympathomimetika (SABA),
- Fixkombination aus inhalativem Glucocorticoid (ICS) + Formoterol.

Basismedikation:

- inhalative (ICS) oder perorale Glucocorticoide,
- inhalative langwirksame β_2-Sympathomimetika (LABA),
- perorale Leukotrien-Rezeptor-Antagonisten (LTRA),
- inhalative langwirksame Anticholinergika (LAMA),
- Biologicals.

Merke

Grundlage für das Ansprechen der Therapie ist die korrekte Anwendung der Inhalationsdevices! Aufgrund der unterschiedlichen Therapieoptionen und der damit verbundenen Fehlermöglichkeiten bei der Anwendung, ist es essenziell, sich mit der Handhabung vertraut zu machen.

30.2 β_2-Sympathomimetika

β_2-Sympathomimetika wirken bronchienerweiternd und schützen damit vor Atemnot. Sie werden inhalativ angewendet. Man unterscheidet langwirksame (LABA) und kurzwirksame (SABA) Substanzen.
Nennen Sie Arzneistoffbeispiele und ihre Anwendungsgebiete beim Asthma bronchiale.

Kurzwirksame β_2-Sympathomimetika (SABA) werden als Bedarfsmedikation bei Atemnot oder beim akuten Asthmaanfall angewendet. Arzneistoffbeispiele: **Salbutamol** (Sultanol®), **Terbutalin** (Bricanyl®) oder **Fenoterol** (Berotec®). Langwirksame **β_2-Sympathomimetika (LABA)** sind Bestandteil der Basismedikation und gehören damit zur Dauertherapie. Arzneistoffe sind z. B. **Salmeterol** (Serevent®) oder **Formoterol** (Foradil® P). Sie können als Flüssigkeit oder Pulver inhaliert werden. Es gibt sie als Einzelsubstanzen oder in Kombinationspräparaten zusammen mit inhalativen Glucocorticoiden (ICS).
Eine Besonderheit von Formoterol ist der – im Gegensatz zu anderen LABA – schnelle Wirkungseintritt. Es kann damit auch als Bedarfsmedikament eingesetzt werden.

Neben β_2-Sympathomimetika, die Bronchospasmolytika der ersten Wahl, gibt es auch andere Therapieoptionen.
Welche weiteren bronchienerweiternden Mittel kommen zum Einsatz und was ist ggf. bei der Anwendung zu beachten?

- Inhalative Anticholinergika sind:
  - **Ipratropiumbromid** (Ipratropium Teva®), schnell wirksam,
  - **Tiotropiumbromid** (Spiriva®), LAMA (langwirksam), nur als Zusatztherapie.
- **Theophyllin** (peroral, i.v.):
  Achtung: geringe therapeutische Breite! Zusätzlich bestehen große individuelle Unterschiede in der Wirkdauer, daher wird ein regelmäßiges Monitoring empfohlen. Theophyllin wird nur noch in Ausnahmefällen eingesetzt.

Merke
Als Überdosierungssymptome bei der Therapie mit Theophyllin können Tachykardie und Arrhythmien auftreten. Zudem sollte auf Krampfanfälle, Unruhe und Zittern als Zeichen einer zu starken Theophyllin-Wirkung geachtet werden!

Glucocorticoide sind **Basistherapeutika** beim Asthma bronchiale. Sie werden zur Prophylaxe eingesetzt, wirken **entzündungshemmend**, aber nicht bronchienerweiternd. Um systemische Nebenwirkungen möglichst zu vermeiden, werden vorzugsweise inhalative Arzneiformen angewendet. Falls das Asthma trotz kombinierter anderer Therapiestrategien nicht kontrolliert werden kann, sind zusätzliche perorale Gaben (Prednisolon), in möglichst niedriger Dosierung, möglich.

Welche Arzneistoffe werden eingesetzt?

Was muss im Zusammenhang mit der Anwendung beachtet werden?

Inhalierbare Glucocorticoide sind z. B.:

- **Beclometason** (Junik®),
- **Budesonid** (Pulmicort®),
- **Ciclesonid** (Alvesco®),
- **Fluticason** (Flutide®).

Außerdem werden auch fixe Kombinationen mit langwirksamen β_2-Sympathomimetika (LABA) eingesetzt, z. B.:

- Budesonid/Formoterol (Symbicort®),
- Beclometason/Formoterol (Foster®),
- Fluticason/Salmeterol (Viani®),
- Fluticason/Formoterol (Flutiform®).

Merke

Um Mundsoor und Heiserkeit als Nebenwirkung zu vermeiden, sollten inhalative Glucocorticoide vor der Mahlzeit angewendet werden. Die oft ausgesprochene Empfehlung, sich danach die Zähne zu putzen oder den Mund auszuspülen, ist meist nicht ausreichend, da Arzneistoffreste auf der Rachenschleimhaut so nicht erfasst werden können.

Leukotriene spielen eine wesentliche Rolle beim allergischen Asthma.
Erklären Sie die Wirkung der Leukotrien-Rezeptor-Antagonisten, nennen Sie Arzneistoffe und geben Sie Hinweise zur Wirkstärke und Anwendung.

30.5 Leukotrien-Rezeptor-Antagonisten

Leukotrien-Rezeptor-Antagonisten heben die Wirkungen der Leukotriene auf und führen so zu einer Besserung der Symptome beim Asthma bronchiale. Die Verengung der Bronchien, die Sekretbildung sowie Entzündungsreaktionen werden reduziert. Sie wirken damit ähnlich wie Glucocorticoide, allerdings schwächer entzündungshemmend.

Arzneistoff: **Montelukast** (Singulair®).
Montelukast wird eingesetzt als Zusatztherapie bei Patienten, die mit einer inhalativen Therapie nicht ausreichend kontrolliert sind, oder als Alternative zu einer inhalativen Cortisontherapie. Der Wirkstoff kann nur vorbeugend, nicht aber zur Behandlung eines akuten Anfalls eingesetzt werden.
Das Arzneimittel wird peroral als Filmtablette oder als Kautablette bevorzugt abends verabreicht.

Der Wirkstoff **Omalizumab** (Xolair®) ist unter bestimmten Bedingungen als Zusatzbehandlung indiziert bei Patienten mit schwerem persistierendem allergischem Asthma, die trotz Kombinationstherapie immer noch unter schweren Asthma-Exazerbationen leiden.
Welches Wirkprinzip liegt hier zugrunde? Wie wird dieses Präparat angewendet?

Bei **Omalizumab** handelt es sich um einen humanisierten IgE-Antikörper, der an freies IgE bindet und Komplexe bildet. Hierdurch bindet weniger IgE an Mastzellen, allergieauslösende Stoffe wie Leukotriene und Histamin werden dann nur vermindert freigesetzt.

Merke
Der Wirkstoff wird subkutan injiziert, die Dosierung und das Behandlungsintervall richten sich nach Körpergewicht und dem IgE-Basiswert. Da der Körper regelmäßig IgE nachbildet, muss die Anwendung alle 2–4 Wochen wiederholt werden.

31 COPD

31.1 Arzneimitteltherapie

COPD steht für chronisch obstruktive Lungenerkrankung (Chronic obstructive pulmonary disease) und bezeichnet chronische Erkrankungen der Atemwege, die mit einer zunehmenden Einschränkung der normalen Atmung einhergehen und nicht reversibel sind. Ihr Schweregrad wird über die GOLD-Klassifikation in vier Schweregrade eingeteilt.

Welche Möglichkeiten gibt es in der Therapie der COPD?

31.1 Arzneimitteltherapie

Die wichtigsten Therapieziele bei der COPD sind, den Krankheitsfortschritt zu verlangsamen und die körperliche Belastbarkeit des Patienten zu erhöhen. Die Therapie ist rein symptomatisch.
Neben begleitenden Maßnahmen wie **Nicotinkarenz** (verringert das Fortschreiten der Erkrankung), **regelmäßigen Impfungen** und Teilnahme an **Lungensportgruppen und Atemphysiotherapie**, kommen bronchienerweiternde Mittel zum Einsatz:

- **β_2-Sympathomimetika**,
- das Anticholinergikum **Tiotropium** (Spiriva®).

Der Einsatz der Medikamente orientiert sich am Schweregrad der Erkrankung (GOLD-Klassifikation).

Bei schwerer COPD ist eine Sauerstofflangzeittherapie notwendig. Außerdem kann bei häufiger Verschlimmerung der Symptome eine antientzündliche Therapie mit **Roflumilast** (Daxas®) durchgeführt werden.

32 Übelkeit und Erbrechen

32.1 Antiemetika

Übelkeit und Erbrechen können unterschiedliche Ursache haben. Magen-Darm-Infektionen oder Nahrungsmittelunverträglichkeiten können zu Erbrechen führen, daneben kann es auftreten als Symptom einer Kinetose (Reisekrankheit) oder als Nebenwirkung einer Zytostatikatherapie. Erbrechen kommt auch im Rahmen der Frühschwangerschaft vor.

In Abhängigkeit von der Ursache kann die Therapie sehr unterschiedlich aussehen.

Welche Behandlungsmöglichkeiten gibt es?

32.1 Antiemetika

Gegen Übelkeit und Erbrechen kommen unterschiedliche Arzneistoffgruppen zum Einsatz:

- **Antihistaminika:** Dimenhydrinat (Vomex A®), z. B. bei Reisekrankheit, **Cave:** anticholinerge und sedierende Nebenwirkung,
- **Serotonin-Antagonisten** (5-HT_3-Antagonisten, „Setrone"): Ondansetron (Zofran®), Palonosetron (Aloxi®), Granisetron (Kevatril®), bei Erbrechen nach Zytostatika- oder Strahlentherapie,
- **Neurokinin-Antagonisten:** Aprepitant (Emend®), Fosaprepitant (Ivemend®),
- **Neuroleptika:** Haloperidol (Haldol®),
- **Prokinetika** (Beschleunigung der Magen-Darm-Passage): Domperidon (Motilium®), Metoclopramid (MCP, Paspertin®),
- **Glucocorticoide:** Dexamethason,
- **Calciumkanalblocker:** Cinnarizin (in Arlevert®),
- **Phytopharmaka** bei leichter Übelkeit: Ingwer (Zintona®), Pfefferminze.

Als Prokinetika bezeichnet man Substanzen, die die **Magenentleerung** und die **Darmpassage beschleunigen**.
Wann sind Prokinetika indiziert, welche Arzneistoffe gibt es und was ist zu beachten?

32.2 Prokinetika

Magen- und darmmotilitätserhöhende Mittel werden bei Übelkeit, Erbrechen und Bewegungsstörungen des Magen-Darm-Trakts (z. B. Reizdarmsyndrom, diabetische Gastroparese, Migräne) eingesetzt.

- **Domperidon** (Motilium®) wirkt fast ausschließlich peripher. Bei Kindern, Älteren und bei Parkinsonpatienten wird daher Domperidon bevorzugt eingesetzt.
- **Metoclopramid** (MCP, Paspertin®) überwindet die Blut-Hirn-Schranke und kann eine Sedierung sowie Bewegungsstörungen auslösen.
- **Aprepitant** (Emend®) wird v. a. bei zytostatikabedingtem Erbrechen oder Erbrechen im Rahmen von Operationen eingesetzt. Es ist gut verträglich, zeigt aber viele Wechselwirkungen mit anderen Arzneistoffen.

Prokinetika sollten mindestens 15 Minuten vor den Mahlzeiten eingenommen werden.

Als Begleiterscheinung einer Zytostatikatherapie kann Erbrechen auftreten. Wann und wie stark Erbrechen auftritt, ist abhängig von der eingesetzten Substanz und Dosis (**emetogenes Potenzial**).

Welche Behandlungsoptionen gibt es?

Behandlungsoptionen sind:

- **niedriges emetogenes Potenzial:** Prokinetika (z. B. **MCP**) oder Glucocorticoide (z. B. **Dexamethason**),
- **moderates emetogenes Potenzial:** ein Setron (z. B. **Ondansetron**) kombiniert mit einem Glucocorticoid über einige Tage,
- **hohes emetogenes Potenzial:** ein Setron kombiniert mit einem Glucorticoid und z. B. **Aprepitant** (Emend®) über mehrere Tage.

Merke

Besonders wichtig ist es, Übelkeit und Erbrechen bereits vor der ersten Zytostatikagabe vorzubeugen. Durch die Erwartungshaltung kann es sonst bei späteren Zyklen noch vor der Zytostatikagabe zu psychisch verursachtem Erbrechen (**antizipatorisches Erbrechen**) kommen. Dieses ist mit Antiemetika nur schlecht zu behandeln.

Besonders bei Kindern und älteren Menschen kann es als Folge von ausgeprägtem oder anhaltendem Erbrechen zu **lebensgefährlichen Folgezuständen** kommen.
Durch begleitende Maßnahmen kann man das Risiko manchmal reduzieren. Wie?

32.4 Unterstützende Maßnahmen

Durch den **Flüssigkeits- und Elektrolytverlust** beim Erbrechen kann es insbesondere bei Säuglingen, Kleinkindern und Senioren zu Flüssigkeits- und Elektrolytstörungen, Exsikkose, Oligurie oder Temperaturanstieg bis hin zum Koma kommen. Es ist sinnvoll, möglichst schon bei beginnendem Erbrechen Elektrolytpräparate (orale Rehydratationslösungen (ORS), z. B. Oralpädon®, Elotrans®) zu verabreichen. Bei der Herstellung der ORS ist unbedingt nach Herstellungsanweisung zu verfahren (Verwendung von abgekochtem, abgekühltem Wasser, exakte Wasser- und Pulvermengen einhalten!).
Bei starkem Erbrechen mit Dehydratation ist eine kontinuierliche intravenöse Rehydratation mit Glucose/Elektrolytlösung erforderlich.

33 Ulkus und Refluxkrankheit

33.1 Antazida

Antazida **neutralisieren oder binden überschüssige Magensäure** innerhalb kurzer Zeit. Sie werden bei Erkrankungen des Magens eingesetzt, die aufgrund von Hyperazidität entstehen, z. B. Gastritis, Magen-Darm-Ulzera, Refluxösophagitis. Allerdings sind sie hier nicht immer Mittel der 1. Wahl. Bei der Abheilung von Ulzera und bei der Refluxösophagitis werden sie v. a. zur sofortigen Schmerzlinderung eingesetzt. Sie finden meist Anwendung in der Selbstmedikation, sollten hier aber nur kurzfristig eingenommen werden.

Welche Substanzen werden eingesetzt? Kennen Sie Handelsnamen?

Was ist bei der Anwendung zu beachten?

33.1 Antazida

Antazida sind Substanzen, die die bereits freigesetzte Magensäure neutralisieren oder binden. Die meisten der eingesetzten Substanzen sind **Magnesium-, Aluminium- oder Calciumverbindungen**.
Präparatebeispiele sind:

- Gaviscon®: **Calciumcarbonat, Natriumhydrogencarbonat, Alginsäure** (Alginsäure bildet einen „Gelteppich" und wirkt so als physikalische Reflux-Sperre),
- Talcid®: **Hydrotalcit** (Aluminium-Magnesium-hydroxid-Carbonathydrat),
- Riopan®: **Magaldrat** (Aluminium-Magnesium-hydroxid-Sulfathydrat),
- Rennie®: **Calciumcarbonat, Magnesiumcarbonat**,
- Maaloxan®: **Magnesiumhydroxid, Aluminiumoxid**.

Die Präparate sind als Suspensionen und Kautabletten im Handel. Suspensionen werden vor Gebrauch geschüttelt (bzw. im Einzeltütchen gut durchgeknetet), Kautabletten müssen fein zerkaut werden, damit sie eine gute Wirkung erzielen. Antazida werden 1–3 Stunden nach dem Essen eingenommen (wenn die säurepuffernde Wirkung der Nahrung abgeklungen ist), vor dem Schlafengehen oder bei akuten Beschwerden.

Merke

Die Einnahme sollte niemals gleichzeitig mit anderen Arzneistoffen erfolgen, da diese von Antazida adsorbiert werden können. Es besteht damit die Gefahr einer Wirkungsabschwächung oder eines Wirkungsverlusts.
Durch Komplexbildung kann die Wirkung anderer, gleichzeitig verabreichter Arzneimittel (z. B. Eisenpräparate, Fluorchinolon- und Tetracyclinantibiotika) abgeschwächt oder aufgehoben werden. Ein Einnahmeabstand von mind. 2 Stunden sollte daher eingehalten werden.

Protonenpumpenhemmer sind das Mittel der Wahl bei der Therapie des **Ulcus ventriculi und Ulcus duodeni**, zur **Refluxbehandlung** und als **Magenschutz** bei Patienten unter NSAR(NSAID)-Dauertherapie.
Wie wirkt diese Arzneistoffgruppe? Gibt es Nebenwirkungen, die beachtet werden müssen?
Welche Stoffe kommen zum Einsatz?

33.2 Protonenpumpenhemmer (PPI)

PPIs sind Wirkstoffe, die durch Hemmung eines Enzyms in den Belegzellen der Magenschleimhaut (der sog. Protonenpumpe) eine fast vollständige Unterdrückung der Magensäureproduktion bewirken.
Zur Verfügung stehen z. B.:

- **Omeprazol** (Omep®),
- **Esomeprazol** (Nexium®),
- **Pantoprazol** (Pantozol®),
- **Lansoprazol** (Agopton®),
- **Dexlansoprazol** (Dexilant®),
- **Rabeprazol** (Pariet®).

Die Einnahme muss nüchtern, 30 Minuten vor der Mahlzeit, erfolgen. Da die Arzneistoffe säureinstabil sind, werden sie als **magensaftresistente Zubereitungen** verabreicht.

Als magensaftresistente Zubereitungen dürfen sie nicht gemörsert werden. Bei **Sondengabe** muss daher vorher unbedingt beachtet werden: Manche Präparate sind aus vielen magensaftresistent überzogenen Pellets aufgebaut (MUPS-System). Diese Zubereitungen lassen sich in Flüssigkeiten suspendieren und über die Sonde applizieren. Zu beachten ist jedoch, dass die Größe der Pellets (→ Packungsbeilage, Rückfrage bei der Apotheke!) zum Durchmesser der Sonde passen muss, anderenfalls verstopft die Sonde.
PPIs beeinträchtigen die Resorption von Calcium, Magnesium und Vitamin B_{12}. Sofern nicht frühzeitig substituiert wird, muss bei einer Dauertherapie mit entsprechenden **Mangelerscheinungen** gerechnet werden.

Eine Infektion mit Helicobacter pylori ist häufig Ursache einer chronischen Gastritis, die später in ein gastroduodenales Ulkus übergehen kann. Helicobacter pylori kann im sauren Milieu des Magens überleben, da er sich mit einer Ammoniakwolke umgibt, die Magensäure neutralisiert. Die **Eradikationstherapie** (vollständige Beseitigung des Keims) führt oft zur Heilung.
Welche Therapieschemata zur Eradikation des Helicobacter pylori kennen Sie?

Für die Eradikationstherapie zur Beseitigung des Bakteriums stehen unterschiedliche Therapieschemata zur Verfügung, die Auswahl erfolgt je nach örtlicher Resistenzlage und Verträglichkeit. Die Therapiedauer beträgt in Abhängigkeit vom Therapieschema 7–14 Tage.
Therapieschemata zur Eradikation von Helicobacter pylori sind:

- französische Tripletherapie: PPI, Clarithromycin, Amoxicillin,
- italienische Tripletherapie: PPI, Clarithromycin, Metronidazol,
- bismutbasierte Vierfachtherapie: PPI, Bismut-Kaliumsalz, Metronidazol, Tetracyclin,
- kombinierte Vierfachtherapie: PPI, Clarithromycin, Metronidazol, Amoxicillin,
- Fluorchinolon-Tripletherapie: PPI, Levofloxacin/Moxifloxacin, Amoxicillin.

Zur Vereinfachung der Therapie sind Kombinationspräparate im Handel, z. B. ZacPac® (Pantoprazol, Amoxicillin, Clarithromycin), Pylera® (Bismut-Kaliumsalz, Metronidazol, Tetracyclin)

34 Obstipation

34.1 Wirkprinzipien von Laxanzien

F

Laxanzien sind **Wirkstoffe**, die die Stuhlentleerung beschleunigen. Sie werden **gegen Verstopfung** (Obstipation) eingesetzt, aber auch zur Darmentleerung, z. B. vor Darmspiegelungen, operativen Eingriffen oder bei schmerzhafter Stuhlentleerung.
Als Obstipation bezeichnet man eine zu seltene Ausscheidung (weniger als 3 Stühle/Woche) oder einen harten Stuhlgang mit schmerzhafter oder als unvollständig empfundener Entleerung.
Zur Behandlung der Obstipation wird üblicherweise folgendes Stufenschema genutzt:

1. nichtmedikamentöse Maßnahmen (z. B. ausreichende Flüssigkeitszufuhr, ballaststoffreiche Ernährung, Bewegung),
2. Füll- und Quellstoffe,
3. osmotisch wirkende Laxanzien,
4. antiresorptiv und hydragog wirkende Laxanzien.

Nach welchen gängigen Wirkungsmechanismen entsteht die abführende Wirkung? Nennen Sie jeweils auch Arzneistoffbeispiele.

34.1 Wirkprinzipien von Laxanzien

- **Füll- und Quellstoffe (Indischer Flohsamen, Weizenkleie)** binden im Darmlumen Wasser und quellen auf. Durch die Volumenzunahme kommt es zum Entleerungsreiz.
- **Osmotisch wirkende Laxanzien (Lactulose, Macrogol)** werden nicht resorbiert und halten das Wasser im Darm zurück, das Stuhlvolumen nimmt zu und die Darmperistaltik wird angeregt.
- **Antiresorptiv und hydragog** wirkende Laxanzien (**Bisacodyl**, z. B. Dulcolax®, **Natriumpicosulfat**, z. B. Laxoberal®) hemmen die Natrium- und Wasserresorption aus dem Darmlumen, gleichzeitig strömen Elektrolyte und Wasser aus dem Gewebe in das Darminnere.
- Zusätzlich sind weitere Laxanzien bei speziellen Indikationen zugelassen, die als Antagonisten oder Agonisten an **spezifischen Rezeptoren** angreifen, z. B. **Methylnaltrexonbromid** (Relistor®), **Prucaloprid** (Resolor®).

Merke

Bei den quellenden und osmotisch aktiven Substanzen ist eine ausreichende Flüssigkeitszufuhr unbedingt notwendig, um einem Verkleistern des Darminhalts oder einer Dehydratation vorzubeugen.

Der Arzt verordnet für einen Patienten ein Klistier.
Was sind Klistiere? Wozu werden sie eingesetzt und was müssen Sie bei der Anwendung beachten?

34.2 Rektale angewendete Laxanzien

Klistiere sind Lösungen, die rektal angewendet werden. Über die lokale Wirkung kommt es zur Entleerung des Enddarms.
Je nach Lösungsmenge, die appliziert wird, unterscheidet man (Makro-)**Klysmen** (50–200 ml) und **Mikroklysmen** (2–10 ml). Die Wirkung setzt schon innerhalb von 15–20 Minuten ein. Bei den Lösungen werden unterschiedliche Substanzen eingesetzt:
Glycerol oder **Sorbitol** wirken reizend auf die Rektalschleimhaut, die Defäkation wird reflektorisch ausgelöst. **Docusat-Natrium** hat einen stuhlerweichenden Effekt. Als Detergens sorgt es dafür, dass der Stuhl besser benetzt werden kann.
Phosphathaltige Klistiere binden Wasser und wirken damit stuhlaufweichend. Sofern keine Defäkation erfolgt, werden enthaltene Salze allerdings resorbiert und können dann zu schweren Elektrolytstörungen führen. Bei Säuglingen und Kleinkindern sind phosphathaltige Klysmen daher kontraindiziert.
Präparatebeispiel sind: Microlax®, Klysma salinisch, Klistier Fresenius.
Bei der **Anwendung** ist es hilfreich die Spitze vorher etwas einzufetten oder etwas Lösung herauszudrücken, um das Einführen in den Enddarm zu erleichtern. Die Tube wird danach zusammengedrückt, damit der Inhalt ganz herausgedrückt wird. Auch beim Herausziehen sollte die Tube weiterhin zusammen gedrückt bleiben, damit keine Lösung ins Klistier zurückgesaugt wird. Für eine bessere Wirkung sollte der Patient beim Makroklistier mind. 30 Minuten auf der linken Seite liegen.

Carminativa sind blähungstreibende Mittel. Neben dem Entschäumer **Simeticon** (z. B. Lefax®) wirken auch **pflanzliche Präparate** sehr gut auf Gasansammlungen im Darm.

Welche Arzneipflanzen besitzen eine entblähende Wirkung?

34.3 Carminativa

Pflanzliche Carminativa sind z. B. **Fenchel, Anis, Kümmel, Kamille, Pfefferminze, Schafgarbe** und **Melisse.** Die Arzneipflanzen werden entweder als Tees zubereitet oder als Fertigpräparate appliziert (z. B. Iberogast®, Gastrovegetalin®, Kamillosan®). Über ihre spasmolytische Wirkung lösen sie außerdem Darmkrämpfe.

In der Pädiatrie werden pflanzliche Carminativa v. a. bei den sog. Drei-Monats-Koliken in Form von Zäpfchen eingesetzt (WALA® Carum Carvi comp. Säuglingszäpfchen).

Bei Blähungen kann eine bewusste Ernährung hilfreich sein: Insbesondere Hülsenfrüchte, Zwiebeln, Knoblauch, Kohl und kohlensäurehaltige Getränke sollten gemieden werden.

35 Diarrhö

35.1 Maßnahmen bei Diarrhö

F

Antidiarrhoika sind Arzneimittel, die zur symptomatischen Behandlung von **Durchfall (Diarrhö)** eingesetzt werden. Als Diarrhö bezeichnet man eine zu häufige (mehr als 3-mal täglich) Entleerung wässriger oder breiiger Stühle.

Welche wesentlichen (medikamentösen) Therapiemaßnahmen kennen Sie?

35.1 Maßnahmen bei Diarrhö

Erste und wichtigste Maßnahme ist der **Ersatz von Flüssigkeit und Elektrolyten!** Zur Verfügung stehen Glucose-Elektrolyt-Mischungen, die in definierten Mengen abgekochtem Wasser aufgelöst, getrunken werden (z. B. Oralpädon®, Elotrans®).
Als Antidiarrhoika stehen zur Verfügung:

- **Loperamid** hemmt durch Angriff an Opioid-Rezeptoren des Dünndarms die Peristaltik und reduziert den Stuhldrang. Es darf nur kurzfristig eingesetzt werden und nicht bei Kindern < 2 Jahren (in der Selbstmedikation erst ab 12 Jahren. Bei infektionsbedingten oder schweren Durchfällen sollten motilitätshemmende Substanzen nicht angewendet werden!
- **Racecadotril** (Vaprino®, Tiorfan®) wird angewendet bei akuter Diarrhö bei Erwachsenen, es wirkt nicht motilitätshemmend.
- **Probiotika** sind Zubereitungen mit vermehrungsfähigen Keimen, die die Darmflora besiedeln. Im Handel sind unterschiedliche Präparate mit nicht pathogenen Bakterienstämmen (Omniflora®, Mutaflor®) oder Hefen (Perenterol®, Eubiol®), die pathogene Erreger in ihrem Wachstum hemmen können.
- **Adsorbenzien** (medizinische Kohle, Kohle-Compretten®), **Adstringenzien** (gerbstoffhaltige Präparate, z. B. Tannalbin®) oder **Quellstoffe** (Pektin, Diarrhoesan®) wirken unterstützend.
- **Antibiotika** können indiziert sein bei Diarrhö mit Fieber oder bei Patienten mit hohem Risiko für Komplikationen (z. B. Senioren, Immunsupprimierte), z. B. Azithromycin (Einzeldosis) oder Rifaximin.
- Nur in schwersten Fällen (z. B. im Rahmen von Krebserkrankungen) kommt **Opiumtinktur (BtM)** zum Einsatz.

Probiotika auf Basis der Hefe Saccharomyces boulardii (Perenterol®, Eubiol®, Perocur®) sind freiverkäufliche, gut verträgliche Probiotika, die gerne bei Diarrhö, bereits ab dem Säuglingsalter, eingesetzt werden.
Wann dürfen diese Hefepräparate nicht eingesetzt werden (Kontraindikationen)?
Was könnte in diesen Fällen passieren? Was müssen sie bei der Handhabung beachten?

Bei Anwendung bei **schwerkranken oder immunsupprimierten** Patienten, sowie bei Patienten mit **zentralem Venenkatheter** kann es zu einer lebensgefährlichen **Fungämie** (systemische Pilzinfektion) und damit eventuell zur Sepsis kommen.
Auch für schwerkranke oder immunsupprimierte Patienten mit zentralem Venenkatheter oder peripheren Katheter, die selbst nicht mit Saccharomyces boulardii behandelt werden, sich aber in unmittelbarer Nähe zum behandelten Patienten aufhalten, besteht dieses Risiko. Eine Kontamination kann über die Hände oder die Raumluft erfolgen.
Beutel oder Kapseln Saccharomyces-boulardii-haltiger Präparate sollten Sie daher **nicht im Krankenzimmer öffnen**. Während der Handhabung und Applikation sollten Sie Handschuhe tragen, die sofort danach entsorgt werden müssen. Hände anschließend gründlich waschen.

36 Chronisch-entzündliche Darmerkrankungen

36.1 Aminosalicylate

F

Chronisch-entzündliche Darmerkrankungen (CED) ist der Sammelbegriff für **Morbus Crohn** und **Colitis ulcerosa**. Beides sind chronische Erkrankungen, die mit Entzündungen des Magen-Darm-Trakts einhergehen. Während bei der Colitis ulcerora die oberflächlichen Schleimhautschichten des Colons betroffen sind, kann beim Morbus Crohn der gesamte Verdauungstrakt (von Mund bis Anus) betroffen sein.
Die medikamentöse Therapie beider Erkrankungen ist sehr ähnlich. Sie richten sich u. a. nach der Schwere des akuten Schubs, nach Ort und Ausbreitung der Entzündung.
Wie sieht die Therapie im akuten Schub aus?

36.1 Aminosalicylate

Aminosalicylate enthalten als wirksame Komponente die 5-Aminosalicylsäure (**5-ASA**, **Mesalazin**, Claversal®) und sind das Mittel der Wahl im **akuten Schub**. Sie haben eine entzündungshemmende, immunsuppressive und antibakterielle Wirkung, lokal im Darm. Weitere Arzneistoffe sind **Sulfasalazin** (Azulfidine®) und **Olsalazin** (Dipentum®). Da die Arzneimittel unterschiedliche Wirkungsorte haben und zudem in unterschiedlichen Zubereitungsformen zur Verfügung stehen (Klysmen, Suppositorien, Schäume, magensaftresistente Tabletten oder Kapseln), kann die Anwendung individuell angepasst werden. So wird Mesalazin bereits im Dünndarm freigesetzt, während Olsalazin und Sulfasalazin erst im Dickdarm durch Bakterien gespalten werden und 5-ASA dort hohe lokale Konzentrationen erreichen kann. Bei einem schweren, akuten Schub werden **Glucocorticoide** (vorzugsweise Budesonid, Budenofalk®) oral oder parenteral, ggf. auch lokal z. B. mithilfe von Schaumzubereitungen verabreicht. Wird keine ausreichende Wirkung erzielt, sind auch klassische Immunsuppressiva wie z. B. **Ciclosporin** (Sandimmun®) oder **Tacrolimus** (Prograf®) möglich. Antikörper, z. B. **Infliximab** (Remicade®), **Adalimumab** (Humira®), **Vendolizumab** (Entyvio®) und **Ustekinumab** (Stelara®) stellen eine weitere Möglichkeit dar.

37 Gallentherapeutika

37.1 Gallensteine

F

Das Gallensteinleiden ist als Zivilisationskrankheit heute weit verbreitet, v. a. Frauen sind betroffen. Oft bleibt die Erkrankung symptomlos, manchmal können aber auch sehr schmerzhafte Gallenkoliken auftreten, wenn Gallensteine die Gallenwege verlegen. Die medikamentöse Auflösung der Gallensteine ist heute zugunsten der (meist minimalinvasiv durchgeführten) Cholezystektomie in den Hintergrund getreten, kommt aber trotzdem immer noch vor.

Welche Möglichkeiten zur medikamentösen Auflösung von Gallensteinen gibt es?

37.1 Gallensteine

Ursodesoxycholsäure (Ursofalk®) kann eingesetzt werden, wenn es sich bei den Gallensteinen um reine Cholesterolsteine handelt. Die Gallenblase muss funktionsfähig sein, es darf keine Lebererkrankung vorliegen. Die Therapie ist allerdings langwierig, oft kommt es zu Rezidiven.

38 Pankreaserkrankungen

38.1 Pankreasinsuffizienz

F

Neben der endokrinen Wirkung (über Insulin und Glucagon) besitzt die Bauchspeicheldrüse (Pankreas) auch eine exokrine Wirkung: die Sekretion von Bauchspeichel mit enthaltenen Verdauungsenzymen in das Duodenum (Zwölffingerdarm).
Bei einer Pankreasinsuffizienz (z. B. als Folge einer chronischen Pankreatitis, nach Pankreasektomie oder bei Mukoviszidose) können eine Therapie mit einer speziellen Ernährung, die Substitution fettlöslicher Vitamine sowie eine Substitutionstherapie von Pankreasenzymen (Pankreatin) notwendig sein.
Was wissen Sie über die Zusammensetzung und Darreichnugsform von **Pankreatin**?
Was muss bei der Einnahme beachtet werden?

38.1 Pankreasinsuffizienz

Pankreatin ist ein Pankreas-Pulver aus Säugetierpankreas. Es enthält v. a. die für die Verdauung wichtigen Enzyme **Lipase** (fettspaltend) und **Amylase** (kohlenhydratspaltend) sowie die eiweißspaltenden **Proteasen** Trypsin, Chymotrypsin und Carbopeptidasen. Die benötigten Mengen sind hoch, richten sich aber auch nach der individuell vorhandenen Verdauungsleistung. Im Handel sind **magensaftresistente Hartkapseln** in unterschiedlichen Dosierungen. Die Zahl im Anschluss an den Präparatenamen gibt die enthaltene lipolytische Aktivität in Ph.-Eur.-Einheiten an.

Das Arzneimittel sollte unzerkaut mit reichlich Flüssigkeit **während der Mahlzeiten eingenommen** werden. Kapseln sollten nicht zerkaut werden, da einerseits die enthaltenen Enzyme durch Kontakt mit der Magensäure zerstört werden würden, andererseits freigesetzte Enzyme die Mundschleimhaut schädigen könnten.

39 Diuretika

39.1 Diuretikagruppen

Diuretika erhöhen die Harnausscheidung über die Nieren und tragen so zum Ausschwemmen von Wasseransammlungen (Ödeme), z. B. bei Herzinsuffizienz, bei. Daneben werden sie aber auch in der Hypertoniebehandlung eingesetzt.
Bei den Diuretika unterscheidet man drei Gruppen:

- **Schleifendiuretika,**
- **Thiazide und thiazidähnliche Substanzen,**
- **kaliumsparende Diuretika.**

Nennen Sie Wirkstoffbeispiele und erklären Sie die Unterschiede bei der Wirkung.
Worauf ist besonders zu achten?

39.1 Diuretikagruppen

Mit der vermehrten Wasserausscheidung ist bei allen Diuretikagruppen auch eine erhöhte Elektrolytausscheidung verbunden, jedoch ist die Art der verstärkt ausgeschiedenen Salze unterschiedlich und muss beim Einsatz der Arzneistoffe beachtet werden.

- **Schleifendiuretika:** z. B. **Furosemid, Torasemid,**
- **Thiazide:** z. B. **Hydrochlorothiazid (HCT), Xipamid, Indapamid,**
- **kaliumsparende Diuretika:** z. B. **Amilorid, Triamteren, Eplerenon, Spironolacton.**

Während es bei den Schleifendiuretika und Thiaziden zu einem verstärkten Verlust von Magnesium und Kalium kommt (Achtung: Herzglykoside könnten stärker wirken!), kommt es bei den kaliumsparenden Diuretika eher zu einer Erhöhung des Kaliumspiegels mit dem Risiko von Herzrhythmusstörungen. Sie werden daher gerne als Kombinationspartner anderer Diuretika eingesetzt.

Merke

Durch die starke Beeinflussung des Elektrolythaushalts, besonders von Kalium, ist eine regelmäßige Kontrolle des Serum-Kalium-Spiegels in der Diuretikatherapie unbedingt zu empfehlen. Die vermehrte Wasserausscheidung bedeutet gleichzeitig, dass auch ausreichend Flüssigkeit zugeführt werden muss. Es ist unbedingt auf eine ausreichende, ggf. bilanzierte **Flüssigkeitszufuhr** zu achten!

39.2 Wechselwirkungen mit Diuretika

Diuretika greifen stark in den Elektrolythaushalt ein. Auch Laxanzien haben einen großen Einfluss auf die Elektrolytkonzentration im Körper.
Viele Laxanzien sind verschreibungsfrei und werden bei einer Obstipation eingesetzt.
Wie schätzen Sie die Kombination der beiden Wirkstoffgruppen bei gleichzeitiger Gabe ein? Erläutern Sie.

39.2 Wechselwirkungen mit Diuretika

Bei der Gabe von Diuretika können **Flüssigkeits- und Elektrolytstörungen** auftreten. Bei regelmäßiger Einnahme von Laxanzien tritt diese Nebenwirkung ebenfalls auf; es kommt v. a. zu **Kaliumverlusten**. Diese können beispielsweise die Wirkung von Herzglykosiden in den toxischen Bereich hinein verstärken. Grundsätzlich sollten deshalb Serumelektrolyte bei einer längeren Therapie kontrolliert werden.

Eine starke Abweichung vom normalen Elektrolythaushalt kann Folgen in vielen verschiedenen Bereichen haben. Sowohl bei der Signalweiterleitung im Herzen, sowie auch bei anderen Muskelgruppen. Der typische Muskelkrampf z. B. nach dem Sport ist auf einen Elektrolytmangel, u. a. von Magnesium, zurückzuführen.

39.3 Einnahmehinweise für Diuretika

Bei allen Arzneimitteln sind bestimmte Anwendungshinweise zu befolgen.
Kennen Sie allgemeine Regeln, die bei der **Einnahme von Diuretika** beachtet werden müssen?

39.3 Einnahmehinweise für Diuretika

Grundsätzliche Regeln bei Einnahme von Diuretika sind:

- auf eine ausreichende **Flüssigkeitszufuhr** achten (Ausnahme: Dialysepatienten),
- **keine abendliche Einnahme**, um die Nachtruhe zu erhalten,
- eine kaliumreiche Ernährung ist sinnvoll, z. B. Bananen, Aprikosen, Trockenobst (Ausnahme: kaliumsparende Diuretika!),
  Cave: eine zu hohe Kaliumzufuhr kann auch Nebenwirkungen haben,
- Kontrolle des **Serum-Kalium-Spiegels** und des Wasserhaushalts,
- bei inkontinenten Patienten die Inkontinenzversorgung an die größere Harnmenge anpassen,
- **orthostatische Störungen** sind, v. a. bei Therapiebeginn, möglich (Sturzgefahr!).

40 Miktionsstörungen

40.1 Formen der Harninkontinenz

F

Unwillkürlicher Harnabgang ist ein Symptom, dass v. a. im Alter häufiger vorkommt.
Man unterscheidet drei verschiedene Formen von Inkontinenz, die alle unterschiedlich behandelt werden.
Nennen und erläutern Sie die Formen.

40.1 Formen der Harninkontinenz

Stressinkontinenz (Belastungsinkontinenz): Durch Schwächung der Beckenbodenmuskulatur (z. B. durch Dehnung während einer Schwangerschaft) geht bei Belastungen Urin unfreiwillig ab (z. B. beim Treppensteigen, Lachen, Husten, Niesen).

Dranginkontinenz (Urge-Inkontinenz): Durch nicht unterdrückbare Kontraktionen der Blasenwandmuskulatur kommt es zu Urinabgang.

Überlaufblase: Bei Abflussbehinderungen, z. B. durch eine benigne Prostatahyperplasie, kommt es zum Überlaufen der Blase mit kontinuierlichem Harnträufeln.

Ursache einer Belastungsinkontinenz ist eine geschwächte Beckenbodenmuskulatur. Neben der Stärkung der Muskulatur durch Beckenbodentraining ist auch als letzte Option eine Operation möglich. Jedoch kann Belastungsinkontinenz auch medikamentös behandelt werden.
Welche Therapiemöglichkeiten stehen zur Verfügung? In welchen Darreichungsformen werden die Wirkstoffe verabreicht?

Zur medikamentösen Therapie kann bei postmenopausalen Frauen eine **intravaginale Estrogentherapie** indiziert sein. Durch Estrogenmangel können sich die Harn- und Geschlechtsorgane zurückbilden. Zum Entgegenwirken werden Gele oder Vaginalovula eingesetzt.

Auch **Duloxetin** kann angewendet werden. Duloxetin ist ein SSNRI, ein Antidepressivum. Als Nebenwirkung bei der Therapie einer Depression mit diesem Arzneistoff kann Harnverhalt auftreten, welcher bei der Behandlung der Inkontinenz die notwendige Wirkung hervorruft. Durch die erhöhte Serotonin- und Noradrenalinkonzentration wird der Tonus der Muskulatur des Harnröhrenschließmuskels erhöht.

Bei der Dranginkontinenz handelt es sich um eine überaktive Blase. Therapeutisch können Muscarin-Rezeptor-Antagonisten, β_3-Adrenozeptor-Agonisten oder Botox eingesetzt werden. Beschreiben Sie die Wirkungsmechanismen der Muscarin-Rezeptor-Antagonisten und der β_3-Adrenozeptor-Agonisten und nennen Sie Beispiele für Wirkstoffe und Medikamente.

Muscarin-Rezeptor-Antagonisten:

- Senkung des Tonus des Muskels in der Blasenwand (durch den Parasympathikus innerviert).
- Indirekte Aktivierung des Schließmuskels der Blase (durch den Sympathikus innerviert).
- **Trospiumchlorid** (Spasmex®) kann nicht die Blut-Hirn-Schranke überwinden und löst daher keine zentralen anticholinergen Wirkungen aus.
- **Darifenacin** (Emselex®) und andere Antagonisten können die Blut-Hirn-Schranke überwinden. Diese werden auch über CYP-Enzyme metabolisiert und weisen daher einige Interaktionen auf.

β_3-Adrenozeptor-Agonisten:

- **Mirabegron** (Betmiga®) beeinflusst durch die Aktivierung des Rezeptors die Blasenwandmuskulatur durch eine verringerte Miktionshäufigkeit und ein erhöhtes Entleerungsvolumen.

Frau M. nimmt auf ärztliche Verordnung regelmäßig Trospiumchlorid (Spasmex®) ein. Kennen Sie die Wirkung? Was sind bekannte Nebenwirkungen?

40.4 Trospiumchlorid

Trospiumchlorid entspannt den Blasenmuskel (Musculus detrusor) und steigert damit das Füllungsvolumen der Blase. Der Wirkstoff wird v. a. bei **Dranginkontinenz** eingesetzt.

Aufgrund anticholinerger Nebeneffekte kommt es oft zu Mundtrockenheit. Dies kann die Therapietreue der Patienten beeinträchtigen.

41 Benignes Prostatahyperplasie-Syndrom (BPS)

41.1 Arzneimitteltherapie

F

Die früher als benigne Prostatahyperplasie (BPH) bezeichnete, gutartige Vergrößerung des Drüsengewebes der Prostata, bezeichnet man heute als benignes Prostatahyperplasie-Syndrom (BPS). Ein Wachstum des Prostatagewebes in Richtung Harnröhre führt dabei zur Einengung des Blasenausgangs und damit zu Miktionsstörungen.

Verursacht wird die Ausbreitung durch Dihydrotestosteron, Estradiol verstärkt den Effekt.

Bei älteren Männern ist die Estradiolkonzentration im Blut im Vergleich zu jüngeren Männern erhöht.

BPS kann in drei Stadien eingeteilt werden. Im fortgeschrittenen Stadium kann es zur Harninkontinenz (Überlaufblase) bis hin zu Einschränkungen der Nierenfunktion kommen.

Welche Arzneistoffklassen werden zur Behandlung des BPS eingesetzt? Nennen Sie Beispiele für Wirkstoffe und Präparate.

41.1 Arzneimitteltherapie

- **α_1-Adrenozeptor-Antagonisten** (Alphablocker): Eine Blockade führt zur Erschlaffung der glatten Muskulatur des Blasenhalses, der Harnröhre sowie der Prostata. Selektive α_{1a}-Blocker wirken weniger stark blutdrucksenkend. Alphablocker lindern Symptome, führen aber zu keiner Verkleinerung des Prostatagewebes.
  Beispiele sind: Tamsulosin (Tamsublock®), Alfuzosin (UroXatral®); Doxazosin (auch blutdrucksenkend; Cardular®).
- **5α-Reduktasehemmer**: Die Umwandlung von Testosteron in 5α-Dihydrotestosteron wird verhindert. Hierdurch nimmt das Prostatagewebe ab, auch Neuwachstum wird vermindert.
  Beispiele sind: Finasterid (Propecia®), Dutasterid (Avodart®).
- **Phytopharmaka:** Neben den chemischen Arzneistoffen können auch Phytopharmaka eingesetzt werden. Diese meist freiverkäuflichen Präparate enthalten Pflanzenextrakte, welche sekundäre Pflanzenstoffe wie z. B. Phytosterole enthalten.
  Beispiele sind: Brennnesselwurzel (Hox® alpha), Sägepalmenfrüchte (Prostagutt® uno), Kürbissamen (Granufink® Prosta forte).

41.2 Finasterid

Bei Finasteridhandelt es sich um einen **5α-Reduktasehemmer**.
Was ist bei der Behandlung mit diesem Arzneimittel zu beachten?

41.2 Finasterid

Finasterid verhindert die Umwandlung von Testosteron zum wirksameren 5α-Dihydrotestosteron in der Prostata, es wirkt also **antiandrogen**. Die Wirkung tritt meist erst nach mehreren Monaten ein, darauf muss der Patient hingewiesen werden, um einen vorzeitigen Therapieabbruch zu verhindern.
Als Nebenwirkungen können **Potenzstörungen** und selten eine **Gynäkomastie** (Vergrößerung der männlichen Brust) auftreten.
Finasterid senkt das prostataspezifische Antigen (**PSA**), was bei der Ausschlussdiagnostik des Prostatakarzinoms unbedingt beachtet werden muss!

Merke
Aufgrund der Hormonwirkung sollten Frauen im gebärfähigen Alter keine zerbrochenen oder zerkleinerten Finasteridtabletten berühren!

42 Hyperlipidämie

42.1 Statine

Ist es nicht möglich, erhöhte Blutfettwerte durch nichtmedikamentöse Maßnahmen in ausreichendem Maße zu senken, werden Lipidsenker wie **Statine** eingesetzt.
Unabhängig von der Höhe des Blutlipidspiegels werden diese Arzneistoffe auch bei bestehenden kardiovaskulären Erkrankungen verordnet. Es ist belegt, dass aufgrund dessen das Risiko für (weitere) kardiovaskuläre Zwischenfälle und damit die Sterblichkeit sinkt.
Welches sind wichtige Eigenschaften dieser Arzneistoffgruppe? Nennen Sie außerdem Wirkstoffbeispiele.

42.1 Statine

Statine (z. B. **Simvastatin, Atorvastatin, Pravastatin, Fluvastatin**) greifen in die körpereigene Cholesterolsynthese durch Hemmung der HMG-CoA-Reduktase (CSE = Cholesterol-Synthese-Enzym) ein. Zusätzlich werden LDL-Rezeptoren vermehrt ausgebildet, sodass mehr LDL aus dem Blut aufgenommen werden kann. HDL, das „gute Cholesterin", wird vermehrt gebildet. Dies ist für den Rücktransport von LDL aus der Peripherie notwendig. Die Menge an zirkulierendem LDL wird verringert.
Da Statine über unterschiedliche Leberenzyme verstoffwechselt werden, besitzen sie ein großes **Interaktionspotenzial**. Wechselwirkungen müssen bei jeder Neumedikation gut überprüft werden.
Überdosierungen, auch aufgrund von Wechselwirkungen, können zur **Myopathie** bis hin zum Muskelzellzerfall führen, dies äußert sich in Muskelschmerzen.
Bei Muskel- und Lebererkrankungen sowie in Schwangerschaft und Stillzeit dürfen Statine nicht angewendet werden.
Die stärkste Wirkung wird bei **abendlicher Gabe** erzielt, da in der Nacht die Cholesterolsyntheserate am höchsten ist. Langwirksame Statine, z. B. Atorvastatin können zu jeder Tageszeit eingenommen werden.

Eine weitere lipidsenkende Substanzgruppe sind die **Fibrate.** Diese sind bei einer **Hypertriglyceridämie** und beim metabolischen Syndrom indiziert.
Beschreiben Sie den Wirkungsmechanismus und gehen Sie auch auf mögliche Wechselwirkungen mit anderen Medikamenten und Kontraindikationen ein. Nennen Sie ein Beispiel für ein Fibrat.

42.2 Fibrate

Durch Fibrate werden vermehrt Lipoproteinlipasen gebildet. Diese bauen Triglyceride und LDL ab, HDL wird verstärkt gebildet.
Auch Fibrate zeigen Myopathien und Muskelschwäche als Nebenwirkungen. Außerdem kann es zu Juckreiz oder Übelkeit kommen. Da Statine und Fibrate ein Risiko für Myopathien aufweisen, ist bei der kombinierten Anwendung Vorsicht geboten, diese sollte ausschließlich in begründeten Fällen zum Einsatz kommen.
Kontraindikationen von Fibraten stellen vor allem eingeschränkte Leber- und Niereninsuffizienz sowie Gallenblasenerkrankungen dar.
Ein Beispiel ist **Fenofibrat** (Lipidil®).

Neben den Statinen werden auch Cholesterol-Resorptionshemmer bei der Behandlung der Hypercholesterolämie eingesetzt.
Erklären Sie den Wirkungsmechanismus und nennen Sie den einzigen Wirkstoffvertreter.

42.3 Cholesterol-Resorptionshemmer

Im Bürstensaum des Dünndarms befinden sich Transportproteine für Cholesterol. Diese werden durch den Resorptionsinhibitor gehemmt, sodass eine verminderte Aufnahme des Cholesterols aus der Nahrung erfolgt. Die im Blut zirkulierende Cholesterolkonzentration sinkt.
Durch die verminderte Resorption ist die im Darm verbleibende Lipidmenge erhöht. Als Folge können Nebenwirkungen wie Übelkeit und Diarrhoe auftreten.

Der einzige Wirkstoffvertreter ist **Ezetimib** (Ezetrol®). Als Darreichungsformen stehen Tabletten zur Verfügung. Fixkombinationen mit häufig verordneten Statinen sind auf dem Markt, da so eine besonders effektive Lipidsenkung erreicht werden kann.

Cholestyramin ist ein nichtresorbierbares Kunstharz, das Gallensäuren im Dünndarm bindet, welche physiologisch über den enterohepatischen Kreislauf zurückresorbiert werden würden. Der Körper muss nun diese unter Verbrauch von Cholesterol nachbilden. Auch nimmt die Anzahl der LDL-Rezeptoren zu, sodass mehr LDL aus dem Blut in die Leber aufgenommen werden kann.
Dieser Wirkstoff ist indiziert, wenn eine Behandlung mit Statinen erfolglos oder aus anderen Gründen nicht möglich war.
Was ist bei der Einnahme von Cholestyramin unbedingt zu beachten?

42.4 Anionenaustauscherharze

Anionenaustauscherharze beeinträchtigen neben der Fettresorption auch die Resorption anderer Arzneimittel. Es sollte daher ein **Einnahmeabstand** eingehalten werden. Andere Arzneimittel dürfen **entweder 2 Stunden vor oder 4 Stunden nach dem Austauscherharz** verabreicht werden. Auf eine ausreichende Versorgung, insbesondere mit **fettlöslichen Vitaminen**, ist zu achten.

Besondere Vorsicht ist bei der gleichzeitigen Therapie mit Digitalisglykosiden, Cumarinderivaten sowie Schilddrüsenhormonen und Tetracyclinen geboten!

43 Vitamine

43.1 Löslichkeit

Vitamine sind essenzielle, d. h. lebensnotwendige Substanzen, die vom Körper nicht eigenständig gebildet werden können. Sie müssen daher mit der Nahrung zugeführt werden.
Vitamine sind an den verschiedensten physiologischen Prozessen beteiligt. Dazu zählen beispielsweise auch das Abfangen reaktiver Verbindungen sowie die Bildung neuer Blutzellen.
Überdosierungen kommen in der Regel nur bei **fettlöslichen** Vitaminen vor, die in z. B. Leber oder Fettgewebe gespeichert werden. Eine zu große Menge **wasserlöslicher** Vitamine wird dagegen üblicherweise über die Nieren ausgeschieden.
Zu welcher Gruppe gehören jeweils die Ihnen bekannten Vitamine? Nennen Sie außerdem Synonyme der einzelnen Vitamine.

43.1 Löslichkeit

Fettlösliche Vitamine sind:

- Vitamin **E (α-Tocopherol)**,
- Vitamin **D (Colecalciferol)**,
- Vitamin **K (Phytomenadion)**,
- Vitamin **A (Retinol)**.

Wasserlösliche Vitamine sind:

- **B**-Vitamine: z. B. Vitamin B_1 (Thiamin), Vitamin B_2 (Riboflavin), Vitamin B_3 (Nicotinamid), Vitamin B_5 (Pantothensäure), Vitamin B_6 (Pyridoxin), Vitamin B_9 (Folsäure), Vitamin B_{12} (Cyanocobalamin),
- Vitamin **C**,
- Vitamin **H** (Biotin).

Merke
Die fettlöslichen Vitamine lassen sich mit der EDKA-Regel (sprich EDEKA-Regel) einfach merken.

Folsäure ist ein wasserlösliches Vitamin, welches vom Menschen im Gegensatz zu Bakterien nicht eigenständig synthetisiert werden kann. Bei Bakterien ist die Folsäuresynthese ein Angriffspunkt von Antibiotika. Zählen Sie weitere Eigenschaften von Folsäure auf.

43.2 Folsäure

- Folsäure ist ein wasserlösliches B-Vitamin.
- Sie ist wichtig für **Zellneubildung** und Zellteilung sowie für die Blutbildung; ein Mangel verursacht Wachstumsverzögerungen sowie unterschiedliche Formen der Anämie.
- Frauen mit **Kinderwunsch und Schwangere** sollten Folsäure unbedingt substituieren, um Fehlbildungen am ungeborenen Kind (Neuralrohrdefekt, „offener Rücken") zu verhindern. Nahrungsergänzungsmittel zur Begleitung der Schwangerschaft enthalten in etwa 500 µg Folsäure als Tagesportion.
- **Folsäurereiche Nahrungsmittel** sind z. B. Spinat, Kohl, Nüsse, Leber und Milch.
- Durch Darmprobleme oder die Einnahme von Folsäure-Antagonisten (Antibiotika) kann ein Mangel entstehen.
- Eine ausreichende Folsäureversorgung soll einen positiven Einfluss auf die Prävention von Herz-Kreislauf-Erkrankungen und Krebs haben.

Welche Aussagen zu Vitamin D treffen zu?

- ☐ ist wasserlöslich
- ☐ ist in großer Menge in fetten Fischen oder Milch enthalten
- ☐ wird bei Osteoporosepatienten meist substituiert
- ☐ ist am Sehvorgang beteiligt
- ☐ eine inaktive Vorstufe wird bei Sonneneinstrahlung in der Haut gebildet und später in Leber und Niere in die wirksame Form Colecalciferol überführt
- ☐ hat eine große Bedeutung für die Blutgerinnung

43.3 Vitamin D

- ☐ ist wasserlöslich
- ☒ ist in großer Menge in fetten Fischen oder Milch enthalten
- ☒ wird bei Osteoporosepatienten meist substituiert
- ☐ ist am Sehvorgang beteiligt
- ☒ eine inaktive Vorstufe wird bei Sonneneinstrahlung in der Haut gebildet und später in Leber und Niere in die wirksame Form Colecalciferol überführt
- ☐ hat eine große Bedeutung für die Blutgerinnung

Welche Besonderheit liegt bei dem wasserlöslichen Vitamin B_{12} vor? Wovon ist die Resorption abhängig?

43.4 Vitamin B_{12}

Vitamin B_{12} benötigt zur Resorption den sog. **„Intrinsic-Faktor"**, ein Protein, das in der Magenschleimhaut gebildet wird. Es geht mit Vitamin B_{12} (dem „Extrinsic-Faktor") eine Komplexverbindung ein, die aufgenommen wird. Fehlt der Intrinsic-Faktor, kann Vitamin B_{12} nicht resorbiert werden. Vitamin B_{12} ist wichtig für die Blutbildung, Zellteilung und die Nervenfunktion. Durch langandauernden Mangel kann eine **Anämie** entstehen, außerdem können **neurologische Ausfallerscheinungen** auftreten.

Der tägliche Vitamin-B_{12}-Bedarf ist sehr gering und die Leber weist große Speicher auf (für 3–5 Jahre). Es dauert bei fehlender Resorption einige Jahre, bis sich ein Vitamin-B_{12}-Mangel bemerkbar macht. Die Therapie besteht in der peroralen oder parenteralen Zufuhr von Vitamin-B_{12}-Präparaten.

44 Mineralstoffe

44.1 Spurenelemente

F

Mineralstoffe kommen im Körper in großer Menge (Mengenelemente) oder **geringer Konzentration** (Spurenelemente) vor und sind an vielen verschiedenen Prozessen beteiligt.
Welche wichtigen Funktionen haben die Spurenelemente Eisen, Fluor, Jod und Zink?

44.1 Spurenelemente

Wichtige Funktionen der Spurenelemente sind:

- **Eisen:** Bestandteil vieler Enzyme und des Hämoglobins (Sauerstofftransport),
- **Fluor:** Aufbau von Knochen und Zahnschmelz,
- **Jod:** Bestandteil der Schilddrüsenhormone,
- **Zink:** Bestandteil wichtiger Enzyme im Zusammenhang mit Wundheilung, Immunsystem, Wachstum u. v. m.

Merke
Stets ist zu beachten, dass nicht nur eine zu geringe Zufuhr, sondern auch eine zu hohe Zufuhr zu Problemen führen kann!

Bei den Störungen des Kaliumhaushalts ist die Hypokaliämie die häufigste Form.
Viele Medikamente beeinflussen die Kaliumkonzentration. Einige können diese erhöhen, andere senken. Welche Arzneistoffe haben einen Einfluss?

Beispiele für Arzneistoffe, die die Kaliumausscheidung fördern, sind:

- **Laxanzien** in Langzeitanwendung (Teufelskreis: eine Hypokaliämie bedingt eine Obstipation, welche wiederum mit Laxanzien in der Selbsttherapie behandelt wird),
- **Thiaziddiuretika** (z. B. Hydrochlorothiazid) und **Schleifendiuretika** (z. B. Furosemid, Torasemid),
- **Glucocorticoide** in Langzeittherapie.

Beispiele für Arzneistoffe, die die Kaliumkonzentration steigern, sind:

- **Betablocker**,
- Arzneistoffe, die in das **RAAS** eingreifen (ACE-Hemmer, Sartane etc.),
- kaliumsparende Diuretika.

Bei der **Hypokaliämie** wird das Membranpotenzial der Zelle zur Erregung erniedrigt. Dadurch kann es unter anderem zu Herzrhythmusstörungen kommen. Welche Möglichkeiten zum Ausgleich des Mangels gibt es?

Maßnahmen bei Hypokaliämie:

- **kaliumreiche Ernährung:** Bananen, Aprikosen, Trockenobst, Kohl, Hülsenfrüchte, Pilze, Nüsse,
- **Kaliumsubstitution mit Kaliumpräparaten** (z. B. Kalinor®-retard P): vorzugsweise peroral.

Da Kaliumpräparate schlecht magenverträglich sind, sollten sie **zu oder nach den Mahlzeiten** eingenommen werden. Zudem sind **Retardpräparate** zu bevorzugen, die kleine Kaliummengen zeitverzögert freisetzen. Alternativ werden **verdünnte Lösungen** (aus Brausetabletten hergestellt) verwendet.

Zu den häufigsten Formen einer Blutarmut zählt die Eisenmangelanämie, welche Auswirkungen unter anderem auf die Sauerstoffversorgung des Körpers hat. Der Mangel wird üblicherweise mit einer oralen Gabe von Eisensalzen behandelt.
Wie sollten diese Eisenpräparate eingenommen werden?

44.3 Eisen

Eisenpräparate sollten **auf nüchternen Magen etwa ½ bis 1 Stunde vor einer Hauptmahlzeit** eingenommen werden, da dann die Aufnahme am höchsten ist.
Milch, Kaffee und schwarzer Tee hemmen die Eisenresorption, Vitamin-C-haltige Säfte verbessern die Resorption.

Da **Eisen stark schleimhautreizend** ist, kommt es häufig zu Magen-Darm-Problemen (Übelkeit, Erbrechen, Durchfälle, Obstipation). Eine Einnahme zu oder nach den Mahlzeiten schwächt diese Nebenwirkungen ab, reduziert allerdings auch die aufgenommene Eisenmenge. Da es viele **Wechselwirkungen mit Arzneimitteln** gibt, sollte ein **Einnahmeabstand von 2 Stunden eingehalten werden.**

Jod ist ein wichtiges Spurenelement, welches an verschiedenen physiologischen Prozessen beteiligt ist. Welche der folgenden Aussagen treffen zu?

- ☐ Schilddrüsenvergrößerungen (Struma) sind häufig auf einen Jodmangel zurückzuführen.
- ☐ Jod wird zur Behandlung eines Jodmangels als Dosieraerosol angewendet
- ☐ Ein Lebensmittel mit hohem Jodgehalt ist z. B. Seefisch.
- ☐ Durch die tägliche Verwendung von jodiertem Kochsalz kann man einem Jodmangel nicht vorbeugen.
- ☐ Der Mineralstoff ist wichtig für den Aufbau des Zahnschmelzes.
- ☐ Der tägliche Jodbedarf beträgt 150–200 µg.

44.4 Jod

- [x] Schilddrüsenvergrößerungen (Struma) sind häufig auf einen Jodmangel zurückzuführen.
- [ ] Jod wird zur Behandlung eines Jodmangels als Dosieraerosol angewendet.
- [x] Ein Lebensmittel mit hohem Jodgehalt ist z. B. Seefisch.
- [ ] Durch die tägliche Verwendung von jodiertem Kochsalz kann man einem Jodmangel nicht vorbeugen.
- [ ] Der Mineralstoff ist wichtig für den Aufbau des Zahnschmelzes.
- [x] Der tägliche Jodbedarf beträgt 150–200 µg.

Merke

Jod spielt eine wichtige Rolle im Schilddrüsenregelkreis. Die Schilddrüsenhormone T_3 und T_4 enthalten drei bzw. vier Jodatome. Bei einem Jodmangel kann kein Jod eingebaut werden und in der Folge liegt ein Mangel an diesen Schilddrüsenhormonen vor. Die Struma, eine Vergrößerung der Schilddrüse, ist auf eine übermäßige Produktionsrate zurückzuführen, bei dem Versuch, den Mangel auszugleichen.

45 Künstliche Ernährung

45.1 Zusammensetzung der Nahrung

F

Durch die tägliche Nahrungszufuhr nimmt der Mensch überlebenswichtige Substanzen auf. Ohne eine tägliche ausgewogene Ernährung können nicht alle physiologischen Funktionen ablaufen. Ein Mangel kann sich schnell, aber auch durch körpereigene Speicher verlangsamt entwickeln. Um diesem vorzubeugen ist eine ausbilanzierte Ernährung wichtig.
Welche Bestandteile und Grundbausteine unserer Nahrung kennen Sie?

45.1 Zusammensetzung der Nahrung

Nährstoffe sind:

- **Kohlenhydrate:** Einzelbausteine sind Monosaccharide (Einfachzucker), z. B. Glucose, Fructose, Galactose,
- **Eiweiß** (Protein): aufgebaut aus Aminosäuren,
- **Fette:** enthalten Fettsäuren (kurz-, mittel-, langkettig; gesättigt, einfach oder mehrfach ungesättigt),
- **Mineralstoffe,**
- **Vitamine,**
- **Wasser.**

Eine **künstliche Ernährung** ist nötig, wenn ein Mensch über einen längeren Zeitraum auf dem normalen Weg nicht ausreichend Nahrung zu sich nehmen kann, will oder darf. Wenn die ausgewogene Ernährung nicht gewährleistet werden kann, sind verschiedene Formen indiziert.
Zu den Indikationen zählen z. B. schwere Traumata, Operationen und Bewusstlosigkeit, funktionelle Störungen des Verdauungstrakts oder auch Kachexie (starke Abmagerung).
Gehen Sie auf die verschiedenen Arten der künstlichen Ernährung ein und beschreiben Sie diese.

Enterale Ernährung:

- Unterscheidung in orale Supplementierung oder Sondengabe,
- Nahrung wird über eine Sonde in den Magen-Darm-Trakt geleitet, nur möglich, wenn Verdauungstrakt funktionsfähig ist,
- **gastral, duodenal** oder **jejunal,**
- mithilfe der **Schwerkraft** oder einer **Ernährungspumpe,**
- **kontinuierlich** oder als **Bolus,**
  Sondennahrungen mit definierter Zusammensetzung, Energiegehalt: 1 kcal/ml (isokalorisch) bis zu 2 kcal/ml (hochkalorisch).

Parenterale Ernährung:

- intravenöse Ernährung unter Umgehung des Magen-Darm-Trakts,
- über **periphervenösen** Zugang bei kurzfristiger Zufuhr von Flüssigkeit, Elektrolyten oder Kohlenhydraten; bei schlechtem Ernährungszustand oder schlechter Stoffwechsellage höher osmolare Lösungen notwendig, nur über einen **zentralen Venenkatheter (ZVK)** oder ein **Port-System** möglich, zentraler Venenkatheter auch bei dauerhaftem Bedarf der parenteralen Ernährung,
- mit **Monostofflösungen** (Bausteine werden getrennt infundiert) oder **Kombinationslösungen** (im Mehrkammerbeutel); Monostofflösungen bieten auf den Patienten individuell abgestimmte Zufuhr einzelner Nährstoffe; sofern keine Mischlösungen vorhanden, ist Infundieren einzelner Lösungen jedoch aufwendig.

In der vorherigen Frage wurden die einzelnen Formen der künstlichen Ernährung beschr eben. Inwieweit unterscheidet sich Nahrung für die künstliche enterale Ernährung von der Nahrung für die parenterale Ernährung?

45.3 Nahrung für die künstliche Ernährung

Nahrung für die **enterale Ernährung (Sondennahrung)** enthält üblicherweise Nährstoffe in hochmolekularer Form, d. h. Protein in Form intakter Proteine, Fett hauptsächlich als langkettige Triglyceride und Kohlenhydrate als Poly-, Oligo- und Monosaccharide.

Jede Sondennahrung ist in ballaststoffhaltiger oder ballaststofffreier Variante erhältlich. Daneben gibt es für Patienten mit eingeschränkter Verdauungsleistung niedermolekulare Diäten, die Nährstoffe in Form der aufgespaltenen Einzelbestandteile enthalten: Monosaccharide und Aminosäuren.

Bei Fettverdauungsstörungen können Produkte mit mittelkettigen Triglyceriden eingesetzt werden.

Nahrung für die **parenterale Ernährung** enthält Kohlenhydrate, Proteine und Fette immer in niedermolekularer, rasch verwertbarer Form. Glucose und Aminosäuren werden zugeführt, die Fettfraktion besteht aus lang- und mittelkettigen Fettsäuren.

Bei der totalen parenteralen Ernährung (TPE) sind in der Infusionslösung alle Mikro- und Makronährstoffe im richtigen Verhältnis zueinander (an die Situation und Stoffwechsellage des Patienten angepasst) enthalten.

Merke

Grundsätzlich ist eine enterale Ernährung der parenteralen Ernährung vorzuziehen. Durch die Umgehung des Magen-Darm-Trakts nimmt die Barrierefunktion der Darmschleimhaut hab. Im darmassoziierten lymphatischen Gewebe wird ein Großteil der Komponenten des Immunsystems gebildet. Dadurch, dass bei der parenteralen Ernährung die Darmzotten keine aktive Verwertung des Nahrungsbreis durchführen können, degenerieren diese mit der Zeit und der immunologische Schutz nimmt ab.

45 Künstliche Ernährung

45.4 Trinknahrung

Kann ein Patient peroral Nahrung zu sich nehmen, aber es besteht dennoch die Gefahr einer Mangelversorgung oder der diätische Bedarf ist besonders anspruchsvoll, können Trinknahrungen eingesetzt werden.
Beschreiben Sie die verschiedenen Formen der Trinknahrung und deren Vorteile bei bestimmten Erkrankungen.

Die Trinknahrungen können sowohl flüssig, dickflüssig als auch cremeartig sein. Unterschiedliche **Geschmacksrichtungen** wie beispielsweise Vanille, Erdbeere, Cappuccino oder auch Champignon soll die Akzeptanz erhöhen.
Es gibt besonders proteinreiche und energiereiche Präparate, welche die tägliche Nahrungszufuhr ergänzen oder ganz ersetzen können.

Energiereiche Trinknahrung ist besonders hochkalorisch. Diese wird vor allem bei einem erhöhten Energiebedarf (Geriatrie, Onkologie) eingesetzt, aber auch dann, wenn das Flüssigkeitsvolumen besonders gering gehalten werden soll.
Proteinreiche Kost ist unter anderem dann indiziert, wenn ein besonders hoher Proteinbedarf wie in der Geriatrie und bei der Wundheilung besteht.

Die Verabreichung von Arzneimitteln über die Sonde darf nicht leichtfertig geschehen.
Grundsätzlich ist bei jedem Arzneimittel vorab die Sondengängigkeit zu klären (Hersteller, versorgende Apotheke); ohne die entsprechenden Informationen dürfen keine Medikamente über eine Ernährungssonde verabreicht werden.
Was ist außerdem grundsätzlich bei der Sondengabe von Arzneimitteln zu beachten?

45.5 Sondengabe von Arzneimitteln

Grundregeln:

- nach Möglichkeit **flüssige Arzneiformen** verabreichen, dickflüssige und stark konzentrierte Flüssigkeiten vorher verdünnen,
- feste Arzneimittel (wenn möglich) vor der Gabe **fein verreiben** und mit etwas Wasser aufnehmen,
- mehrere Arzneistoffe nur **getrennt mörsern**, nach jedem Mörsergang Mörser reinigen und trocknen,
- mehrere Arzneistoffe nur **getrennt verabreichen**, dazwischen die Sonde mit Wasser spülen,
- **niemals Arzneimittel der Sondennahrung beimischen!** (Gefahr der veränderten Bioverfügbarkeit, Risiko von Wechselwirkungen und Sondenverstopfung),
- vor und nach der Applikation Sonde mit **Wasser spülen**.

46 Antibiotika

46.1 Wirkungsspektrum und -typ, Wirkstärke

F

Antibiotika sind Arzneistoffe mit **bakterienhemmender oder -abtötender** Wirkung. In dieser Arzneistoffgruppe gibt es eine Vielzahl unterschiedlicher Wirkstoffe. Essenziell ist die korrekte Anwendung des passenden Arzneistoffes über einen angemessenen Zeitraum, anderenfalls drohen Wirkungslosigkeit und Resistenzbildung.

Um das richtige Antibiotikum auszuwählen, müssen die Unterschiede bekannt sein.

Wie unterscheiden sich Antibiotika hinsichtlich Wirkungsspektrum, Wirkungstyp und Wirkstärke?

46.1 Wirkungsspektrum und -typ, Wirkstärke

Das **Wirkungsspektrum** eines Antibiotikums gibt an, gegen welche Erreger eine Substanz wirksam ist. **Breitspektrumantibiotika** sind gegen eine Vielzahl verschiedener Bakterien wirksam.
Über den **Wirkungstyp** unterscheidet man **bakteriostatisch** wirkende Substanzen. Sie hemmen die Keimvermehrung, töten den Erreger jedoch nicht ab. Antibiotika, die in die Proteinsynthese des Erregers eingreifen, wirken oft nur bakteriostatisch. Durch Beeinflussung der Zellwandbildung oder der Membrandurchlässigkeit lässt sich in der Regel eine **Bakterizidie** erreichen, d. h. der Keim wird zerstört.
Unabhängig vom Wirkungstyp ist jedoch auch die körpereigene Abwehrlage für den Therapieerfolg ausschlaggebend.
Bei der **Wirkstärke** eines Antibiotikums geben die **minimale Hemmkonzentration** (MHK) bzw. die **minimale bakterizide Konzentration** (MBK) an, wie hoch die Konzentration des Antibiotikums am Infektionsort sein muss, damit die Erreger gehemmt bzw. abgetötet werden. Je geringer die MHK eines Antibiotikums gegenüber einer Erregerart ist, desto größer ist seine Wirksamkeit!

Resistenzen sind ein großes Problem bei der antimikrobiellen Therapie. Ein Keim ist resistent, wenn die minimale Hemmkonzentration größer ist als die höchste in vivo erreichbare Konzentration, die Therapie spricht dann nicht an. Erreger können von Natur aus unempfindlich gegen bestimmte Wirkstoffe sein, jedoch können sie Resistenzen auch erwerben.

Die Entstehung von Antibiotikaresistenzen kann nicht vollständig verhindert, aber doch verlangsamt werden. Hierfür ist es wichtig, dass Verordnende die Grundsätze der Antibiotikatherapie berücksichtigen.

Nennen Sie wichtige Grundsätze der Antibiotikatherapie.

46.2 Grundsätze der Antibiotikatherapie

- Unnötige Antibiotikabehandlungen vermeiden! Besonders bei milden Infektionssymptomen und bei Krankheitsbildern mit hoher Spontanheilungstendenz ist eine abwartende Haltung gerechtfertigt.
- Kein Einsatz von Antibiotika bei viralen Infekten! (unwirksam)
- Bei Verdacht auf eine Infektion sollte nach Möglichkeit eine mikrobiologische Diagnostik erfolgen. Bei der Auswahl des Antibiotikums sollte auch die örtliche Resistenzsituation beachtet werden.
- Wirkungsspektrum des Antibiotikums „so breit wie nötig, schmal wie möglich".
- Therapiedauer „so kurz wie möglich, so lang wie nötig". Nicht immer ist es grundsätzlich sinnvoll, die Packung vollständig aufzubrauchen. Der Arzt sollte die Therapiedauer ausdrücklich festlegen.
- Sofern möglich, ist eine orale der parenteralen Therapie vorzuziehen.

Aufgrund ihres chemischen Aufbaus und des Wirkungsmechanismus unterscheidet man unterschiedliche Antibiotikagruppen. Betalactame sind mit den **Penicillinen** die bekannteste Antibiotikagruppe. Zu ihnen gehören auch **Cefalosporine**, **Carbapeneme** und **Monobactame**.

Nennen Sie Arzneistoffbeispiele. Welche Eigenschaften besitzen alle Betalactame?

46.3 Betalactame

Arzneistoffbeispiele:

- **Penicilline:** z. B. Phenoxymethylpenicillin (Penicillin V, Infectocillin®), Ampicillin (Generika), Amoxicillin (Infectomox®), Flucloxacillin (Staphylex®), Pivmecillinam (X-Systo®),
- **Cephalosporine:** z. B. Cefaclor (Panoral®), Cefadroxil (Grüncef®), Cefixim (Infectoopticef®), Cefpodoxim (Orelox®), Cefuroxim (Elobact®),
- **Carbapeneme**: z. B. Imipenem (Zienam®),
- **Monobactame:** Aztreonam (Cayston®).

Alle Vertreter dieser Gruppe besitzen die namensgebende **Betalactam-Grundstruktur**. Sie **hemmen den Zellwandaufbau**, bei der Zellteilung kommt es dann zur Auflösung der Bakterien.

Ihre **therapeutische Breite** ist **groß**. Einige Bakterien sind jedoch in der Lage, Enzyme zu bilden, die den Betalactam-Ring (chemisches Strukturmerkmal) spalten können, das Antibiotikum verliert dadurch an Wirkung.
Durch Kombination des Antibiotikums mit einem **Betalactamase-Hemmstoff**, z. B. **Sulbactam, Clavulansäure** oder **Tazobactam**, kann das Wirkspektrum erweitert werden. Auch die Entwicklung von Antibiotika, die eine Betalactamase-Stabilität aufweisen, hat eine weitere Therapiemöglichkeit von bakteriellen Infektionen geschaffen.

Eine spezielle Gruppe der Antibiotika sind die Tetracycline.
Was wissen Sie über diese Substanzgruppe? Nennen Sie Beispiele.

- Beispiele: **Doxycyclin** (Generika), **Minocyclin** (Skid®), **Tigecyclin** (Tygacil®, parenteral),
- Breitspektrumantibiotika mit bakteriostatischer Wirkung,
- wichtiger Einnahmehinweis: mind. 2 Stunden Einnahmeabstand zu Milchprodukten, calcium-, magnesium- oder eisenhaltigen Präparaten einhalten, anderenfalls Bildung von unlöslichen, nicht resorbierbaren Komplexen mit dem Wirkstoff,
- nicht in der Schwangerschaft und bei Kindern < 8 Jahren einsetzen; während der Zahnentwicklung können Zahnschäden auftreten, das Knochenwachstum kann beeinträchtigt werden,
- Fotosensibilisierung; direkte Sonneneinstrahlung meiden,
- Kreuzresistenz innerhalb der Gruppe der Tetracycline,
- wie generell bei Antibiotika ist durch Schädigung der Darmbakterien die Wirksamkeit oraler Kontrazeptiva unsicher.

Zecken können Viren übertragen. Eine wichtige Viruserkrankung ist die **Frühsommer-Meningoenzephalitis (FSME)**, gegen die bereits seit langer Zeit eine Schutzimpfung verfügbar ist. Infizierte Zecken können bei einem Stich auch Borrelien (Bakterien) übertragen, hierdurch kann das Krankheitsbild der Lyme-Borreliose hervorgerufen werden.

Lyme-Borrelioseist eine Multiorganerkrankung, sie kann sehr unterschiedliche Symptome hervorrufen. Manchmal kommt es nach Tagen bis Wochen an der Stelle des Zeckenstichs zu einer charakteristischen ringförmigen Rötung (Erythema migrans), im weiteren Verlauf folgen manchmal Nervenschmerzen, Lähmungen oder Entzündungen von Gehirn oder Hirnhäuten, auch Gelenkbeschwerden sind möglich. Der beste Schutz ist das Vermeiden eines Zeckenstichs.

Wie sieht die Therapie bei einem Verdacht auf Borreliose aus?

46.5 Lyme-Borreliose

Die Therapie der Lyme-Borreliose sollte möglichst früh beginnen, die Behandlungsdauer beträgt in der Regel 2–3 Wochen, im Frühstadium wird üblicherweise **mind. 14 Tage lang Doxycyclin** als Mittel der Wahl verabreicht. Alternativ könnten auch Amoxicillin (Schwangere, Kinder), Azithromycin, Cefuroximaxetil oder Clarithromycin verordnet werden. Kombinationstherapien sind ebenfalls möglich.

Vorbeugende Antibiotikagaben nach einem Zeckenstich werden nicht empfohlen.

Makrolide hemmen die bakterielle Proteinsynthese. Sie werden vorwiegend bei Atemwegsinfektionen eingesetzt.
Viele Makrolide sind **CYP3A4-Enzym-Hemmer** und besitzen daher ein sehr hohes Interaktionspotenzial.
Kennen Sie Arzneistoffbeispiele für diese Antibiotikagruppe und wichtige Hinweise für die Therapie?

46.6 Makrolide

Arzneistoffbeispiele: **Erythromycin** (Infectomycin®), **Clarithromycin** (Klacid®), **Roxithromycin** (Generika), **Azithromycin** (Zithromax®), **Spiramycin** (Rovamycine®).

Die meisten Patienten unter **Statintherapie** dürfen keine Makrolide einnehmen, denn durch den verringerten Abbau der Substanz aufgrund der CYP-Hemmung kann der Blutspiegel des Statins stark ansteigen und es kann zu schwerwiegenden unerwünschten Arzneimittelwirkungen kommen.

Unter allen Makroliden ist eine **Kreuzallergie** möglich!

Welche Aussagen treffen auf die Fluorchinolone zu?

- ☐ Fluorchinolone sind bakterizid wirkende Antibiotika.
- ☐ Bakterien können sich vor diesen Arzneistoffen schützen, indem sie β-Lactamasen bilden, die das Antibiotikum in der Wirkung abschwächen.
- ☐ Substanzbeispiele sind Erythromycin oder Roxithromycin.
- ☐ Bei der Einnahme muss ein Zeitabstand von mind. 2 Stunden zu Milchprodukten, calcium-, magnesium- oder eisenhaltigen Arzneimitteln eingehalten werden.
- ☐ Es handelt sich um Antimykotika.
- ☐ Diese Arzneistoffe können ausschließlich parenteral angewendet werden.
- ☐ Die Substanzen enthalten im Namen den Wortstamm „-floxacin", z. B. Norfloxacin, Ciprofloxacin, Moxifloxacin.

46.7 Fluorchinolone (Gyrasehemmer)

- [x] Fluorchinolone sind bakterizid wirkende Antibiotika.
- [ ] Bakterien können sich vor diesen Arzneistoffen schützen, indem sie β-Lactamasen bilden, die das Antibiotikum in der Wirkung abschwächen.
- [ ] Substanzbeispiele sind Erythromycin oder Roxithromycin.
- [x] Bei der Einnahme muss ein Zeitabstand von mind. 2 Stunden zu Milchprodukten, calcium-, magnesium- oder eisenhaltigen Arzneimitteln eingehalten werden.
- [ ] Es handelt sich um Antimykotika.
- [ ] Diese Arzneistoffe können ausschließlich parenteral angewendet werden.
- [x] Die Substanzen enthalten im Namen den Wortstamm „-floxacin“, z. B. Norfloxacin, Ciprofloxacin, Moxifloxacin.

Sulfonamide wirken **bakteriostatisch**, indem sie die Folsäuresynthese der Bakterien hemmen.
Es kommt zur Störung der DNA-Synthese in Bakterienzellen.
Folsäure kann vom Menschen nicht selbst synthetisiert werden, sondern muss über die Nahrung zugeführt werden. Sulfonamide können damit beim Menschen keinen Folsäuremangel herbeiführen.
Was wissen Sie über Zusammensetzung, Wirkweise und hauptsächlichem Einsatzgebiet von Cotrimoxazol?

46.8 Folsäure-Antagonisten

Cotrim(oxazol) besteht aus einer fixen Kombination von **Trimethoprim** und dem Sulfonamid **Sulfamethoxazol** (1:5). Beide Substanzen hemmen den Folsäurestoffwechsel an unterschiedlichen Stellen, eine Kombination beider Substanzen steigert damit die Effektivität und besitzt eine bakterizide Wirkung.
Cotrimoxazol wird v. a. zur Therapie von Harnwegsinfektionen eingesetzt. Aufgrund des breiten Einsatzes in den vergangenen Jahren ist heute allerdings ein hoher Anteil an vormals sensiblen Bakterien resistent.

Merke
Cotrimoxazol darf nicht mit Clotrimazol verwechselt werden!

Metronidazol (Arilin®), **Nitrofurantoin** (Nifurantin®) und **Nitroxolin** (Nilox®) sind Nitroverbindungen, die therapeutisch eingesetzt werden.
Bei welchen Infekten wird Metronidazol häufig eingesetzt? Was ist zu beachten?

Metronidazol wirkt konzentrationsabhängig bakterizid auf Mikroorganismen, die in Körperregionen mit schlechter Sauerstoffversorgung vorkommen (Anaerobierinfektionen) sowie bei Protozoeninfektionen.
Einsatzgebiete sind z. B.:

- Eradikation von Helicobacter pylori (Kombination mit Clarithromycin und PPI),
- oral als Mittel der Wahl zur Therapie der pseudomembranösen Kolitis (Alternative zu Vancomycin),
- lokal als Vaginalcreme oder Vaginaltabletten bei bakteriellen Vaginalinfektionen,
- lokal als Gel, Creme oder Lotion zur äußerlichen Behandlung der Rosazea.

Merke
Während einer oralen oder parenteralen Therapie mit Antibiotika aus der Gruppe der Nitroverbindungen darf kein Alkohol getrunken werden, denn durch Hemmung des alkoholabbauenden Enzyms besteht eine Alkoholunverträglichkeit. Behandlung max. 10 Tage (Ausnahme: Einzelfälle unter besonders strenger Indikationsstellung), möglichst selten wiederholen. Es besteht das Risiko einer mutagenen Wirkung.

Vancomycin (Generika) und **Teicoplanin** (Targocid®) gehören zur Gruppe der Glykopeptide. Ihre Wirkungsweise entspricht der Wirkungsweise der Betalactame, d. h. sie hemmen den Aufbau der Bakterienzellwand und haben daher eine bakterizide Wirkung.

Was ist die Besonderheit des Glykopeptids **Vancomycin** bei **oraler Gabe**?

Was muss bei der intravenösen Gabe beachtet werden?

Vancomycin wird bei **peroraler** Gabe aus dem Magen-Darm-Trakt nicht resorbiert und kann daher peroral bei schweren Darminfektionen eingesetzt werden. Es dient zur Behandlung der **pseudomembranösen Kolitis**, die durch ein Überwuchern durch Clostridioides difficile nach vorheriger Gabe eines anderen Antibiotikums entstehen kann. Es hat hier somit eine lokale Wirkung im Darm.
Bei intravenöser und damit systemischer Gabe wird es u. a. zur Behandlung von **MRSA** eingesetzt. Es ist darauf zu achten, dass langsam infundiert wird, sonst kann es zu Blutdruckabfall und Herzstillstand kommen. Injektionen sind nicht möglich.

Merke

Insbesondere nach Krankenhausentlassungen ist bei verordnetem peroralen Vancomycin zu klären, ob die Darreichungsform der Indikation entspricht.

Viele Patienten geben an, allergisch auf Penicillin zu reagieren. Tatsächlich aber trifft dies in ca. 90 % der Fälle nicht zu, da eine Überempfindlichkeit nicht oder nicht mehr vorliegt.
Oft werden gängige Nebenwirkungen der antibiotischen Therapie (Diarrhoe, Übelkeit, lokaler Soorbefall oder Bauchschmerzen) vom Patienten fehlinterpretiert oder Grunderkrankungen (z. B. eine chronische Urtikaria) verstärken sich unter der Penicillintherapie und werden dann als allergischer Hautauschlag angesehen. Auch kann der Infekt selbst unter Behandlung mit einem Penicillinpräparat ohne vorhandene Penicillinallergie zu Haut- oder respiratorischen Symptomen führen.
Warum ist es wichtig für die Behandlung, dass der Arzt die Diagnose Penicillinallergie kritisch hinterfragt und nach Möglichkeit abklärt?

46.11 Penicillinallergie

Eine in der Patientenakte vermerkte Penicillinallergie kann für den Patienten negative Folgen haben, denn diese Patienten erhalten häufiger Antibiotika der 2. Wahl und damit für die vorliegende Infektion schlechter wirksame und oft nebenwirkungsreichere Wirkstoffe. Hierdurch wird auch die Entstehung von Resistenzen begünstigt.

Eine vermeintliche Penicillinallergie sicher und effektiv durch den Arzt auszuschließen, ist daher eine wichtige Aufgabe für einen rationalen Einsatz von Antibiotika.

Eine 72-jährige Patientin klagt über krampfartige Schmerzen, Brennen beim Wasserlassen und häufigen Harndrang. Sie berichtet, dass der Hausarzt ihr zuletzt ein antibiotisches Präparat zur einmaligen Anwendung verordnet hat.
Um welchen Arzneistoff hat es sich hier wahrscheinlich gehandelt? Was muss bei der Anwendung beachtet werden?

46.12 Harnwegsinfekt

Fosfomycin ist als orale Zubereitung (Monuril®) Mittel der Wahl als Einmaltherapie bei akuten, unkomplizierten Harnwegsinfektionen bei Frauen. Das Granulat wird nüchtern, 2–3 Stunden vor oder nach dem Essen eingenommen, vorzugsweise abends nach der Blasenentleerung.

Der Erreger der Tuberkulose, Mycobacterium tuberculosis, ist sehr widerstandsfähig und entwickelt recht schnell Resistenzen. Die Behandlung der Tuberkulose wird deshalb immer in Form einer **Kombinationstherapie** durchgeführt.
Man beginnt in der **Initialphase** (2 Monate) mit einer Viererkombination, in der daran anschließenden **Stabilisierungsphase** (4 Monate) werden zwei Substanzen kombiniert.
Welche Arzneistoffe kommen zum Einsatz?

Bei der Standardtherapie der Tuberkulose werden folgende Arzneistoffe eingesetzt:

- **Initialphase** (2 Monate): Isoniazid (INH, Isozid®), Rifampicin (Eremfat®), Pyrazinamid (Pyrafat®) und Ethambutol (Myambutol®),
- **Kontinuitätsphase** (4 Monate): Isoniazid (INH), Rifampicin.

Bei Auftreten von Rezidiven oder Resistenzen wird das Behandlungsschema erweitert (intensivierte Therapie, bei der auch Zweitrang-Antituberkulotika eingesetzt werden).
Erst im schwerwiegendsten Fall (Multiresistenzen) werden Reserve-Antituberkulotika verabreicht.

Merke
Rifampicin ist einer der stärksten Enzyminduktoren (CYP3A4), daher sind andere Arzneimittel, die über dieses Enzym abgebaut werden, eventuell in ihrer Wirkung abgeschwächt!

Damit eine antibiotische Therapie die gewünschte Wirkung zeigt, muss der passende Wirkstoff ausgewählt sein. Wichtig ist aber dazu auch die korrekte Anwendung der Arzneimittel.
Welche allgemeinen Hinweise müssen bei der Anwendung von Antibiotika beachtet werden?

46.14 Allgemeine Einnahmehinweise

- Die vorgesehene Einnahmedauer unbedingt einhalten! Vorzeitiges Abbrechen der Therapie kann zu Rückfällen und Resistenzentwicklung führen.
- Einnahmeintervall auf den 24-Stunden-Tag umrechnen, um gleichmäßige Blutspiegel zu erhalten, d.h. „3-mal täglich" bedeutet „alle 8 Stunden einzunehmen".
- Einnahme mit ausreichend Wasser (ca. 200 ml) in aufrechter Haltung, um Reizungen an der Speiseröhre zu vermeiden.
- Teilbarkeit von großen Tabletten sollte im Vorfeld mit der versorgenden Apotheke abgeklärt werden.
- Wechselwirkungen beachten! **Tetracycline** und **Fluorchinolone** bilden mit Milchprodukten oder calcium-, magnesium-, eisen-, zink- oder aluminiumhaltigen Arzneimitteln schwerlösliche Komplexe, die nicht resorbiert werden können: Ein Einnahmeabstand von 2–3 Stunden muss beachtet werden.
- Ebenso sollte ein 2-stündiger Einnahmeabstand zu **Acetylcystein** (ACC®) eingehalten werden, da einige Antibiotika durch ACC inaktiviert werden.
- Antibiotikareste sollten nicht über die Toilette oder das Waschbecken entsorgt werden, sondern über den Hausmüll. Die Entsorgung über das Abwasser verbreitet die Arzneistoffe in der Umwelt und fördert damit die Entwicklung resistenter Keime.

47 Pilzinfektionen

47.1 Antimykotika

Antimykotika sind Wirkstoffe zur Behandlung von Pilzinfektionen (Mykosen). Medizinisch relevante Pilze werden nach dem DHS-System eingeteilt: D = Dermatophyten, H = Hefen, S = Schimmelpilze.
Welche der genannten Arzneistoffe werden bei Pilzinfektionen eingesetzt?

- ☐ Bifonazol
- ☐ Amphotericin B
- ☐ Rifampicin
- ☐ Fexofenadin
- ☐ Cotrimoxazol
- ☐ Fluconazol
- ☐ Glibenclamid

47.1 Antimykotika

- [x] Bifonazol
- [x] Amphotericin B
- [ ] Rifampicin
- [ ] Fexofenadin
- [ ] Cotrimoxazol
- [x] Fluconazol
- [ ] Glibenclamid

47 Pilzinfektionen

47.2 Mundsoor

Frau C. ist Asthmatikerin. Der Arzt hat ihr neben bronchienerweiternden Dosieraerosolen auch den Pulmicort® Turbohaler (Budesonid) verordnet. Nach einigen Wochen der Anwendung klagt die Patientin über eine schmerzhaft entzündete Mundschleimhaut, die mit gelblich-weißen Flecken übersät ist. Der Arzt verordnet ein Nystatin-Mundgel. Mit welchen Hinweisen können Sie die Patientin unterstützen?

47.2 Mundsoor

Nystatin ist ein Antimykotikum und wird hier zur Behandlung eines Mundsoors (Infektion des Mund-Rachenraums mit Candidapilzen) eingesetzt.

Anwendung: Die vorgeschriebene Menge des Mundgels sollte nach den Mahlzeiten in den Mund gegeben und dort gut verteilt werden, nach einigen Minuten kann das Gel geschluckt werden. Nachdem die Symptome abgeklungen sind, sollte noch 2 Tage weiterbehandelt werden.

Vorbeugende Maßnahmen: Um Pilzinfektionen im Mundraum zu vermeiden, sollten cortisonhaltige Inhalationssprays am besten vor den Mahlzeiten angewendet werden, um auf der Mundschleimhaut anhaftende Glucocorticoidreste zu entfernen.

Nagelpilzerkrankungen (Onychomykosen) können lokal behandelt werden, sofern weniger als die Hälfte des Nagels befallen ist und die Nagelmatrix nicht betroffen ist.
Wie kann eine Pilzinfektion von Finger- oder Fußnägeln behandelt werden?
Nennen Sie Möglichkeiten und Anwendung.

Die Behandlung erfolgt zunächst üblicherweise als Lokaltherapie, vorzugsweise mit Nagellacken. Eine regelmäßige Behandlung ist unbedingt notwendig! Es gibt **wasserlösliche** Lacke, die täglich aufgetragen werden, z. B. Ciclopoli® **(Ciclopirox)** und **wasserfeste** Lacke, die in der Regel 1-mal wöchentlich appliziert werden, z. B. Nagel Batrafen® **(Ciclopirox)** oder Loceryl® **(Amorolfin)**. Es ist darauf zu achten, dass erkrankte Nagelteile (am besten mit Einmalnagelfeilen) entfernt werden.

Die Therapie ist langwierig, oft wird gleichzeitig systemisch mit **Itraconazol** (Sempera®), **Fluconazol** (Diflucan®) oder **Terbinafin** (Lamisil®) behandelt. Auch die atraumatische Entfernung (20–40 %ige Harnstoffzubereitungen, z. B. Canesten® Extra Nagelset) des befallenen Nagels kann guten Erfolg zeigen.

48.1 Therapiestrategie

Die Wirkungsmechanismen von Antibiotika unterscheiden sich von denen der Virostatika. Warum ist die Behandlung von Viruserkrankungen schwierig?

48.1 Therapiestrategie

Viren besitzen **keinen eigenen Stoffwechsel**, sie benötigen eine Wirtszelle, um sich zu vermehren. Virostatika können nur die Virusvermehrung hemmen, eine vollständige Inaktivierung der Erreger ist nicht möglich.

Viren bestehen aus Nukleinsäuren, die von einer Hülle umschlossen sind. Außerdem sind oft Enzyme enthalten, die für die Vermehrung des Virus notwendig sind. In die Virushülle sind Strukturen eingelagert, gegen die Antikörper gebildet werden können. Vor allem durch Hemmung der Nukleinsäuresynthese in den befallenen Zellen kann die Virusvermehrung gestoppt werden. Virostatika wirken daher z. B. als Nukleosidanaloga (falsche Bausteine für die Virus-DNA) oder hemmen die für die Virusvermehrung notwendigen Enzyme (z. B. RNA-Polymerasen, DNA-Polymerasen, Proteasen).

Viele Menschen tragen das Herpes-simplex-Virus (HSV) in sich. Bei allgemein geschwächter Immunlage, z. B. in Stresssituationen, bei starker Sonneneinstrahlung oder bei grippalen Infekten, können brennende, schmerzhafte Lippenbläschen (Herpes labialis) auftreten.
Kennen Sie Wirkstoffe, die in nicht rezeptpflichtigen Präparaten in der Selbstmedikation eingesetzt werden können?

Verschreibungsfreie lokale Präparate sind:

- **Aciclovir** (z. B. Zovirax®),
- **Penciclovir** (Pencivir®),
- **Melissenblätterextrakt** (Lomaherpan®),
- **Zinksulfat** (z. B. Virudermin®).

Merke
Wichtig für den Therapieerfolg ist ein frühzeitiges und regelmäßiges Auftragen der Cremes oder Gele. Es sollte unbedingt vermieden werden, die Bläschen zu berühren, und so die darin befindliche virenhaltige Flüssigkeit weiter zu verteilen. Eine Herpesinfektion, z. B. am Auge, ist eine schwerwiegende Komplikation und muss zwingend ärztlich abgeklärt werden.

Die Gürtelrose (Herpes zoster) wird durch das Varizella-Zoster-Virus (VZV) hervorgerufen und äußert sich durch Bläschenbildung und sehr starke Schmerzen (durch Virusangriff an Neuronen), die als postherpetische Neuralgie noch lange nach Abklingen der Hauterscheinungen bestehen bleiben können. Als Prophylaxe steht ein Impfstoff für Erwachsene zur Verfügung (Shingrix®).
Wie sieht die Therapie des Herpes zoster aus?

Die Therapie besteht aus einer möglichst frühzeitigen oralen Anwendung von **Virostatika** in Kombination mit einer Therapie der **neuropathischen Schmerzen**.
Virostatika, die bei Erwachsenen zum Einsatz kommen, sind:

- **Aciclovir** (Zovirax®): 5-mal täglich im Abstand von 4 Stunden, nach der Mahlzeit, i. d. R. 5 Tage lang,
- **Valaciclovir** (Valtrex®): 3-mal täglich an 7 aufeinanderfolgenden Tagen und 2 Tage lang, nachdem die Läsionen verkrustet sind,
- **Famciclovir** (Famvir®): 3-mal täglich, i. d. R. 7 Tage lang,
- **Brivudin** (Zostex®): 1-mal täglich.

Die Wechselwirkung zwischen Brivudin und **5-Fluorouracil (5-FU)** ist potenziell tödlich! Ein Sicherheits-Zeitabstand von 4 Wochen zur Einnahme der Zytostatika **Capecitabin, 5-FU oder Tegafur** oder des Antimykotikums **Flucytosin**, sowie zur lokalen Therapie mit **5-FU** (Efudix®) muss daher eingehalten werden!

Grippeviren verändern ihre Oberflächenstruktur besonders rasch und es entstehen regelmäßig neue Varianten, die eine ständige Anpassung des Grippeimpfstoffes gegen die saisonale Influenza notwendig machen. Die jährliche Impfung im Herbst wird von der STIKO als Standardimpfung für Personen ab 60 Jahren als wichtigste prophylaktische Maßnahme empfohlen, zudem als Indikationsimpfung für bestimmte Personengruppen, wie z. B. Menschen mit erhöhter gesundheitlicher Gefährdung.
In der Frühphase der Grippeinfektion sowie zur Prophylaxe können Arzneimittel eingesetzt werden, welche die Vermehrung der Influenzaviren hemmen. Diese kommen bei Patienten mit hohem Risiko für einen schweren Verlauf infrage.
Welche Virostatika kommen bei Influenza zum Einsatz?

Neuraminidase-Hemmstoffe wie **Oseltamivir** (oral, Tamiflu®) oder **Zanamivir** (inhalativ, Relenza®) verhindern die Freisetzung und Verbreitung der Viren in den Atemwegen.

Amantadin (PK-Merz®) ist prophylaktisch und therapeutisch wirksam, allerdings wird es wegen der raschen Resistenzentwicklung und neurologischer Nebenwirkungen nur noch selten als Virostatikum eingesetzt.

Eine Infektion mit HIV (humanes Immundefizienz-Virus) ist bis heute nicht heilbar. Durch die **kombinierte antiretrovirale Therapie** (ART) ist es jedoch teilweise möglich, die HIV-Infektion für eine bestimmte Zeit unter Kontrolle zu halten.
Wie sieht diese Therapie aus?

Die **antiretrovirale Therapie (ART)** ist üblicherweise eine Kombination aus meist drei antiviralen Wirkstoffen, wie z. B. **Lamivudin** (Epivir®) oder **Emtricitabin** (Emtriva®) mit z. B. **Abacavir** (Ziagen®) oder **Tenofovir** (Viread®) und einem weiteren antiretroviralen Arzneistoff (z. B. **Rilpivirin**, Edurant®). Durch die Kombinationstherapie soll eine schnelle Resistenzbildung vermieden werden. Zur Verbesserung der Therapieadhärenz setzt man nach Möglichkeit Fixkombinationen und Depotpräparate ein. Die Therapie muss lebenslang und ohne Unterbrechung durchgeführt werden.

Merke

Der Therapieerfolg hängt maßgeblich von der korrekten und regelmäßigen Einnahme der Arzneistoffe ab!

49 Wurminfektionen

49.1 Anthelminthika

Anthelminthika sind Arzneistoffe, die den menschlichen oder tierischen Organismus von Wurmbefall befreien. Je nach Art der Wurminfektion werden Substanzen eingesetzt, die eine systemische Wirkung haben oder als lokal wirksame Arzneistoffe bei intestinalem Wurmbefall indiziert sind. Die Dosierungen unterscheiden sich in Abhängigkeit von der Indikation.

Nennen Sie einige Wirkstoffe und ihre Anwendung. Gehen Sie auch auf besondere Anwendungshinweise ein.

49.1 Anthelminthika

Praziquantel (z. B. Biltricide®), **Niclosamid** (Yomesan®), **Mebendazol** (z. B. Vermox®), **Albendazol** (Eskazole®), **Pyrantel** (Helmex®), **Pyrvinium** (z. B. Molevac®).
Meist werden die Arzneimittel als Wurmkur eingesetzt. Da das Larvenstadium oft nicht erfasst wird, sind sie im angegebenen Zeitraum zu wiederholen. Zur Sicherung des Therapieerfolgs müssen Hygienemaßnahmen konsequent beachtet werden (Händewaschen, Wechsel der Unterwäsche und Bettwäsche).

Merke
Bei **Pyrvinium** kann es zu einer Rotfärbung des Stuhls kommen. Um den Patienten nicht zu verunsichern, sollte vor Therapiebeginn darauf hingewiesen werden.

50 Immunsystem

50.1 Aktive Immunisierung (Aktivimpfung)

F

Bei einer aktiven Immunisierung wird dem Körper ein **Impfstoff** verabreicht, der ein **Antigen** (z. B. abgeschwächte Erreger oder Oberflächenbruchstücke eines Erregers) enthält. Der Organismus reagiert mit der Bildung **spezifischer Antikörper** gegen diesen Erreger. Der so entwickelte Schutz bleibt über viele Jahre, teilweise lebenslang, bestehen.
Voraussetzung für den Impfschutz ist eine **Grundimmunisierung.** Sie besteht häufig aus mehreren Impfungen, die im Abstand von mehreren Wochen gegeben werden.
Oft ist eine **Auffrischimpfung** nach einigen Jahren notwendig, um den Antikörpertiter wieder auf ein wirksames Niveau zu bringen.
Standardimpfungen sollten bei jedem durchgeführt werden (von der STIKO empfohlen), **Indikationsimpfungen** werden bei **Risikogruppen** angewendet.
Kennen Sie die drei möglichen Arten von Impfstoffen und können Sie Beispiele nennen?

50.1 Aktive Immunisierung (Aktivimpfung)

Impfstoffe werden nach der Art der Inhaltsstoffe in drei Gruppen eingeteilt:

- **Lebendimpfstoffe** enthalten abgeschwächte vermehrungsfähige Erreger, die nicht mehr krankheitsauslösend sind, z. B. Impfstoffe gegen Masern, Mumps, Röteln, Varizella, Rotavirus, Typhus (orale Applikation), Gelbfieber,
- **Totimpfstoffe** enthalten inaktivierte Erreger oder deren antigenhaltige Bestandteile:
  - inaktivierte Viren: z. B. Impfstoffe gegen FSME, Influenza, Hepatitis A, Poliomyelitis, Tollwut, Japanische Enzephalitis, Cholera,
  - isolierte Antigene: z. B. Impfstoffe gegen Hämophilus influenzae Typ B, Pertussis, Typhus (i. m.), Pneumokokken, Meningokokken, Hepatitis B, Herpes zoster (Shingrix®), humanes Papillomvirus,
- **Toxoidimpfstoffe** enthalten entgiftetes Toxin (Giftstoff) des Erregers, z. B. Impfstoffe gegen Tetanus, Diphtherie.

Merke

Die meisten Impfstoffe sind bei 2–8 °C zu lagern, besonders empfindlich sind Lebendimpfstoffe (Kühlkette!).

Präparate, die falsch gelagert oder eingefroren wurden, müssen verworfen werden.

50.1 Aktive Immunisierung (Aktivimpfung)

Impfungen in der **Schwangerschaft** können sowohl die werdende Mutter als auch das ungeborene Kind schützen und auch Menschen mit **schwachem Immunsystem** brauchen Schutz. Jedoch sind nicht alle Impfstoffe geeignet.
Was muss bei **Schwangeren** und **immungeschwächten Personen** in Bezug auf eine Impfung beachtet werden?

50.1 Aktive Immunisierung (Aktivimpfung)

Impfungen mit **Lebendimpfstoffen** sind in der Schwangerschaft grundsätzlich **kontraindiziert**, da es möglich ist, dass das Impfvirus auf das ungeborene Kind übertragen wird und es dadurch gefährdet. Nach einer Impfung mit einem Lebendimpfstoff sollte eine Schwangerschaft für 1 Monat vermieden werden, eine versehentliche Impfung stellt jedoch keinen Grund für einen Schwangerschaftsabbruch dar. Für **Tot-** oder **Toxoidimpfstoffe** stellt eine Schwangerschaft keine Kontraindikation dar.

Lebendimpfstoffe können auch bei immunsupprimierten Patienten kontraindiziert sein, da ein Risiko für lebensbedrohliche Komplikationen besteht. Totimpfstoffe sind in der Regel möglich, jedoch ist der Erfolg der Impfung, je nach Art der Immunsuppression, nur eingeschränkt oder gar nicht vorhanden.

Ist eine immunsupprimierende Therapie geplant, so sollte nach Möglichkeit vorher der Impfstatus überprüft und fehlende Impfungen vor Therapiebeginn nachgeholt werden. Kann jemand mit einer Abwehrschwäche gar nicht geschützt werden, sollten zumindest enge Kontaktpersonen unbedingt geimpft sein.

50.2 Passive Immunisierung (Serumprophylaxe)

Bei der passiven Immunisierung werden **Antikörperpräparate (Sera)**, v. a. menschlichen Ursprungs (Immunglobuline, Ig), injiziert. Die Wirkung tritt sofort ein, hält aber nicht lange an (max. einige Wochen). Wann wird die passive Immunisierung angewendet, kennen Sie Beispiele?

50.2 Passive Immunisierung (Serumprophylaxe)

Die passive Immunisierung wird angewendet,

- wenn mit hoher Wahrscheinlichkeit eine Infektion bereits stattgefunden hat,
- wenn die Inkubationszeit für eine eigene Antikörperproduktion (aktive Immunisierung) nicht ausreicht,
- wenn die Infektionskrankheit ein großes Gesundheitsrisiko darstellt und andere Arzneimittel nicht zur Verfügung stehen.

Manchmal ist es sinnvoll, die passive und aktive Immunisierung zu kombinieren (**Simultanimpfung**), z. B. bei Gefahr einer Tetanusinfektion.
Beispiele für weitere spezifische Immunglobuline (Ig) sind: Anti-Rh(D)-Ig (Rhophylac®), Varizella-Zoster-Ig (Varitect® CP), Tollwut-Ig (Berirab®), Hepatitis-A-Immunglobulin (Beriglobin®), Hepatitis-B-Ig (Hepatect®), Tetanus-Ig (Tetagam®).

Zytokine sind Substanzen, die die Aktivität des Immunsystems beeinflussen. Zu den körpereigenen Immunmodulatoren gehören **Interferone (IFN)**, die je nach Herkunft in Interferon-α, Interferon-β oder Interferon-γ unterschieden werden.

Bei welchen Indikationen werden Interferone eingesetzt?

50.3 Immunmodulatoren (Zytokine)

Interferone besitzen antivirale, antiproliferative und immunmodulierende Eigenschaften. Sie werden z. B. bei den folgenden Erkrankungen eingesetzt:
Peg-/Ropeginterferon-α (Pegasys®, Besremi®): chronische Hepatitis B und C,
Interferon-β (Rebif®, Betaferon®): schubförmige Multiple Sklerose,
Interferon-γ (Imukin®): septische Granulomatose (seltene Erbkrankheit, bei der die Funktion der neutrophilen Granulozyten gestört ist).
Die Substanzen werden subkutan injiziert. Als unerwünschte Arzneimittelwirkung können u. a. grippeähnliche Beschwerden auftreten.

Tumornekrosefaktoren (TNF) gehören zu den Zytokinen und beeinflussen das Zellwachstum, zudem sind sie an Entzündungsprozessen beteiligt.
TNF-α ist ein wichtiger Entzündungsmediator, TNF-α-Hemmstoffe werden daher bei entzündlichen rheumatologischen Erkrankungen sowie bei der Behandlung chronisch entzündlicher Darmerkrankungen eingesetzt.
Welche Präparate kennen Sie?

Beispiele für Tumornekrose-α-Hemmstoffe sind:

- Adalimumab (Humira®),
- Certolizumab (Cimzia®),
- Etanercept (Benepali®),
- Infliximab (Remicade®).

Manchmal ist es notwendig, das **körpereigene Immunsystem in seiner Schutzwirkung zu hemmen**, z. B. bei Autoimmunerkrankungen oder nach Organtransplantationen, um Abstoßungsreaktionen zu verhindern.
Kennen Sie Wirkstoffe, die hierzu eingesetzt werden? Was müssen Sie bei diesen Patienten beachten?

50.4 Immunsuppressiva

Arzneistoffe, die die Immunreaktion des Körpers unterdrücken, sind beispielsweise:

- Ciclosporin (Sandimmun®),
- Cyclophosphamid (Endoxan®),
- Leflunomid (Arava®),
- Azathioprin (Azafalk®),
- Infliximab (Remicade®),
- Everolimus (Certican®),
- Methotrexat (MTX, Lantarel®),
- Mycophenolatmofetil (Cellcept®),
- Glucocorticoide,
- Tacrolimus (Prograf®).

Bei immunsupprimierten Patienten muss unbedingt die **erhöhte Infektanfälligkeit** beachtet werden, ein ausreichender Infektionsschutz ist daher essenziell. Wechselwirkungen mit Enzyminhibitoren oder Enzyminduktoren müssen bei Änderung der Begleitmedikation unbedingt beachtet werden.

51 Onkologische Erkrankungen

51.1 Therapiemöglichkeiten

Maligne Tumoren zeichnen sich durch folgende Eigenschaften aus:

- **unkontrolliertes** Wachstum,
- **infiltrierendes** Wachstum (Eindringen in benachbarte Organe und Gefäße),
- **destruierendes** Wachstum (Zerstörung des Gewebes),
- **metastasierendes** Wachstum (nach Ablösung einzelner Tumorzellen gelangen diese in andere Körperareale und bilden Tochtergeschwülste).

Welche Behandlungsstrategien gibt es?

51.1 Therapiemöglichkeiten

Die Krebsbehandlung setzt sich aus drei Säulen zusammen: Die Chirurgie, die Strahlentherapie sowie die antineoplastische Arzneimitteltherapie. Die grundsätzlichen Therapiemöglichkeiten bestehen aus:

- **operativer Entfernung** des Tumors,
- **Radiotherapie** (Tumorzerstörung durch Bestrahlung),
- **Chemotherapie** mit Zytostatika,
- **Immuntherapie**.

Jeder Tumor, welcher von einer Zelle ausgeht, weist ein unkontrolliertes, ungehemmtes Wachstum auf. Das Grundprinzip der zielgerichteten Zytostatika besteht aus der Hemmung von Wachstumsfaktoren oder Signalkaskaden bei dem Wachstum von Zellen.

Merke

Jede Tumorerkrankung kann auf eine einzige Zelle, welche genomgeschädigt ist und nicht eliminiert wurde, zurückgeführt werden.

Bei der Chemotherapie maligner Erkrankungen werden **Zytostatika** oder **Immunmodulatoren** eingesetzt. Zytostatika zerstören oder schädigen Tumorzellen auf unterschiedliche Art und Weise. Auf das Immunsystem wirkende Substanzen aktivieren oder hemmen bestimmte Faktoren und führen damit z. B. zum Tod der Tumorzelle.

Mit welchen Nebenwirkungen ist im Allgemeinen zu rechnen?

Da es sich bei den Tumorzellen um körpereigene Zellen handelt, werden durch die Chemotherapie oft auch nicht entartete Zellen geschädigt oder zerstört, v. a. Gewebe mit hoher Teilungsrate ist betroffen. Daher kann es u. a. zu folgenden Nebenwirkungen kommen:

- Reduktion der Blutzellen → Immunsuppression,
- Schädigung der Schleimhäute → Übelkeit, Erbrechen, Diarrhö, Mundschleimhautentzündung (Mukositis),
- Schädigung der Haarzellen → Haarausfall (Alopezie).

Langfristig können einige Zytostatika selbst **kanzerogen** wirken. Da die Wirkung einiger durch **Resistenzentwicklung** abnehmen kann, erfolgt die Gabe häufig als Kombinationstherapie anhand fester Therapieschemata.

Merke

Die Dosierung von Zytostatika erfolgt entsprechend Körperoberfläche, welche mithilfe einer Formel unter Zuhilfenahme von Körpergewicht und Körpergröße berechnet werden kann.
Bei Kindern im ersten Lebensjahr ist die Körperoberflächenregel nicht anwendbar. In diesem Fall wird die Dosierung auf Basis des Körpergewichts festgelegt.

Die chemotherapeutische Behandlung von Krebszellen zerstört unbeabsichtigt auch häufig gesunde Zellen, da keine Differenzierung zwischen Gut und Böse stattfinden kann. In den letzten Jahren wurden immer mehr monoklonale Antikörper entwickelt, welche zielgerichtet angreifen sollen.
Was sind monoklonale Antikörper und welche Mechanismen stehen zur Verfügung?

51.3 Monoklonale Antikörper

Bei monoklonalen Antikörpern handelt es sich um Antikörper gegen eine Zielstruktur. Monoklonal, da die Antikörper aus derselben Zelllinie entstehen und alle gegen den gleichen Bestandteil des Antigens gerichtet sind. Die Antikörper können menschlichen Ursprungs sein, von der Maus oder der Ratte stammen oder kombiniert vorliegen. Die Zusammensetzung ist an der Endung zu erkennen. Beispielsweise bedeutet eine Namensendung auf „-umab“, dass es sich um einen rein humanen Antikörper handelt.
Durch diese Wirkstoffklasse soll eine zielgerichtete Therapie ermöglicht werden. Auf molekularer Ebene richten sich die Arzneistoffe gegen molekulare Strukturen der Tumorzellen.

Bei der Tumortherapie werden vier Mechanismen betrachtet:

- Markierung von Tumorzellen: Rituximab (MabThera®),
- Antikörper-Konjugate: Brentuximab-Vedotin (Adcetris®),
- Hemmung von Wachstumsfaktoren: Trastuzumab (Herceptin®),
- Checkpoint-Inhibitoren: Atezolizumab (Tecentriq®).

Paravasation ist das **versehentliche Austreten der Zytostatikalösung aus einer Vene in das umliegende Gewebe** während einer intravenösen Applikation. Sie führt zu schwerwiegenden und schmerzhaften Gewebeschädigungen.
Zunächst kommt es zu Entzündungen und Ödemen, je nach appliziertem Zytostatikum können sich im weiteren Verlauf Gewebsnekrosen oder schwere Ulzera entwickeln. Auslöser eines Paravasats kann ein **brüchiges Blutgefäß**, aber auch eine **unkorrekte Lage der Nadel** sein. Die wirksamste Prophylaxe besteht in einer korrekten Applikationstechnik von Zytostatika.
Was ist zu beachten?

Zytostatika werden in **lokal reizend** (u. a. Cisplatin, Carmustin) und **nekrotisierend** (u. a. Vincaalkaloide und Taxane) unterteilt. Daran erkennbar sind auch die Folgen der Paravasation. Für einige Zytostatika können bei einem Paravasat **Andidote** eingesetzt werden, oft ist jedoch eine chirurgische Nachbehandlung unumgänglich.
Folgendes ist bei der Applikation von Zytostatika zu beachten:

- Vor Beginn der Infusion sicherstellen, dass die Kanüle **korrekt platziert** (Blut aspirieren) und fixiert ist; Durchgängigkeit der Kanüle kontrollieren, indem eine kleine Menge Trägerflüssigkeit durchgespült wird.
- Die Infusion für mind. 10 Minuten beobachten, später jede Stunde; in der Umgebung der Infusionsnadel auf Rötungen, Schwellungen oder lokal begrenzten Temperaturanstieg achten. Der Patient sollte auftretende Schmerzen sofort melden! Bei Anzeichen eines Paravasats, die Infusion sofort stoppen, die Kanüle verbleibt jedoch zunächst an ihrem Platz. Der zuständige Arzt entscheidet über weiteres Vorgehen.
- Nach i. v. Infusion die Vene nur mit der Trägerlösung spülen.
- Grundsätzlich bei vorhandenem zentralen Zugang (zentraler Venenkatheter (ZVK) oder Port-System) nur diesen für die Applikation von gewebetoxischen Zytostatika nutzen.

Zytostatika sind zytotoxisch wirkende Substanzen, daher ist bei der Applikation besondere Sorgfalt gefordert.
Welche konkreten **Sicherheitshinweise** zum Schutz der Pflegenden sind zu beachten?

51.5 Hinweise zum sicheren Umgang mit Zytostatika

Sicherheitshinweise zum Schutz der Pflegenden:

- Verwendung von Handschuhen und langärmeligen Überschürzen.
- Schulung zum **Spill Kit** (Notfall- und Reinigungsset für Unfallsituationen mit CMR-Arzneimitteln), regelmäßiges Auffrischen der Sicherheitsvorschriften.
- Sicherheitshalber Lieferung der zubereiteten Zytostatikalösung aus der Apotheke bereits mit angeschlossenem und entlüftetem Infusionsbesteck.
- Nach Ende der Infusion ist das Infusionssystem so vom Zugang zu trennen, dass evtl. vorhandene Zytostatikareste im System verbleiben. Infusionsbehältnisse bleiben mit Infusionssystem verbunden, komplett als Sondermüll im gekennzeichneten Behältnis (Zytostatikaabfall) entsorgen. Entsprechend nach einer Injektion Spritze und Kanüle nicht trennen, sondern komplett entsorgen.
- Kein Recapping!
- Schwangere dürfen nicht mit Zytostatika umgehen!

Merke

Das Wichtigste bei einem Unfall mit einem Zytostatikum ist **Ruhe zu bewahren** und den betroffenen **Bereich abzugrenzen.** Anschließend das trainierte Verfahren durchlaufen und dazu das Spill Kit verwenden!

Neben der Behandlung der Krebserkrankung ist auch die supportive Therapie entscheidend. Was bedeutet supportive Therapie? Erläutern Sie diesen Begriff.

51.6 Supportive Therapie

Unter diesem Begriff werden alle Maßnahmen zusammengefasst, die **unterstützend zur eigentlichen Tumortherapie** eingesetzt werden. Beispielsweise die Gabe von Arzneimitteln gegen zytostatikainduziertes Erbrechen, gegen Durchfall, zur Schmerztherapie, Substitution von Blut- oder Blutprodukten oder eine individuell angepasste Ernährungstherapie. Auch eine psychologische Therapie zur Linderung emotionaler Last fällt unter diesen Begriff.

Auch wenn diese als unterstützende Therapie beschrieben wird, spielt sie eine entscheidende Rolle im Therapieverlauf!

52 Allergien

52.1 Allergische Rhinitis

F

Eine Allergie ist eine **Immunreaktion des Organismus auf bestimmte Fremdstoffe** (Antigene = Allergene). Bei der Behandlung einer allergischen Reaktion gibt es unterschiedliche Möglichkeiten, die je nach Art und Schweregrad angewendet werden können.
Die am häufigsten vorkommende allergische Erkrankung ist die allergische Rhinitis, die entweder saisonal (z. B. Pollenallergie) oder auch ganzjährig (z. B. Hausstauballergie) auftreten kann.
Welche Therapiemöglichkeiten kennen Sie?

- **Prophylaxe:** sofern möglich, sollte eine Allergenkarenz (Vermeiden des Allergenkontaktes) eingehalten werden, Neugeborene mit erhöhtem Allergierisiko sollten zudem mindestens 6 Monate ausschließlich **gestillt** werden; bei Stillproblemen ist es sinnvoll, mit hypoallergener Flaschennahrung mit aufgespaltenem Milcheiweiß zu füttern.
- **Hyposensibilisierung** (allergenspezifische Immuntherapie): Durch Verabreichung langsam ansteigender Allergendosen (s. c. oder sublingual) soll eine Toleranz des Körpers gegen das Allergen aufgebaut werden; Voraussetzung ist, dass das Allergen bekannt ist.
- **Akuttherapie:**
  - H_1-Antihistaminika oral, z. T. auch lokal: z. B. Dimetinden (Fenistil®), Clemastin (Tavegil®), Cetirizin (Zyrtec®), Loratadin (Lisino®), Ketotifen (Zaditen®), Azelastin (Allergodil®), Levocetirizin (Xusal®), Desloratatin (Aerius®), Fexofenadin (Telfast®).
  - Glucocorticoid-Nasensprays: z. B. Mometason (Nasonex®), Budesonid (Budes®), Beclometason (Beclometason-ratiopharm®).
  - Abschwellende Nasensprays (z. B. mit Xylometazolin (Otriven®) helfen bei eingeschränkter Nasenatmung, dürfen jedoch nicht länger als max. 7 Tage angewendet werden.

Merke

Vor allem bei Antihistaminika der 1. Generation (z. B. Dimetinden, Clemastin) kommt es nach der Einnahme zu einer Sedierung. Diese Stoffe sollten möglichst abends eingenommen werden; auf weitere sedierend wirkende Arzneimittel sollte verzichtet werden, ebenso auf Alkoholgenuss.
Wegen anticholinerger Nebenwirkungen sind diese Arzneistoffe nicht für ältere Patienten zu empfehlen.

Ein anaphylaktischer Schock ist eine **allergische Reaktion in ihrer schwersten Form**. Nach Sensibilisierung durch den Erstkontakt mit dem Allergen kann es bei erneutem Kontakt zu einer massiven Ausschüttung von Histamin kommen. Dies kann zur starken Erweiterung der Blutgefäße bis hin zum gravierenden Blutdruckabfall und Kreislaufversagen kommen.
Wie sieht die Therapie aus?

Maßnahmen zur Therapie sind:

- Allergenzufuhr stoppen,
- Schocklage (Oberkörper flach, Beine hoch),
- Sauerstoff,
- Adrenalin i. m.,
- Antihistaminika (z. B. Clemastin, Cetirizin),
- Glucocorticoide (z. B. Prednisolon),
- Volumengabe,
- bronchienerweiternde β_2-Sympathomimetika bei Atemnot (z. B. Salbutamol),
- frühzeitige Intubation, wenn nötig, z. B. bei Larynxödem.

53 Hauterkrankungen

53.1 Dermatitiden

Ekzeme (Dermatitiden) sind entzündliche Hauterkrankungen, zu denen auch die Neurodermitis (atopische Dermatitis) oder das Kontaktekzem gehören. Mittel der 1. Wahl zur Behandlung sind topische Glucocorticoide, da sie sehr gut entzündungshemmend, antiallergisch und juckreizstillend wirken. Glucocorticoide werden nach ihrer Wirkstärke in vier Klassen eingeteilt, Klasse I enthält die schwächsten Wirkstoffe. Da die Wirkstärke auch immer von der Konzentration abhängt, ist diese Einteilung jedoch nur als grobe Orientierung zu verstehen.
Ordnen sie die genannten Substanzbeispiele den Glucocorticoidklassen zu!

- Clobetasolpropionat (Karison®)
- Hydrocortisonacetat (Ebenol®)
- Triamcinolonacetonid (TriamGalen®)
- Prednisolonacetat (Linola® H N)
- Betamethasonvalerat (Betagalen®)
- Prednicarbat (Dermatop®)
- Methylprednisolonaceponat (Advantan®)
- Halomethason (in InfectoCortiSept®)

- Clobetasolpropionat: **Klasse IV**, sehr stark wirksam
- Hydrocortisonacetat: **Klasse I**, schwach wirksam
- Triamcinolonacetonid: **Klasse II**, mittelstark wirksam
- Prednisiolonacetat: **Klasse I**, schwach wirksam
- Betamethasonvalerat: **Klasse III**, stark wirksam
- Prednicarbat: **Klasse III**, stark wirksam
- Methylprednisolonaceponat: **Klasse III**, stark wirksam
- Halomethason: **Klasse III**, stark wirksam

Als lokale Nebenwirkung topischer Corticoide kann es zu Pergamenthaut kommen, die auch mit streifenförmigen Hautveränderungen (Striae cutis) einhergehen kann. Steroidakne oder Hautinfektionen durch Mikroorganismen sind aufgrund der immunsuppressiven Wirkung des Cortisons ebenfalls möglich. Bei großflächiger oder langfristiger Anwendung kann es auch zu systemischen Nebenwirkungen kommen. Viele dieser Nebenwirkungen sind vermeidbar, wenn man einige grundsätzliche Hinweise zur Anwendung beachtet.
Was ist bei der Anwendung von topischen Corticoiden zu beachten?

53.2 Therapieschemata lokaler Corticoide

Topische Corticoide werden 1–2-mal täglich appliziert, häufigeres Auftragen verstärkt die Wirkung nicht, sondern führt eher zu Nebenwirkungen. Nur dünn auftragen und leicht einmassieren!

Bei akuten Hauterkrankungen ist oft eine Kurztherapie von maximal 2 Wochen ausreichend, bei chronischen Erkrankungen wird eine Intervalltherapie empfohlen, d. h. Behandlungsintervalle mit wirkstoffhaltigen Zubereitungen wechseln mit reinen Pflegeintervallen durch Basistherapeutika ab. Wichtig ist das langsame Ausschleichen eines Präparats. Bei Einsatz hochpotenter Glucocorticoide unter Okklusivbedingungen oder bei geschädigter Hautoberfläche kann es zu systemischen Nebenwirkungen kommen.

Viele (Haut-)Erkrankungen sind von quälendem Pruritus (Juckreiz) begleitet, aber auch manche Arzneistoffe (z. B. Tramadol, Amlodipin oder Antibiotika) können Juckreiz hervorrufen. Manchmal liegt die Ursache auch einfach in einem sehr trockenen Hautzustand. Neben der systemischen Therapie mit z. B. Antihistaminika oder Glucocorticoiden gibt es Möglichkeiten zur topischen Behandlung des Juckreizes.
Welche Möglichkeiten der topischen Behandlung von Juckreiz kennen Sie?

53.3 Antipruriginosa

Bei trockener, juckender Haut ist zunächst eine **Basistherapie** mit Lotionen, Cremes oder Salben indiziert, die darauf abzielt, den Fett- und Hydratisierungszustand der Haut zu verbessern. Diesen Präparaten sind hydratisierende Stoffe wie **Harnstoff** (Urea), **Milchsäure** oder **Glycerol** zugesetzt. Ein Zusatz von Anästhetika wie **Polidocanol** (Dermasence Polaneth Lotio) kann Juckreiz verringern oder aufheben. Reicht das nicht, können kurzfristig **topische Glucocorticoide** eingesetzt werden. Sie besitzen u. a. neben der ausgeprägten entzündungshemmenden und antiproliferativen Wirkung auch einen guten juckreizstillenden Effekt. **Synthetische Gerbstoffe** (Tannosynt®) und **gerbstoffhaltige Arzneipflanzenextrakte**, z. B. Eichenrindenzubereitungen oder Hamamelisextrakte (Hametum®) wirken gewebeabdichtend, zusammenziehend und Juckreizstillend.

Eine weitere Möglichkeit sind Calcineurin-Hemmstoffe wie **Pimecrolimus** (Elidel®) oder **Tacrolimus** (Protopic®).

Bei intakter Haut kann auf kleinen Flächen die Anwendung von **Capsaicin** sinnvoll sein. Einschleichend dosiert werden Nervenfasern desensibilisiert. Es ist wichtig, den Patienten darauf vorzubereiten, dass es anfangs zu starkem Brennen und Schmerzen am Applikationsort kommen kann. Ein unbeabsichtigter Kontakt mit Schleimhäuten ist unbedingt zu vermeiden.

Schuppenflechte (Psoriasis) ist eine **Autoimmunerkrankung**, eine chronische Entzündung, die neben der Haut auch Knochen, Gelenke oder andere Organe betreffen kann. Bei der häufigsten Form (Psoriasis vulgaris) treten rote, schuppende Flecken (Plaques) an unterschiedlichen Stellen des Körpers auf, die sich vergrößern und zusammenfließen können, während gleichzeitig neue Herde hervortreten. Sie entstehen durch eine beschleunigte Vermehrung und gestörte Reifung der Keratinozyten, denen eine Entzündung des Gebietes vorausgeht. Besonders häufig befallen sind die Ellenbogen, Streckseiten der Knie, der behaarter Kopf und die Nägel. Bei leichter bis mittelschwerer Ausprägung wird topisch behandelt.
Welche der genannten Arzneistoffe kommen für diese **topische Therapie** infrage?

- ☐ Pimecrolimus (Elidel®)
- ☐ Betamethason
- ☐ Benzoylperoxid (BPO)
- ☐ Vitamin-D_3-Verwandte (z. B. Calcipotriol)
- ☐ Clotrimazol

A

- [x] Pimecrolimus (Elidel®)
- [x] Betamethason
- [ ] Benzoylperoxid (BPO)
- [x] Vitamin-D_3-Verwandte (z. B. Calcipotriol)
- [ ] Clotrimazol

Skabies (Krätze) wird durch Milben hervorgerufen, die Gänge in die Hornschicht der Haut bohren. In der Folge kommt es zu starkem Juckreiz, durch Kratzen können bakterielle Infektionen entstehen. Mit Permethrin (InfectoScab® Creme), Benzylbenzoat (Antiscabiosum®) oder Crotamiton (Crotamitex®) wird die topische Behandlung durchgeführt. Was ist bei der Anwendung zu beachten? Ivermectin (Driponin®) ist dagegen zur einmaligen systemischen Anwendung zugelassen. In welchen Fällen wird diese Möglichkeit empfohlen?

Anwendung von Permethrin, Benzylbenzoat und oder Crotamiton:

- **Permethrin:** lückenloses Auftragen der Creme auf den gesamten Körper (ohne Hautpartien um Mund und Augen), über Nacht (mind. 8 Stunden) einwirken lassen; in der Regel einmalige Anwendung ausreichend, bei erneutem Befall Wiederholung frühestens nach 2 Wochen möglich,
- **Benzylbenzoat:** lückenloses Auftragen der Emulsion auf den gesamten Körper an 3 aufeinanderfolgenden Tagen, Schleimhäute ausgesparen,
- **Crotamiton:** Anwendung wie Benzylbenzoat an 3–5 aufeinanderfolgenden Tagen.
- Falls die Therapie mit Permethrin keinen Erfolg gebracht hat oder die Anwendung topischer Antiscabiosa nicht möglich ist, steht auch eine systemische Therapie mit Ivermectin zur Verfügung.

Das Vitamin-A-Derivat **Isotretinoin** kann in der Aknetherapie lokal (z. B. Isotrex® Gel) oder bei schweren Akneformen systemisch (z. B. Aknenormin®) eingesetzt werden. Es wirkt entzündungshemmend und komedolytisch (öffnet Pickel, überschüssiger Hauttalg kann abfließen).
Was muss bei der systemischen Anwendung bei Frauen im gebärfähigen Alter unbedingt beachtet werden?

Bei Frauen im gebärfähigen Alter muss eine **Schwangerschaft** während und bis 4 Wochen nach Beendigung der **systemischen Isotretinointherapie** unbedingt ausgeschlossen werden. Anderenfalls drohen Fehlbildungen beim Fötus. Monatlich muss ein Schwangerschaftstest gemacht werden, die Verhütung muss über den gesamten Therapiezeitraum sichergestellt sein.

54 Augenerkrankungen

54.1 Glaukom

F

Zur Behandlung des Glaukoms (grüner Star) werden unterschiedliche Wirkstoffe eingesetzt, meistens mit dem Ziel, den **Augeninnendruck zu senken** und so eine **Schädigung des Sehnervs zu verhindern**.

Über welche Mechanismen ist dieses möglich?

54.1 Glaukom

Bei der Behandlung des Glaukoms setzt man Arzneistoffe ein, die die **Kammerwasserproduktion verringern** oder den **Abfluss des Kammerwassers verbessern** und dadurch den Augeninnendruck senken. Verwendet werden:

- **Betablocker**, z. B. Timolol (Arutimol®), Levobunolol (Vistagan®),
- **α_2-Sympathomimetika**, z. B. Clonidin (Clonid-ophtal®), Brimonidin (Alphagan®),
- **Carboanhydrasehemmer,** z. B. Dorzolamid (Trusopt®), Brinzolamid (Azopt®),
- **Parasympathomimetika** (Miotika = pupillenverengende Mittel), z. B. Pilocarpin (Pilomann®),
- **Prostaglandine** (z. B. Latanoprost, Travoprost).

Merke

Grünen und grauen Star nicht verwechseln! Während es sich beim grünen Star um eine Erhöhung des Augeninnendrucks handelt, liegt beim grauen Star (Katarakt) eine Linsentrübung vor. Diese kann nicht medikamentös, sondern ausschließlich operativ mittels Linsenaustausch behandelt werden.

Augeninfektionen können bakteriell oder viral bedingt sein, manchmal sind auch Pilze beteiligt. Je nach Typ des Erregers werden unterschiedliche Wirkstoffe lokal über Augentropfen oder Augensalben appliziert. Welche häufig verwendeten Arzneistoffe kennen Sie, die in Ophthalmika (Augenarzneimitteln) eingesetzt werden?

Ophthalmika werden eingesetzt bei:

- **bakteriellen Infektionen:** Gentamicin (Gent-Ophtal®), Tobramycin (Tobramaxin®), Kanamycin (Kanamytrex®), Ofloxacin (Floxal®), Bibrocathol (Posiformin® Augensalbe),
- **Virusinfektionen:** Aciclovir (Zovirax®), Ganciclovir (Virgan®),
- **Pilzinfektionen:** z. B. Fluconazol, Voriconazol oder Amphotericin B (keine Fertigarzneimittel zur Anwendung am Auge im Handel, Herstellung als Rezeptur).

Literatur

Bücher

Europäisches Arzneibuch. Amtliche deutsche Ausgabe. Grundwerk 2023 inkl. 1. Nachtrag, Deutscher Apotheker Verlag, Avoxa – Mediengruppe Deutscher Apotheker, Stuttgart, Eschborn 2024

Gerd G, Menzel S, Gudermann T et al. Mutschler Arzneimittelwirkungen. 11. Aufl., Wissenschaftliche Verlagsgesellschaft, Stuttgart 2020

Herdegen T (Hrsg). Kurzlehrbuch Pharmakologie und Toxikologie. 4. Aufl., Thieme, Stuttgart 2019

Jaehde U, Radziwill R, Kloft C (Hrsg). Klinische Pharmazie. 4. Aufl., Wissenschaftliche Verlagsgesellschaft Stuttgart 2017

Jelinek A, Schmal J. Aufbauwissen Pflege Arzneimittellehre. Elsevier, München 2022

Mutschler E, Geisslinger G, Menzel S. Pharmakologie kompakt. Wissenschaftliche Verlagsgesellschaft, Stuttgart 2016

Queckenberg M. aporello Arzneistoffe in der Altenpflege. Wissenschaftliche Verlagsgesellschaft, Stuttgart 2016

Queckenberg M. aporello Orale Antibiotika Wissenschaftliche Verlagsgesellschaft, Stuttgart 2021

Räth U, Kamann F. Arzneimittel in der Pflegepraxis. Wissenschaftliche Verlagsgesellschaft, Stuttgart 2023

Sax M. Pharmazie für die Praxis. 7. Aufl., Deutscher Apotheker Verlag, Stuttgart 2022

Schmidt C, Werner D, Panzau A et al. Schmid Arzneimittellehre für Pflegeberufe. Wissenschaftliche Verlagsgesellschaft, Stuttgart 2020

Smollich M, Scheel M. Arzneistoffe – die TOP 100. Schattauer, Stuttgart 2015

Vaupel P, Schaible HG, Mutschler E. Anatomie, Physiologie Pathophysiologie des Menschen. 7. Aufl., Wissenschaftliche Verlagsgesellschaft, Stuttgart 2015

Weisse Reihe Arzneimittellehre. 12. Aufl., Urban & Fischer Verlag, München 2021

Internetlinks

ABDA-Datenbank: www.abda.de (Zugriff 20.02.2024)

BfArM: www.bfarm.de/DE/Arzneimittel/Pharmakovigilanz/Risikoinformationen/Schwarzes-Dreieck/_node.html (Zugriff 20.02.2024)

BfArM: www.bfarm.de/DE/Arzneimittel/Zulassung/_node.html (Zugriff 20.02.2024)

BfArM: www.bfarm.de/SharedDocs/Risikoinformationen/Pharmakovigilanz/DE/RHB/2018/rhb-saccharomyces_boulardii.html (Zugriff 20.02.2024)

Bundesamt für Verbraucherschutz: www.bvl.bund.de/DE/Arbeitsbereiche/01_Lebensmittel/04_AntragstellerUnternehmen/03_NEM/lm_nahrungsErgMittel_node.html (Zugriff 20.02.2024)

Bundesministerium für Gesundheit: www.bundesgesundheitsministerium.de/themen/gesundheitswesen/medizinprodukte/definition-und-wirtschaftliche-bedeutung/ (Zugriff 20.02.2024)

Cochrane: www.cochrane.org/de/CD011381/MS_immunmodulatoren-und-immunsuppressiva-bei-schubformig-remittierender-multipler-sklerose-netzwerk (Zugriff 20.02.2024)

Deutsche Apothekerzeitung: www.deutsche-apotheker-zeitung.de/news/artikel/2016/12/01/blaue-hand-kennzeichnet-kuenftig-schulungsmaterial (Zugriff 20.02.2024)

Deutsche Apothekerzeitung: www.deutsche-apotheker-zeitung.de/daz-az/2020/daz-5-2020/dextromethorphan (Zugriff 20.02.2024)

Deutsche Diabetes-Hilfe: www.diabetesde.org/wirkt-insulin-tipps-suche (Zugriff 20.02.2024)

Deutsche Herzstiftung: www.herzstiftung.de/herz-sprechstunde/alle-fragen/verletzung-blutung-erste-hilfe (Zugriff 20.02.2024)

Literatur
Internetlinks

Deutsches Ärzteblatt: www.aerzteblatt.de/archiv/218610/Impfungen-in-der-Schwangerschaft (Zugriff 20.02.2024)

DocCheck Flexikon: https://flexikon.doccheck.com/de/Checkpoint-Inhibitor (Zugriff 20.02.2024)

Fachinformationen der Hersteller: www.fachinfo.de (Zugriff 20.02.2024)

HRA-Pharma: www.ellaone.de/wp-content/uploads/sites/5/2020/03/Checkliste-für-das-Beratungsgespräch-und-Anwendungshinweise-für-die-Kundin.pdf (Zugriff 20.02.2024)

ONKO-Internetportal: www.krebsgesellschaft.de/onko-internetportal/basis-informationen-krebs/therapieformen/molekularbiologische-therapie.html (Zugriff 20.02.2024)

Paul-Ehrlich-Institut: www.pei.de/DE/arzneimittel/antikoerper/monoklonale-antikoerper/monoklonale-antikoerper-node.html (Zugriff 20.02.2024)

Pharmazeutische Zeitung: www.pharmazeutische-zeitung.de/was-hat-es-mit-den-jeweiligen-hand-briefen-auf-sich-123108/seite/3/?cHash=fa582f1f101706ecdef2b009d3ab095c (Zugriff 20.02.2024)

Pharmazeutische Zeitung: www.pharmazeutische-zeitung.de/welches-antibiotikum-bei-penicillin-allergie-138740/ (Zugriff 20.02.2024)

Priscus: www.priscus2-0.de/fileadmin/media/PRISCUS_2/PRISCUS%202_Liste_Anhang_in_DE_nicht_verfuegbare.pdf (Zugriff 20.02.2024)

PubMed: https://pubmed.ncbi.nlm.nih.gov/19729803/ (Zugriff 20.02.2024)

Robert Koch-Institut: www.rki.de/SharedDocs/FAQ/Vitamin_D/Vitamin_D_FAQ-Liste.html (Zugriff 20.02.2024)

Bildnachweis

Karte 4: Schwarzes Dreieck nach Bundesinstitut für Arzneimittel und Medizinprodukte (BfArM)

Karte 5: Rote Hand, Bundesverband der pharmazeutischen Industrie (BPI)

Karte 6: Blaue Hand, Bundesverband der pharmazeutischen Industrie (BPI)

Karte 48: Geisslinger et al., Mutschler Arzneimittelwirkungen, 11. Aufl., Abb. 1.32

Karte 86: nach Stufenschema der Weltgesundheitsorganisation (WHO)

Karte 104: Räth U, Kamann F. Arzneimittel in der Pflegepraxis. Abb. 4.8, Wissenschaftliche Verlagsgesellschaft, Stuttgart 2023

Karte 115: nach Vorlage Manuela und Theresa Queckenberg

Karte 116: nach Jelinek, A. Aufbauwissen Pflege, Elsevier 2022

Karte 127: nach diabetes DE, Deutsche Diabetes-Hilfe, www.diabetesde.org/ueber_diabetes/therapie_bei_diabetes/alles_ueber_insulin/verschiedene_insuline

Sachregister

A
Abacavir 258
ABC® Wärme-Pflaster 146
Abhängigkeit
– Arten 59
– Arzneimittel 59
Abilify® 105
Absorption 41
Acara® 139
ACC® 250
ACC® akut 185
ACE-Hemmer 149, 162, 228
– Einnahmehinweise 164
– Nebenwirkungen 164
– Wirkstoffe 163
– Wirkungsmechanisums 163
Acemetacin 78
Acetylcholin 63, 115, 120
Acetylcystein 185, 250
Acetyldigoxin 155
Acetylsalicylsäure (ASS) 82, 103, 148, 175, 186
– Einnahmehinweise 79
– Kontraindikationen 79
Aciclovir 255, 256, 281
Aclasta® 139
Actiq® 76
Actrapid® 126
Adalimumab 207, 264
Adcetris® 268
Adhärenz 58
Adrenalin 273
Adrenozeptor-Agonisten (α_2-) 162
Adrenozeptor-Agonisten (β_3-) 215
Adrenozeptor-Antagonisten (α_1-) 217
Adsorbenzien 205
Adstringenzien 205
Adumbran® 93, 108
Advantan® 274
Aerius® 272
Affinität 53
Aggrastat® 175
Agomelatin 99

Agonist 53
Ajmalin 156
Akathisie 106
Akinese 115
Akineton® 115
Akne
– Steroidakne 275
– Therapie 279
Aknenormin® 279
Aktivimpfung 260
Alaun 181
Albendazol 259
Aldactone® 167
Aldosteron-Antagonist 167
Alendronsäure 139
Alfuzosin 217
Alginsäure 199
Allergen 272
Allergenkarenz 272
Allergie 272
– Hausstauballergie 272
– Pollenallergie 272
allergische Rhinitis 272
Allergodil® 272
Allgemeinanästhesie 89
Allopurinol 147
Almotriptan 84
Aloxi® 195
Alphablocker 162, 217
Aluminium-Magnesiumhydroxid-Sulfathydrat 199
Aluminiumoxid 199
Aluminiumsulfat 181
Alvesco® 191
Alzheimer 120
Amantadin 115, 257
Amaryl® 131
Ambroxol 183, 185
Amilorid 167, 210
Aminobuttersäure (GABA) 115
Aminosalicylate 207
Aminosalicylsäure (5-ASA) 207
Aminosäuren 232
Amiodaron 156
Amisulprid 105

Sachregister

Amitriptylin 83, 99, 102
Amlodigamma® 166
Amlodipin 162, 166, 276
Amorolfin 253
Amoxicillin 201, 239, 241
Amphetamine 110
Amphotericin B 251, 281
Ampicillin 239
Amylase 209
Anaerobierinfektion 245
Analgesie 73
Analgetika
– Einteilung 71
– Kombinationspräparate 82
– topische 85
Anämie
– Arten 170
– Erkrankung 170
– Ursache 226
Anämie, makrozytäre 170
anaphylaktischer Schock 273
Anästhesie
– Allgemeinanästhesie 89
– Lokalanästhesie 90
Andexanet alfa 178
Andidot 269
Angina pectoris 158
Angioödem 164
Angiotensin-Converting-Enzym 163
Angiotensin-II-Antagonisten 162
Anionenaustauscherharze 222
Anis 185, 204
Antagonist 53
Anthelminthika 259
Antiarrhythmika 156
Antibiotika 185, 205, 276
– Einnahmehinweise 250
– Kreuzresistenz 240
– Multiresistenz 249
– Nebenwirkungen 247
– Resistenzen 238
– Wirkungsspektrum 237
– Wirkungstypen 237

Antibiotikatherapie 238
Anticholinergika 115
Antidementiva 120
Antidepressiva
– Anwendungshinweise 100
– Arten 99
– tri- und tetracyclische (TZA) 99
– Wirkungen 98, 102
Antidiabetika 131
Antidiarrhoika 205
Antiemetika 195
Antiepileptika 113
Antigen 260, 272
Antihistaminika
– Allergie 272
– bei Pruritus 276
– Missbrauch 95
– Nebenwirkungen 272
– Präparate 195, 273
– Schlafstörungen 94
– Wirkstoffe 195, 273
Antihypertonika
– Hinweise 169
– Schwangerschaft 168
Antikoagulanzien
– Gruppen 176
– Indikation 174
– präoperative Maßnahmen 180
Antikonvulsiva 113
Antikörper 260
Antimykotika 251
Antipruriginosa 276
Antipsychotika 104
Anti-Rh-Immunglobulin 262
Antiscabiosum® 278
Antitussiva
– Kombinationsmittel 186
– Kontraindikationen 182
– Opioide 73
– Wirkungsmechanismus 182
Anxiolytika 98
Apidra® 126
Apixaban 178

Sachregister

Apo-go® 115
Apomorphin 115
Aponal® 83, 99
Aprepitant 195, 196, 197
Aranesp® 172
Arava® 265
Arcoxia® 71, 78
Aricept® 120
Arilin® 245
Aripiprazol 105
Arixtra® 177
Arlevert® 195
ARNI 149, 153
Arnika 85
Arutimol® 280
Arzneiformen
– Anwendung am Auge 35
– feste 24
– flüssige 22, 23
– halbfeste 30
– inhalative Anwendug 36
– parenterale Anwendung 27
– rektale Anwendung 32
– retardierte 74
– vaginale Anwendung 34
Arzneimittel
– apothekenpflichtige 1
– freiverkäufliche 1
– Sondengabe 236
– verschreibungspflichtige 1
Arzneimittelbegriff 1, 2
Arzneimittelentwicklung 3
Arzneimittellagerung
– Arzneimittelschrank 11
– Temperaturen 10
– Umwelteinflüsse 9
Arzneimitteltherapie
– im Alter 60
– Kinder 61
– Schwangerschaft und Stillzeit 62
Ascendra® 139
Ascotop® 84
Askina® Stick 181
Aspecton® 185

Aspecton® Junior Hustenstiller 182
Aspirin® 71, 78
Aspirin® protect 175
ASS s. Acetylsalicyläure
Asthma
– bronchiale 188, 189
– cardiale 149
Aszora® 139
AT_1-Antagonisten 149, 153, 162, 165
Atacand® 165
Atarax® 109
Atemdepression 73
Atenolol 162
Atezolizumab 268
Atorvastatin 219
Atosil® 105
Atropin 70
Atrovent® 70
Aufbrauchfrist 12
Auffrischimpfung 260
Aufmerksamkeitsdefizit-Hyperaktivitätssyndrom (ADHS) 110
Augenarzneimittel 35
Augeninfektionen 281
Augeninnendruck 280
Aurorix® 99
Autoimmunerkrankungen 265
Avodart® 217
Axura® 121
Azafalk® 265
Azathioprin 265
Azelastin 272
Azilect® 115
Azithromycin 205, 241, 242
Aztreonam 239
Azulfidine® 207

B

Baclofen 87
Bakteriostatika 237
Bakterizidie 237
Baldrian 96
Baldrian-Dispert® 96
Baldriparan® 96

Sachregister

Baldriparan® stark für die Nacht 96
Bauchspeicheldrüse 209
Beclometason 191, 272
Beclometason-ratiopharm® 272
Beinwell 85, 146
Belara® 132
Belastungsinkontinenz 213, 214
Beloc® 151
Beloc-Zok® 156
Benepali® 264
benigne Prostatahyperplasie (BPH) 217
Benperidol 105
Benserazid 115, 116
Benuron® 71, 81
Benzbromaron 147
Benzocain 91
benzodiazepinähnliche Substanzen 93
Benzodiazepine 93, 113
Benzylbenzoat 278
Beriglobin® 262
Berirab® 262
Berotec® 189
Besremi® 263
Betablocker
– Anwendungshinweise 67
– Indikation 156, 158, 280
– Präparate 280
– Wechselwirkung 228
– Wirkstoffe 156, 162, 280
– Wirkungsmechanismus 149, 151
Betadorm®-D 94
Betaferon® 263
Betagalen® 274
Betalactamase-Hemmstoff 239
Betalactame 239
Betamethason 277
Betamethasonvalerat 274
Betäubungsmittelgesetz 21
Betmiga® 215
Bibrocathol 281
Bifonazol 251
Biltricide® 259
Bioäquivalenz 8, 49
Biologicals 145, 188

Biotin 223
Biotransformation 45
Bioverfügbarkeit 49
Biperiden 115
Bisacodyl 202
Bismut-Kaliumsalz 201
Bisoprolol 66, 151, 152, 157, 162
Bisphosphonate 138, 139
Blaue-Hand-Brief 6
Blopress® 165
Blutgerinnung 174
Blut-Hirn-Schranke 44
Blutspiegelkurve 48
Bondronat® 139
Borrelien 241
Bradykinin 164, 165
Brennnesselwurzel 217
Brentuximab-Vedotin 268
Bricanyl® 189
Brilique® 175
Brivudin 256
Bromazepam 108
Bromhexin 185
Bromhexin Berlin-Chemie 185
Bronchospasmolytika 190
Brotizolam 93
Budenofalk® 207
Budes® 272
Budesonid 191, 207, 252, 272
Budipin 115
Bullrich Salz® 103
Bundesinstitut für Arzneimittel und Medizinprodukte (BfArM) 3
Buprenorphin 71, 72, 86
Bupropion 99
Buscopan® 70, 87
Busp® 109
Buspiron 109
Butylscopolamin 70, 87

C

Calcineurin-Hemmstoffe 276
Calcipotriol 277
Calcium 136, 137, 138, 140, 200

Sachregister

Calciumalginatfasern 181
Calcium-Antagonisten s. Calciumkanalblocker
Calciumkanalblocker 158, 162, 195
– Indikation 156
– Wirkstoffgruppen 166
– Wirkungsmechanismus 156, 166
Candesartan 165
Candida 252
Canesten® Extra Nagelset 253
Capecitabin 256
Capsaicin 85, 146, 276
Captopril 152, 157, 163
Capval® 182
Carbamazepin 83, 113
Carbapeneme 239
Carbidopa 115, 116
Carbopeptidasen 209
Cardular® 217
Carmen® 166
Carminativa 204
Carmustin 269
Cayston® 239
Cefaclor 239
Cefadroxil 239
Cefalosporine 239
Cefanight® 97
Cefixim 239
Cefpodoxim 239
Cefuroxim 239
Cefuroximaxetil 241
Celebrex® 71, 78
Celecoxib 71, 78
Cellcept® 265
Cellulose-Vlies 181
Cerazette® 132
Certican® 265
Certolizumab 264
Certoparin 177
Cetirizin 157, 272, 273
Chargenrückruf 13
Chemotherapie 266, 267
Chinidin 156, 157
Chlorprothixen 105
Cholera 260

Cholesterol-Resorptionshemmer 221
Cholestyramin 222
Cholezystektomie 208
chronisch-entzündliche Darmerkrankungen (CED) 207
chronisch obstruktive Lungenerkrankung (COPD) 194
Chymotrypsin 209
Cialis® 161
Ciatyl-Z® 105
Ciclesonid 191
Ciclopirox 253
Ciclopoli® 253
Ciclosporin 207, 265
Cimzia® 264
Cinnarizin 195
Cipralex® 99
Ciprofloxacin 243
Circadin® 97
Cisplatin 269
Citalopram 99, 102
Clarithromycin 201, 241, 242
Claversal® 207
Clavulansäure 239
Clemastin 272, 273
Clexane® 177
Clobazam 113
Clobetasolpropionat 274
Clomethiazol 109
Clonazepam 113, 114
Clonidin 162
Clopidogrel 175
Clostridioides difficile 246
Clozapin 105
Co-Analgetika 83
Codein 82, 187
Coffein 82, 110, 111
Colchicin 148
Colecalciferol 223, 225
Colitis ulcerosa 207
Collafleece® 181
Compliance 58
Comtess® 115
COMT-Hemmer 115
Concor® 151

COPD 194
Cordarex® 156
Cortisol 136
Cotrimoxazol 244
Coumadin® 179
COX-Hemmer 78
Cremes 30
Crotamitex® 278
Crotamiton 278
Cushing-Syndrom 143
Cyanocobalamin 173, 223
Cyclooxygenase (COX) 77
Cyclophosphamid 265
Cymbalta® 83
CYP3A4 249
CYP3A4-Enzym-Hemmer 242
CYP-Enzyme 45

D
Dabigatran 178
Dalmadorm® 93
Dalteparin 177
Danaparoid 177
Dapagliflozin 131
Darbepoetin alfa 172
Darifenacin 215
Daxas® 194
Delix® 163
Denosumab 140
Depo-Clinovir® 133
Dermasence Polaneth Lotio 276
Dermatitiden 274
Dermatitis, atopische 274
Dermatop® 274
Dermatophyten 251
Desfluran 89
Desloratatin 272
Desogestrel 132
Dexamethason 195, 197
Dexilant® 200
Dexlansoprazol 200
Dextromethorphan (DMP) 182, 134
DHS-System 251
Diabetes mellitus 125

Diarrhö 205
Diarrhoesan® 205
Diazepam 108, 113, 114
Diclofenac 71, 78, 85, 146, 148
Diflucan® 253
Digitalis-Intoxikation 155
Digitoxin 101, 152, 155
Digitoxin AWD 155
Digoxin 155
Dihydrocodein (DHC) 182, 183
Dikaliumclorazepat 108
Diltiazem 156, 166
Dilzem® 156, 166
Dimenhydrinat 75, 195
Dimetinden 272
Diovan® 165
Dipentum® 207
Diphenhydramin 94
Diphtherie 260
Dipidolor® 71
Dipiperon® 105
direkte orale Antikoagulanzien (DOAK) 176, 178
Disoprivan® 89
Distickstoffoxid 89
Distraneurin® 109
Distribution 42
Diuretika 149, 150, 162
– Einnahmehinweise 212
– Gruppen 167, 210
– kaliumsparende 167, 210, 228
– Wechselwirkungen 211
– Wirkstoffe 210
– Wirkungsmechanismen 167
DMARD 145
DNA-Polymerasen 254
doc® Ibuprofen Schmerzgel 85
Docusat-Natrium 203
Dogmatil® 105
Dolantin® 71
Dolo-Dobendan® 91
Dolormin® 78
Dolortriptan® 84
Domperidon 119, 195, 196
Donepezil 120

Dopamin 115, 116, 118, 119
Dopamin-Agonisten 115
Dormicum® 89, 93, 113
Dosierung
– Blutspiegelkurve 48
– flüssige Arzneiformen 23
– Kinder und Säuglinge 61
– minimale therapeutische Konzentration 48
– minimale toxische Konzentration 48
– therapeutische Breite 48
Doxazosin 66, 162, 217
Doxepin 83, 99, 102
Doxycyclin 240, 241
Doxylamin 94, 184
DPP-4-Hemmstoffe 131
DracoAlgin® 181
Dranginkontinenz 213, 215, 216
Dreimonatsspritze 133
Driponin® 278
Dronedaron 156
Dulaglutid 131
Dulcolax® 202
Duloxetin 83, 214
Duodenum 209
Durchfall 205
Durogesic® 71
Duspatal® 87
Dutasterid 217

E

Ebenol® 274
Edoxaban 178
Edronax® 99
Edurant® 258
Efeu 185
Effentora® 76
Efient® 175
Efudix® 256
Eibischwurzel 182
Eichenrinde 276
Einläufe 33
Einnahmezeitpunkt 15

Eisen 227
– Einnahmehinweise 230
– Wertigkeit 171
Eisenmangel 171
Eisenmangelanämie 170, 171, 230
Eiweiß 232
Eiweißbindung 43
Ekzem 274
Elidel® 276, 277
Elimination 47
Eliquis® 178
ellaOne® 134
Elobact® 239
Elotrans® 198
Elvanse® 110
Emend® 195, 196, 197
Emesis 73
emetogenes Potenzial 197
Emla® Creme 91
Emla® Pflaster 91
Empagliflozin 131
Empfängnisverhütung 132, 133
Emselex® 215
Emtricitabin 258
Emtriva® 258
Emulsionen 22
Enalapril 162, 163
Endoxan® 265
Enoxaparin 177
Entacapon 115, 116
enterale Ernährung 234
enterohepatischer Kreislauf 44
Entresto® 153
Entschäumer 204
Entyvio® 207
Enzyminduktion 45, 96
Enzyminhibition 45
Epilepsie
– Erkrankung 112
– Therapie 112, 113
Epivir® 258
Eplerenon 152, 167, 210
Epoetin alfa 172
Eptifibatid 175

Eradikation 245
Eradikationstherapie 201
Erbrechen
– antizipatorisches 197
– Ursachen 195
Eremfat® 249
Ergenyl® 113
Ergocalm® 93
Erkrankungen des rheumatischen Formenkreises
– Basistherapeutika 145
– lokale Therapeutika 146
– Therapie 142, 143
Ernährung
– enterale 233, 234
– künstliche 233
– parenterale 233, 234
– Sondengabe 233
– Trinknahrung 235
Ernährungspumpe 233
Erypo® 172
Erythema migrans 241
Erythromycin 242
Erythropoetinmangelanämie 170, 172
Escitalopram 99
Eskazole® 259
Esomeprazol 200
Estelle® 132
Estrogen 132, 136, 214
Etanercept 264
Ethambutol 249
Ethinylestradiol 133
Etomidat 89
Etomidat-Lipuro® 89
Etonogestrel 133
Etoricoxib 71, 78
Eubiol® 205, 206
Eukalyptusöl 146, 185
Euphorie 73
Euvegal® 96
Evarrest® 181
Everolimus 265
Evista® 141
Evra® 133
Exelon® 120

Expektoranzien 185
Expidets 26
extrapyramidal-motorische Störungen 106
Ezetimib 221
Ezetrol® 221

F
Fagusan® 185
Faktor Xa 177
Famciclovir 256
Famvir® 256
Fasturtec® 147
Febuxostat 147
Fenchel 204
Fenistil® 272
Fenofibrat 220
Fenoterol 189
Fentanyl 71, 86
Fette 232
Fettsäuren 232
Fexofenadin 272
Fibrate 220
Fibrinkleber 181
Fibrinogen 181
Finalgon® Wärmecreme DUO 146
Finasterid 217, 218
First-Pass-Effekt 46, 49
Flecainid 156, 157
Floxal® 281
Flozine 131
Fluanxol® 105
Flucloxacillin 239
Fluconazol 251, 253, 281
Flucytosin 256
Flunitrazepam 93
Fluor 136, 227
Fluorchinolone 243, 250
Fluorouracil (5-FU) 256
Fluoxetin 99
Flupenthixol 105
Flurazepam 93
Fluticason 191
Flutide® 191
Flutiform® 191

Fluvastatin 219
Folsäure 173, 223, 224
Folsäure-Antagonisten 244
Folsäuremangelanämie 173
Fondaparinux 177
Foradil® P 189
Formigran® 84
Formoterol 188, 189
FORTA 60, 93, 107
Forxiga® 131
Fosamax® 139
Fosaprepitant 195
Fosfomycin 248
Fosinopril 162
Foster® 191
Fragmin® 177
Fraxiparine® 177
Frisium® 113
Fructose 232
Frühdyskinesien 106
Frühsommer-Meningoenzephalitis (FSME) 241
FSME 260
Füllstoffe 202
Furorese® 167
Furosemid 150, 162, 210, 228

G

Gabapentin 83, 113
Galactose 232
Galantamin 120
Gallensteine 208
Ganciclovir 281
Gastrovegetalin® 204
Gaviscon® 199
Gelaspon® 181
Gelatineschwamm 181
Gelbfieber 260
Gele 30
Gelomyrtol® 185
Gelonida® 82
Generika 8
Gentamicin 281
Gent-Ophtal® 281
Gerbstoffe 205, 276

Gestagen 132
Gicht
– akuter Anfall 148
– Erkrankung 147
– Therapie 147
Gilurytmal® 156
Ginkgo biloba 122
Glaukom 280
Glianimon® 105
Glibenclamid 131
Glimepirid 131
Glinide 131
Glucagon 209
Glucocorticoide 276
– Einnahmehinweise 143
– Indikationen 142, 144, 148, 195, 197, 207, 265, 273
– inhalative (ICS) 188, 189, 191
– Klassen 274
– Nasenspray 272
– Nebenwirkungen 228, 252
– Präparate 148
– topische Anwendung 274, 275, 276
– topische Nebenwirkungen 275
– Wirkstoffe 148, 195, 197, 207
Glucose 232
Glucose-Elektrolyt-Mischungen 205
Glutamat 115, 121
Glycerol 203, 276
Glyceroltrinitrat 158
Glykopeptide 246
GOLD-Klassifikation 194
Grand mal 112
Granisetron 195
Granufink® Prosta forte 217
Granulomatose, septische 263
grauer Star 280
Grippemittel 186
Grippeviren 257
Grüncef® 239
Grundimmunisierung 260
grüner Star 280
Guaifenesin 185
Gürtelrose 256
Gyrasehemmer s. Fluorchinolone

Sachregister

H
Halbmond® 94
Halcion® 93
Haldol® 105, 195
Halomethason 274
Haloperidol 105, 195
Haltbarkeit
– Aufbrauchfrist 12
– halbfeste Arzneiformen 30
– Verfalldatum 12
Hamamelis 276
Hametum® 276
Hämophilus influenzae Typ B 260
Hämostase 174
Hämostyptika 181
Harnstoff 276
Harnverhalt 73
Harnwegsinfektion 244, 248
Hauterkrankungen 274
Hautinfektionen 275
Hautparasiten 278
Hefe
– Indikation 205
– Kontraindikationen 205
Hefepilze 251
Helicobacter pylori 201, 245
Helmex® 259
Heparin 176, 177, 180
Heparinoid 177
Hepatect® 262
Hepatitis A 260
Hepatitis-A-Immunglobulin 262
Hepatitis B 260, 263
Hepatitis-B-Immunglobulin 262
Hepatitis C 263
Herceptin® 268
Herpes simplex 255
Herpes-simplex-Virus (HSV) 255
Herpes zoster 256, 260
Herzglykoside
– Wirkstoffe 155
– Wirkungsmechanismus 149, 155
Herzinsuffizienz 149

Herzrhythmusstörungen 156
Heuschnupfen 272
HIV 258
Hoggar® Melatonin balance 97
Hoggar® night 94
Hopfen 96
Hormonersatztherapie (HET) 135
Hox® alpha 217
HT_3-Antagonisten (5-) 195
Humalog® 126
humanes Immundefizienz-Virus (HIV) 258
humanes Papillomvirus 260
Huminsulin® Basal 126
Humira® 207, 264
Hydrochlorothiazid (HCT) 150, 162, 167, 210
Hydrocortisonacetat 274
Hydromorphon 86
Hydrotalcit 199
Hydroxyzin 109
Hyperthyreose 124
Hypertonie 162
Hypertriglyceridämie 220
Hyperurikämie 147
Hypnorex® retard 103
Hypnotika 92, 94
Hypokaliämie 228
Hyposensibilisierung 272
Hypothyreose 123

I

Ibandronsäure 139
Iberogast® 204
Ibuflam® 78
Ibuprofen 71, 78, 82, 85, 103, 146, 148
Ibutop® 146
Idarucizumab 178
I_f-Kanalblocker 158
I_f-Kanäle 154
Imigran® 84
Imipenem 239
Imipramin 99
Immunglobuline (Ig) 262
Immunisierung
– aktive 260
– passive 262

Sachregister

Immunmodulatoren 145, 263, 267
Immunsuppressiva 145, 265
Immuntherapie 266
Impfung 261
Implanon® NXT 133
Imukin® 263
Indapamid 150, 210
Indikationsimpfungen 260
Indischer Flohsamen 202
Indomet® 78
Indometacin 78, 148
Infectocillin® 239
InfectoCortiSept® 274
Infectomox® 239
Infectomycin® 242
Infectoopticef® 239
InfectoScab® Creme 278
Infliximab 207, 264, 265
Influenza 257, 260
Infusionsarten 28
Ingwer 195
inhalative Arzneiformen
– Arten 36
– Inhalationstechnik 37
Injektionsarten 27
Inkontinenz 213
Inkretin-Analoga 131
Innohep® 177
INR-Wert 179
Insidon® 99
Instillagel® 91
Insulin 209
– Arten 126
– aspart 126
– degludec 126
– glargin 126
– glulisin 126
– Injektion 129
– lispro 126
– Therapieschemata 128
– Wirkdauer 126, 127
– Wirkungsverminderung 130
Interaktionen s. Wechselwirkungen

Interferone (IFN) 263
intramuskuläre (i. m.) Injektion 27
Intrauterinpessar (IUP) 133
intravenöse (i. v.) Injektion 27
Intrinsic-Faktor 226
intrinsische Aktivität 53
Iod s. Jod
Ipratropiumbromid 70, 190
Ipratropium Teva® 190
Isländisches Moos 182
Isoniazid 249
Isoptin® 166
Isosorbiddinitrat (ISDN) 157, 158
Isosorbidmononitrat (ISMN) 158
Isotretinoin 279
Isotrex® Gel 279
Isozid® 249
Itraconazol 253
Ivabradin 149, 154
Ivemend® 195
Ivermectin 278

J

Januvia® 131
Japanische Enzephalitis 260
Jardiance® 131
Jarsin® 101
Jatrosom® 99
Jod 227, 231
Jodid 103
Jodidionen 124
Jodinationshemmstoffe 124
Jodisationshemmstoffe 124
Jodthyrox® 123
Johanniskraut 96, 101, 102
Juckreiz 276
Junik® 191

K

Kalium 228
Kaliumjodid 123
Kaliumkanalblocker 156
kaliumsparende Diuretika 167, 210, 228
Kamille 204

Sachregister

Kamillosan® 204
Kampfer 185
Kanamycin 281
Kanamytrex® 281
Kapseln 24
Karison® 274
Katarakt 280
Keppra® 113
Ketamin 89
Ketanest® 89
Ketotifen 272
Kevatril® 195
Kinetose 195
Klacid® 242
Klimakterium 135
klinische Prüfung 4
klinische Studien
– doppelt verblindete 7
– verblindete 7
Klistiere 33, 203
Klistier Fresenius 203
Klysma salinisch 203
Knochenstoffwechsel 135, 140
Kohle-Compretten® 205
Kohlenhydrate 232
Kollagenschwamm 181
kombinierte antiretrovirale Therapie (ART) 258
Konakion® NM 179, 181
Kontaktekzem 274
Kontrazeptiva
– Anwendungshinweise 132
– Implantat 133
– nicht orale 133
– orale 101, 132
koronare Herzkrankheit (KHK) 158
Kosmetika 2
Krätze 278
Krebstherapie 266
Kreuzallergie 242
Kümmel 204
Kumulation
– Definition 50
– Ursachen 51
künstliche Ernährung 233

Kürbissamen 217
Kytta® Salbe 85, 146
Kytta® Sedativum 96

L
Lachgas 89
Lacosamid 113
Lactulose 202
LADME-Schema 39
Laif® 96
Lamictal® 113
Lamisil® 253
Lamivudin 258
Lamotrigin 113
Landiolol 156
langwirksame Anticholinergika (LAMA) 188
Langzeitantikoagulation 181
Lanicor® 155
Lanitop® 155
Lansoprazol 200
Lantarel® 265
Lantus® 126
Lasea® 96
Lavendel 96
Laxanzien
– antiresorptiv und hydragog wirkende 202
– Indikationen 202
– Nebenwirkungen 228
– osmotisch wirkende 202
– Wirkstoffe 202
– Wirkungsmechanismus 202
Laxoberal® 75, 202
L-Dopa 119
Lebendimpfstoffe 260, 261
Lefax® 204
Leflunomid 265
Lendormin® 93
Leponex® 105
Lercanidipin 162, 166
Leukotriene 142
Leukotrien-Rezeptor-Antagonisten (LTRA) 188, 192
Levetiracetam 113, 114
Levobunolol 280
Levocetirizin 272

Sachregister

Levodopa (L-Dopa) 115, 116
Levodropropizin 182
Levofloxacin 201
Levomepromazin 105
Levonorgestrel 132, 133, 134
Levothyroxin 123
Liberation 40
Lidocain 85, 156
Linola® H N 274
Linsentrübung 280
Lioran® 96
Lioresal® 87
Liothyronin 123
Lipase 209
Lipidil® 220
Lipidsenker 219, 220
Lipodystrophie 130
lipolytische Aktivität 209
Liraglutid 131
Lisdexamfetamin 110
Lisino® 272
Lisinopril 162, 163
Lithium 103
Lixiana® 178
Loceryl® 253
Lokalanästhesie 90
Lokalanästhetika 91, 276
– Anwendungsgebiete 91
– Wirkstoffe 91
Lomaherpan® 255
Loperamid 205
Loratadin 272
Lorazepam 93, 108, 113
Lormetazepam 93
Lorzaar® 165
Losartan 162, 165
L-Thyroxin Henning® 123
L-Thyroxin (T_4) 123
Luminal® 113
Luvased® 96
Lyme-Borreliose 241
Lyrica® 83, 113
Lysthenon® 87

M

Maaloxan® 199
MabThera® 268
Macrogol 202
Madopar® 115, 117
Magaldrat 199
Magnesium 200
Magnesiumcarbonat 199
Makroklysmen 203
Makrolide 242
makrozytäre Anämie 173
MAO-B-Hemmer 115, 118
MAO-Hemmer 99, 184
Maprotilin 99
Marcumar® 179
Masern 260
Mebendazol 259
Mebeverin 87
Medikinet® 110
medizinische Kohle 205
Medizinprodukte 2
Medroxyprogesteronacetat 133
Melatonin 97
Melisse 96, 204, 255
Meloxicam 78
Melperon 105
Memantin 121
Mengenelemente 227
Meningokokken 260
Menthol 185
Mepivacain 91
Mesalazin 207
metabolisches Syndrom 220
Metabolismus 45
Metamizol 80
Metformin 131
Methotrexat (MTX) 265
Methyldopa 168
Methylnaltrexonbromid 202
Methylphenidat 110
Methylprednisolon 143
Methylprednisolonaceponat 274
Metildigoxin 155
Metoclopramid (MCP) 75, 84, 119, 195, 196, 197

Metoprolol 66, 151, 152, 156, 162, 168
Metronidazol 201, 245
Microlax® 203
Microlut® 132
Midazolam 89, 93, 113, 114
Mikroklysmen 203
Milben 278
Milchsäure 276
Mineralcorticoid-Rezeptor-Antagonisten 149
Mineralstoffe 227, 232
minimale bakterizide Konzentration (MBK) 237
minimale Hemmkonzentration (MHK) 237
Minocyclin 240
Minoxidil 162
Miosis 73
Mirabegron 215
Mirena® 133
Mirtazapin 99, 102
Mobec® 78
Moclobemid 99, 102
Mogadan® 93
Molevac® 259
Molsidomin 158, 160
Mometason 272
Monoaminoxidase B (MAO-B) 118
Monobactame 239
Mono-Embolex® 177
monoklonale Antikörper
– Indikationen 268
– Wirkungsmechanismus 138, 268
Monosaccharide 232
Montelukast 192
Monuril® 248
Morbus Basedow 124
Morbus Crohn 207
Morphin 71, 86
Motilium® 195, 196
Moxifloxacin 201, 243
MRSA 246
MSI® 71
MST® 71
Mucosolvan® 185
Mukoviszidose 209
Mulaq® 156

Multiple Sklerose 263
Mumps 260
Mundsoor 252
Muscarin-Rezeptor-Antagonisten 215
Muskelrelaxanzien 87, 88
Mutaflor® 205
Myambutol® 249
Mycobacterium tuberculosis 249
Mycophenolatmofetil 265
Mydocalm® 87
Mydriatika 70

N

N-Acetylcystein s. Acetylcystein
Nacom® 115
Nadroparin 177
Nagel Batrafen® 253
Nagelpilz 253
Nährstoffe 232
Nahrung, Grundbausteine 232
Nahrungsergänzungsmittel 2
Naloxon 82
Naproxen 78, 148
Naproxen AL® 78
Naratriptan 84
Narkose 89
Nasonex® 272
Natriumhydrogencarbonat 199
Natriumkanalblocker 156
Natriumpicosulfat 75, 202
Natron 103
Nebenwirkungen 52, 55, 68
Nebilet® 151
Nebivolol 151
Neo-Eunomin® 132
Neostigmin 69
Neprilysin-Inhibitor 153
Nervensystem
– Arzneistoffgruppen 64
– Einteilung 63
Neupro® TTS 115, 119
Neuraminidase-Hemmstoffe 257
Neurocil® 105
Neurokinin-Antagonisten 195

Neuroleptika
– Indikationen 98, 104, 195
– Nebenwirkungen 106
– Wirkungen 98
neuroleptische Potenz 104
Neurontin® 83, 113
New York Heart Association (NYHA) 149
Nexium® 200
nichtopioide Analgetika 71
nichtsteroidale Antiphlogistika s. NSAR
Niclosamid 259
Nicoboxil 146
Nicotinamid 223
niedermolekulare Heparine (NMH) 177
Nifedipin 168
Nifurantin® 245
Nilox® 245
Nitrate
– Anwendungshinweise 160
– Wechselwirkungen 161
– Wirkstoffe 158
– Wirkungsmechanismus 158
Nitratkopfschmerz 159
Nitrattoleranz 159, 160
Nitrazepam 93
Nitrendipin 166
Nitrofurantoin 245
Nitrosprays 159
Nitroverbindungen 245
Nitroxolin 245
NMDA-Rezeptor-Antagonisten 115, 121
Nonivamid 146
Nootrop® 122
Nootropika 122
Noradrenalin 63, 99
Noradrenalin-Wiederaufnahme-Hemmer (NRI) 99
Norelgestromin 133
Norflex® 87
Norfloxacin 243
Normoc® 108
Noscapin 182
Notfallkontrazeption 134
Novalgin® 80
Novaminsulfon 80

Novastep® 132
Novodigal® 155
NovoNorm® 131
NovoRapid® 126
Novothyral® 123
NSAR (NSAID) 71, 77, 142, 143, 148, 200
Nukleinsäuren 254
Nukleosidanaloga 254
Nurofen® 71
NuvaRing® 133
Nystatin 252

O
Obstipation 73
Ofloxacin 281
Olanzapin 105
Olmesartan 165
Olmetec® 165
Olsalazin 207
Omalizumab 193
Omep® 200
Omeprazol 200
Omniflora® 205
Ondansetron 195, 197
Ondexxya® 178
Onglyza® 131
Onychomykose 253
Ophthalmika 281
opioide Analgetika
– Definition 71
– Nebenwirkungen 73
– unerwünschte Wirkungen 75
– Wirkstoffe 72
– Wirkungen 73
Opipramol 99, 102
Opiumtinktur 205
orale Kontrazeptiva 132
Oralpädon® 198
Orelox® 239
Organtransplantation 265
Orgaran® 177
Orphenadrin 87
orthostatische Störungen 212
Oseltamivir 257

Osteoblasten 136
Osteoklasten 136, 140
Osteoporose
– Erkrankung 136
– Prävention 137
– Risikofaktoren 137
– Therapie 138, 139, 140, 141
Osteoprotegrin 140
Otriven® 272
Ovulationshemmer 132
Oxazepam 93, 108
Oxycodon 82, 86
Ozempic® 131

P

Palexia® 71
Palonosetron 195
Pancuronium 87
Pancuronium Inresa 87
Pankreas 209
Pankreasektomie 209
Pankreasenzyme 209
Pankreasinsuffizienz 209
Pankreatin 209
Pankreatitis 209
Panoral® 239
Pantoprazol 143, 200, 201
Pantothensäure 223
Pantozol® 200
Paracetamol 71, 81, 82, 184
Paracodin® 182, 183
Parasympathikus 63
Parasympatholytika 64, 70
Parasympathomimetika 64
– direkte 69
– indirekte 69
Paravasat 269
parenterale Arzneiformen
– Applikation 29
– Infusion 28
– Injektion 27
parenterale Ernährung 234

Pariet® 200
Parkinson
– Arzneistoffe 115, 116
– Erkrankung 115
Paroxetin 99
Paspertin® 75, 84, 195
Passionsblume 96
Passivimpfung 262
Pasten 30
Patentschutz 8
PDE-5-Inhibitoren 161
Pecfent® 76
Pegasys® 263
Pektin 205
Penciclovir 255
Pencivir® 255
Penicillinallergie 247
Penicilline 239
Penicillin V 239
Pentaerythrityltetranitrat (PETN) 160
Pentalong® 160
Pentoxyverin 182, 183
Perenterol® 205, 206
Permethrin 278
Perocur® 206
Pertussis 260
Pethidin 71
Petit mal 112
Pfefferminze 185, 195, 204
Pfefferminzöl 146, 185
Pharmakodynamik
– Definition 38, 52
– Mechanismen 52
Pharmakogenetik 51
Pharmakokinetik
– Absorption 41
– Definition 38
– Distribution 42
– Eiweißbindung 43
– Elimination 47
– LADME-Schema 39
– Liberation 40
Pharmakologie 38
Phenhydan® 113

Phenobarbital 113
Phenoxymethylpenicillin 239
Phenprocoumon 101, 179
Phenylpropanolamin 184
Phenytoin 113, 114
Phosphodiesteraseinhibitoren 161
Phytohustil® 182
Phytomenadion 181, 223
Pidana® 134
Pille danach 134
Pilocarpin 69
Pimecrolimus 276, 277
Pipamperon 105
Piracetam 122
Piritramid 71
Piroxicam 78, 85
Piroxicam AL® 85
Piroxicam STADA® 78
Pivmecillinam 239
PK-Merz® 115, 257
Placebo 7
Plaques 277
Plasmaeiweißbindung 179
Plasmahalbwertszeit
– Definition 50
– L-Thyroxin 123
Plasmakonzentrations-Zeit-Kurve 48
Plavix® 175
Pneumokokken 260
Polidocanol 276
Poliomyelitis 260
Port 233, 269
Posiformin® Augensalbe 281
posturale Instabilität 115
Pradaxa® 178
Pramipexol 115
Prasugrel 175
Pravastatin 219
Praxbind® 178
Praziquantel 259
Prednicarbat 274
Prednisolon 143, 144, 148, 273, 274
Prednison 143, 144
Pregabalin 83, 113

Prilocain 91
Primel 185
PRISCUS-Liste 60, 93, 107
Probenecid 147
Probiotika 205
Procorolan® 154
Prograf® 207, 265
Prokinetika 195, 196, 197
Prolia® 140
Promethazin 105
Propecia® 217
Propofol 89, 114
Prospan® 185
Prostaglandine 77, 142
Prostagutt® uno 217
prostataspezifisches Antigen (PSA) 218
Protamin® 177
Protaminsulfat 177
Protaphane® 126
Proteasen 209, 254
Protein 232
Protonenpumpenhemmer (PPI) 173, 200
Protopic® 276
Protozoeninfektion 245
Prucaloprid 202
Prüfung, klinische 4
Pruritus 276
Pseudoephedrin 186
pseudomembranöse Kolitis 246
Psoriasis 277
Psychopharmaka 98
Psychostimulanzien 98, 110
Pulmicort® 191, 252
Pylera® 201
Pyrafat® 249
Pyrantel 259
Pyrazinamid 249
Pyridoxin 223
Pyrvinium 259

Q

Quellstoffe 202, 205
Quetiapin 105
Quick-Wert 179

Quilonum® retard 103
Quimbo® 182
Qutenza® 85

R
Rabeprazol 200
Racecadotril 205
Radiojod 124
Radiotherapie 266
Raloxifen 141
Ramipril 162, 163
RANKL 136, 140
Rantudil® 78
Rapibloc® 156
Rapydan® TTS 91
Rasagilin 115, 118
Rasburicase 147
Rebif® 263
Reboxetin 99
Recapping 270
Reduktasehemmer (5α-) 217, 218
Reflux 200
Reizhusten 182
Relenza® 257
Relistor® 202
Remergil® 99
Remestan® 93
Remicade® 207, 264, 265
Reminyl® 120
Reninhemmer 162
Rennie® 199
Repaglinid 131
Requip® 115
Resistenzentwicklung
– Antibiotika 238, 247, 249, 250
– Kreuzresistenz 240
– Multiresistenz 249
– Virostatika 258
– Zytostatika 267
Resolor® 202
Resorption 41
Retardtabletten 74
Retinol 223
Reye-Syndrom 79

Rezeptarten 20
Rezeptoren
– Hemmung 53
– Proteine 53
– Schlüssel-Schloss-Prinzip 53
rheumatischer Formenkreis 142
Rhophylac® 262
Riboflavin 223
Rifampicin 249
Rifaximin 205
Rigor 115
Rilpivirin 258
Riopan® 199
Risedronsäure 139
Risperdal® 105
Risperidon 105
Ritalin® 110
Rituximab 268
Rivaroxaban 178
Rivastigmin 120
Rivotril® 113
RNA-Polymerasen 254
Roflumilast 194
Rohypnol® 93
Ropinirol 115
Rotavirus 260
Rote-Hand-Brief 5
Röteln 260
Rotigotin 115, 119
Rovamycine® 242
Roxithromycin 242
Rückruf 13

S

Saccharomyces boulardii 206
Sacubitril 149, 153
Sägepalmenfrüchte 217
Salben 30
Salbutamol 189, 273
Salmeterol 189
Sandimmun® 207, 265
Sartane 165, 228
Sauerstoff 273
Saxagliptin 131

Sachregister

Scandicain® 91
Schafgarbe 204
Schilddrüsenhormone 123, 231
Schilddrüsenüberfunktion 124
Schilddrüsenunterfunktion 123
Schimmelpilze 251
Schlafsterne® 94
Schlafstörungen
– Antihistaminika 94
– Durchschlafstörungen 92
– Einschlafstörungen 92
– pflanzliche Präparate 96
Schleifendiuretika 150, 167, 210, 228
Schmelztabletten 26
Schocklage 273
Schuppenflechte 277
Sechs-R-Regel 14
Sedation 73
Sedotussin® 182
Selegilin 115, 118
selektive Estrogen-Rezeptor-Modulatoren (SERM) 141
selektive Serotonin-Wiederaufnahme-Hemmer (SSRI) 99, 184
Semaglutid 131
Sempera® 253
Sera 262
Serevent® 189
Seroquel® 105
Serotonin 99, 136
Serotonin-Antagonisten 195
Serotonin-Noradrenalin-Wiederaufnahme-Hemmer, selektive (SSNRI) 99
Serotonin-Syndrom 118, 184
Seroxat® 99
Sertralin 99
Serumprophylaxe 262
Sevofluran 89
Sevorane 89
Sexualhormone 132
SGLT-2-Hemmstoffe 131
Shingrix® 256, 260
Sifrol® 115
Sildenafil 161

Silomat® DMP 182, 184
Simeticon 204
Simultanimpfung 262
Simvastatin 219
Singulair® 192
Sirdalud® 87
Sitagliptin 131
Skabies 278
Skid® 240
Solian® 105
Sondengabe
– Arzneimittel 236
– Ernährung 233
– Kapseln 19
– Protonenpumpenhemmer 200
– Tabletten 19
Sondengängigkeit 236
Sondennahrung 234
Sorbitol 203
Sotalex® 156
Sotalol 156
Spalt® 82
Spasmex® 70, 215, 216
Spasmolyt® 87
Spasmolytika 87
Spätdyskinesien 106
Spill Kit 270
Spiramycin 242
Spiriva® 70, 87, 190, 194
Spironolacton 167, 210
Spitzwegerich 182
Spurenelemente 227
Stalevo® 115
Standardimpfungen 260
Staphylex® 239
Statine 158, 219
Status epilepticus 112, 114
Stelara® 207
Stellen von Arzneimitteln
– Grundregeln 16
– nicht geeignete Arzneiformen 18
– Stabilität 17
Steroidakne 275
Stilnox® 93

Stressinkontinenz 213
Striae cutis 275
Struma 123, 231
Studien, klinische 7
subkutane (s. c.) Injektion 27
Sulbactam 239
Sulfamethoxazol 244
Sulfasalazin 207
Sulfonamide 244
Sulfonylharnstoffe 131
Sulpirid 105
Sultanol® 189
Sumatriptan 84
supportive Therapie 271
Suppositorien 32
Suprane 89
Suspension 22
Suxamethonium 87
Symbicort® 191
Sympathikus 63
Sympatholytika 64
– Betablocker 67
– direkte 66
– indirekte 66
Sympathomimetika 64, 65, 68
– Indikationen 194, 273
– kurzwirksame (SABA) 138, 189
– langwirksame (LABA) 138, 189 191

T

Tabletten
– Bukkaltabletten 24
– Formen 24
– Schmelztabletten 24
– Sublingualtabletten 24
– überzogene 25
Tabotamp® 181
Tacrolimus 207, 265, 276
Tadalafil 161
Talcid® 199
Tambocor® 156
Tamiflu® 257
Tamoxifen 141
Tamsublock® 217

Tamsulosin 66, 217
Tannalbin® 205
Tannosynt® 276
Tapentadol 71, 72
Targin® 82
Targocid® 246
Tavegil® 272
Tavor® 93, 108
Tavor® Expidet® 113
Taxane 269
Tazobactam 239
Tebonin® 122
Tecentriq® 268
Tegafur 256
Tegretal® 83, 113
Teicoplanin 246
Teilung
– Kapseln 19, 24
– Tabletten 19, 24
Telfast® 272
Telmisartan 162
Temazepam 93
Temgesic® 71, 76
Tenofovir 258
Terbinafin 253
Terbutalin 189
Terzosin 162
Tetagam® 262
Tetanus 260
Tetanus-Immunglobulin 262
Tetracain 91
Tetracycline 201, 240, 250
Theophyllin 101, 190
Thermacare® Wärmeauflage 146
Thiamin 223
Thiazide 150, 167, 210, 228
Thiopental 89, 114
Thomapyrin® 82
Thomapyrin® Tension Duo 82
Thrombin 177, 181
Thromboplastinzeit 179
Thrombozytenaggregationshemmer (TAH) 174, 175
Thybon® 123
Thymian 185

Sachregister

Thyreostatika 124
Ticagrelor 175
Tigecyclin 240
Tilidin 71, 72, 82
Tilidin-ratiopharm® plus 71, 82
Timolol 280
Tinzaparin 177
Tiorfan® 205
Tiotropium 70, 87, 190, 194
Tirofiban 175
Tizanidin 87
TNF-α-Hemmstoffe 264
Tobramaxin® 281
Tobramycin 281
Tocopherol 223
Toleranzentwicklung 54
Tollwut 260
Tollwut-Immunglobulin 262
Tolperison 87
Torasemid 150, 162, 167, 210, 228
Torem® 167
Totimpfstoffe 260, 261
Toxoidimpfstoffe 260, 261
Tramadol 72, 276
Tranquilizer
– Indikationsgebiete 107
– Wirkstoffe 108
– Wirkungen 98, 107, 109
transdermales therapeutisches System (TTS) 31, 74, 119, 133
Tranxilium® 108
Tranylcypromin 99
Trapanal® 89
Trastuzumab 268
Trazodon 99
Tremor 115
Tresiba® 126
Trevilor® 83
Triamcinolonacetonid 274
TriamGalen® 274
Triamteren 167, 210
Triazolam 93
Trijodthyronin (T_3) 123
Trimethoprim 244

Trinknahrung 235
Trinordiol® 132
Triptane 84
Tropfflaschen 23
Tropicamid 70
Trospiumchlorid 70, 87, 215, 216
Trulicity® 131
Trypsin 209
Tuberkulose 249
Tumoren 266
Tumornekrosefaktor (TNF) 264
Tygacil® 240
Typhus 260

U

Übelkeit 195
Überlaufblase 213, 217
Ulcus
– duodeni 200
– ventriculi 200
Ulipristalacetat 134
unerwünschte Arzneimittelwirkungen (UAW) s. Nebenwirkungen
unfraktioniertes Heparin (UFH) 177
Urea 276
Urge-Inkontinenz 213
Urikostatika 147
Urikosurika 147
UroXatral® 217
Ursodesoxycholsäure 208
Ursofalk® 208
Ustekinumab 207

V

Vaginalring 133
Vaginaltherapeutika 34
Valaciclovir 256
Valdoxan® 99
Valproat 114
Valproinsäure 113
Valsacor® 165
Valsartan 149, 153, 162, 165
Valtrex® 256
Vancomycin 246
Vaprino® 205

Varitect® CP 262
Varizella-Zoster-Immunglobulin 262
Varizella-Zoster-Virus (VZV) 256, 260
Vendolizumab 207
Venlafaxin 83
Verapamil 156, 162, 166
Verfalldatum 12
Vermox® 259
Versatis® 85
Verstopfung 202
Viagra® 161
Viani® 191
Victoza® 131
Vimpat® 113
Vincaalkaloide 269
Viread® 258
Virgan® 281
Virostatika
– HIV 258
– Influenza 257
– Wirkungsmechanismus 254
Virudermin® 255
Virus-DNA 254
Vistagan® 280
Vitamin A 223
Vitamin B_1 223
Vitamin B_2 223
Vitamin B_3 223
Vitamin B_5 223
Vitamin B_6 223
Vitamin B_9 173, 223
Vitamin B_{12} 173, 200, 223, 226
Vitamin-B_{12}-Mangelanämie 173
Vitamin C 136, 223
Vitamin D 136, 137, 138, 140, 223, 225 277
Vitamine 223, 232
– EDKA-Regel 223
Vitamin E 223
Vitamin H 223
Vitamin K 179, 181, 223
Vitamin-K-Antagonisten 176, 179, 180
Vivinox® day + night 96

Voltaren® 71, 78, 85
Voltaren® Schmerzgel 142, 146
Vomex A® 75, 195
Voriconazol 281

W
WALA®
– Carum Carvi comp. Säuglingszäpfchen 204
– Plantago Hustensaft 182
Warfarin 179
Wasser 232
Wechseljahre 135
Wechselwirkungen 53, 68
– Arten 56
– Arzneimittel 56
– Einnahmeabstand 57
– Komplexbildung 57, 199
– Metabolismus 45
– Polymedikation 60
Wegovy® 131
Weizenkleie 202
Weleda Arnica-Salbe 85
WHO-Stufenschema 86
Wick MediNait 184
Wurminfektionen 259
Wurmkur 259

X
Xarelto® 178
Xelevia® 131
Xgeva® 140
Ximovan® 93
Xipamid 150, 162, 210
Xolair® 193
X-Systo® 239
Xusal® 272
Xylocain® 91, 156
Xylometazolin 68, 272
Xylonest® 91

Y
Yasmin® 132
Yomesan® 259

Z

ZacPac® 201
Zaditen® 272
Zanamivir 257
zentraler Venenkatheter (ZVK) 233, 269
Zentraltropfer 23
Zerbeißkapseln 24
Ziagen® 258
Zienam® 239
Zink 227
Zinksulfat 255
Zintona® 195
Zithromax® 242
Zofran® 195
Zoledronsäure 139
Zolmitriptan 84
Zoloft® 99
Zolpidem 93
Zopiclon 93
Zostex® 256
Zovirax® 255, 256, 281
Z-Substanzen 93
Zuclopenthixol 105
Zwölffingerdarm 209
Zyprexa® 105
Zyrtec® 272
Zytokine 263
Zytostatika 266
– Applikation 269
– Dosierung 267
– Indikationen 267
– Sicherheitshinweise 270
ZzzQuil® 97

Die Autorinnen

Manuela Queckenberg

Studium der Pharmazie an der Johann-Wolfgang-Goethe-Universität in Frankfurt/Main. Fachapothekerin für Allgemeinpharmazie, theoretische und praktische Ausbildung, Geriatrische Pharmazie, Ernährungsberatung sowie Prävention und Gesundheitsförderung. Filialleiterin einer öffentlichen Apotheke mit Schwerpunkt Heimversorgung und angegliedertem ambulanten Pflegedienst. Langjährige Tätigkeit als Dozentin in Fachschulen zur Ausbildung von Pharmazeutisch-technischen Assistenten und in der Ausbildung von Altenpflegern. Autorin weiterer Fachbücher, erschienen bei der Wissenschaftlichen Verlagsgesellschaft Stuttgart und dem Deutschen Apotheker Verlag.

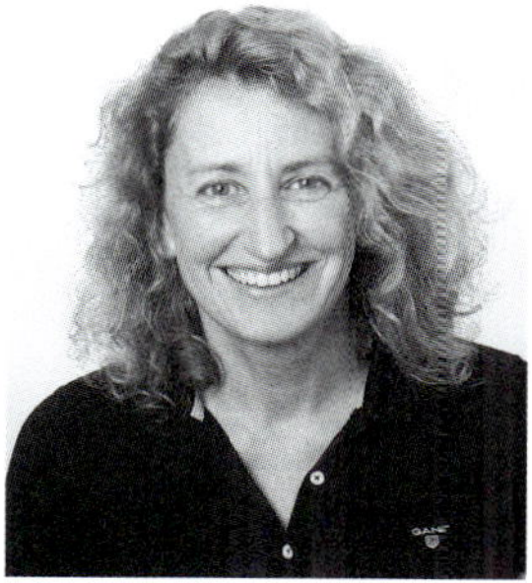

Theresa Queckenberg

Studium der Pharmazie an der Christian-Albrechts-Universität zu Kiel. Während des praktischen Jahres Tätigkeiten in einer Klinikapotheke und einer öffentlichen Apotheke mit Schwerpunkten Krankenhaus- und Heimversorgung sowie der Arbeitsmedizin. Parallel zum Studium Aushilfstätigkeit in einem ambulanten Pflegedienst. Ehrenamtliches Engagement im Sanitätsdienst.

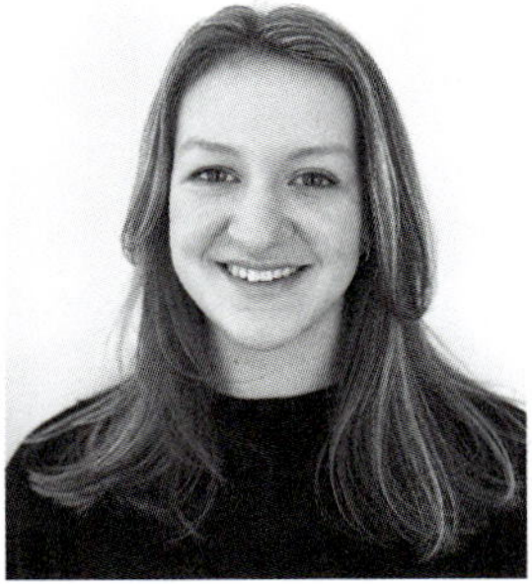